"十四五"职业教育国家规划教材

国家职业教育护理专业教学资源库配套教材

人际沟通与交往

（第 3 版）

主编　王　静玲
　　　吴　李燕

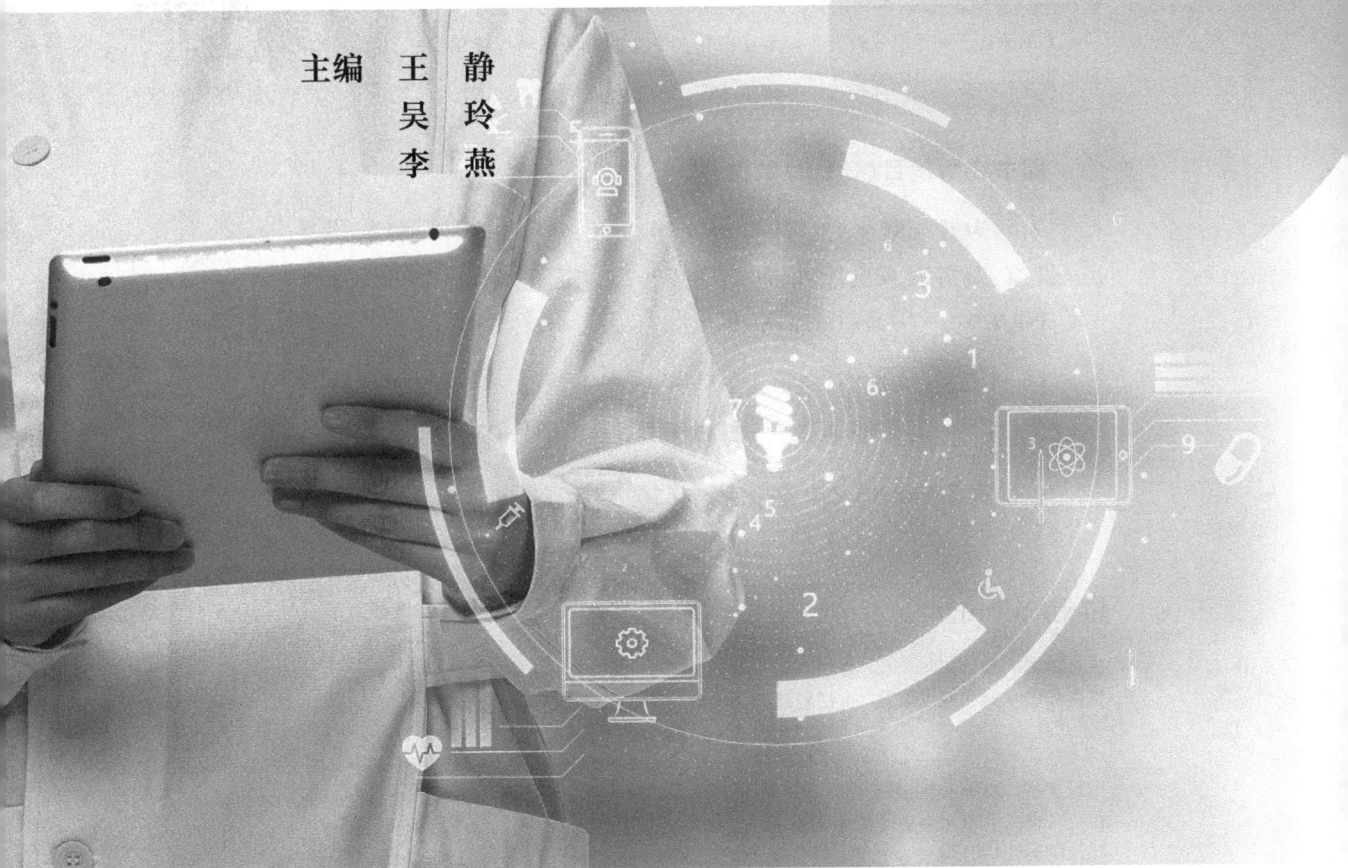

中国教育出版传媒集团

高等教育出版社·北京

内容提要

本书第2版曾获首届全国教材建设奖全国优秀教材二等奖。

本书是"十四五"职业教育国家规划教材,也是国家职业教育护理专业教学资源库配套教材、高等职业教育新形态一体化教材。

本书根据护理职业工作岗位任务所需的知识、能力和素质要求及以工作任务为核心的递进式模块化教学进行内容设计。全书分六大项目,共十四个任务,内容涵盖沟通意识的建立、日常沟通与交往、护患沟通与交往、护理工作中的关系沟通、特殊情境下的护患沟通和护士的求职沟通等相关理论知识和技能。每个项目包含学习目标、任务、小结,每个任务设置学习内容、典型案例、问题导向、思考与实践、实训指导、名家经典、知识链接等,理实一体,凸显职教特色。

本书配套有一体化的数字资源,扫描教材中的二维码可观看重点知识点和技能点的微课视频。此外,与本书配套的数字课程"人际沟通与交往"也入选"十四五"职业教育国家规划教材,可扫描右侧二维码进行学习。同时,教师也可利用"职教云"一键导入该数字课程,开展线上线下混合式教学(详见"智慧职教"服务指南)。

本书适合于高等职业教育护理专业及相关专业的教师和学生使用,也可作为护理工作人员的参考用书。

"人际沟通与交往"
数字课程

图书在版编目(CIP)数据

人际沟通与交往/王静,吴玲,李燕主编. --3 版
. --北京:高等教育出版社,2024.8(2025.7重印)
ISBN 978-7-04-061276-9

Ⅰ. ①人…　Ⅱ. ①王… ②吴… ③李…　Ⅲ. ①护理学
-人际关系学-高等职业教育-教材　Ⅳ. ①R471-05

中国国家版本馆 CIP 数据核字(2023)第 191042 号

RENJI GOUTONG YU JIAOWANG

| 策划编辑 | 吴　静 | 责任编辑 | 吴　静 | 封面设计 | 王　鹏　贺雅馨 | 版式设计 | 童　丹 |
| 责任绘图 | 裴一丹 | 责任校对 | 胡美萍 | 责任印制 | 刘思涵 | | |

出版发行	高等教育出版社	网　　址	http://www.hep.edu.cn
社　　址	北京市西城区德外大街 4 号		http://www.hep.com.cn
邮政编码	100120	网上订购	http://www.hepmall.com.cn
印　　刷	三河市骏杰印刷有限公司		http://www.hepmall.com
开　　本	787mm×1092mm　1/16		http://www.hepmall.cn
印　　张	15.5	版　　次	2015 年 1 月第 1 版
字　　数	300 千字		2024 年 8 月第 3 版
购书热线	010-58581118	印　　次	2025 年 7 月第 2 次印刷
咨询电话	400-810-0598	定　　价	42.00 元

本书如有缺页、倒页、脱页等质量问题,请到所购图书销售部门联系调换

《人际沟通与交往》（第3版）编写人员

主　编　王　静　吴　玲　李　燕

副主编　闵　捷　田红梅　陈　静　李海莲

编　者　（按姓氏拼音排序）

陈　静　天津医学高等专科学校

范彩云　新疆昌吉职业技术学院

李海莲　锡林郭勒职业学院

李　燕　雅安职业技术学院

廖书娟　四川大学华西第二医院

马青华　四川省人民医院

闵　捷　雅安职业技术学院

瞿晓萍　上海健康医学院

谭　宏　乐山职业技术学院

田红梅　重庆医药高等专科学校

汪庆玲　上海健康医学院

王　静　雅安职业技术学院

王　力　黑龙江护理高等专科学校

吴　玲　江苏卫生健康职业学院

谢琳娜　雅安职业技术学院

杨雪艳　商丘医学高等专科学校

张传霞　聊城职业技术学院

主　审　冯先琼　四川大学华西护理学院

数字资源制作人员

（按姓氏拼音排序）

毕　静　曲靖医学高等专科学校

陈菲菲　雅安职业技术学院

洪　震　江苏卫生健康职业学院

黄　颖　重庆医药高等专科学校

刘莎莎　聊城职业技术学院

王　菠　雅安职业技术学院

王　珊　重庆三峡医药高等专科学校

邬君芳　雅安职业技术学院

伍静薇　雅安职业技术学院

解　红　聊城职业技术学院

许玉贤　雅安职业技术学院

严　鑫　江苏卫生健康职业学院

杨　倩　曲靖医学高等专科学校

岳　静　聊城职业技术学院

张雪庆　雅安职业技术学院

张泽菊　重庆医药高等专科学校

朱　丽　重庆医药高等专科学校

朱丽媛　聊城职业技术学院

"智慧职教"服务指南

"智慧职教"（www.icve.com.cn）是由高等教育出版社建设和运营的职业教育数字教学资源共建共享平台和在线课程教学服务平台，与教材配套课程相关的部分包括资源库平台、职教云平台和 App 等。用户通过平台注册，登录即可使用该平台。

● 资源库平台：为学习者提供本教材配套课程及资源的浏览服务。

登录"智慧职教"平台，在首页搜索框中搜索"人际沟通与交往"，找到对应作者主持的课程，加入课程参加学习，即可浏览课程资源。

● 职教云平台：帮助任课教师对本教材配套课程进行引用、修改，再发布为个性化课程（SPOC）。

1. 登录职教云平台，在首页单击"新增课程"按钮，根据提示设置要构建的个性化课程的基本信息。

2. 进入课程编辑页面设置教学班级后，在"教学管理"的"教学设计"中"导入"教材配套课程，可根据教学需要进行修改，再发布为个性化课程。

● App：帮助任课教师和学生基于新构建的个性化课程开展线上线下混合式、智能化教与学。

1. 在应用市场搜索"智慧职教 icve"App，下载安装。

2. 登录 App，任课教师指导学生加入个性化课程，并利用 App 提供的各类功能，开展课前、课中、课后的教学互动，构建智慧课堂。

"智慧职教"使用帮助及常见问题解答请访问 help.icve.com.cn。

第3版前言

　　"人际沟通与交往"是护理专业的必修课程,主要培养学生在护理实践中人际沟通与交往的能力,培养其良好的沟通态度、沟通协调能力和较好的团队合作能力,从而创造和谐的人际关系。

　　本教材以党的二十大精神为指引,贯彻党的教育方针,落实立德树人根本任务,提升护理专业学生的综合素养,体现知识技能传授与价值引领相结合;凸显职业教育特色,以项目驱动,以任务为导向,以案例为载体,理论与实践并重,立足高职"教、学、做"一体化教学的特色设计教材内容;依托国家职业教育护理专业教学资源库,固化和推广资源库建设成果,推进教育数字化,发挥优质教学资源的辐射作用,服务于护理人才培养质量的提升。

　　本教材在充分审视高等职业教育护理专业学生的知识文化和岗位定位的基础上进行编写,注重护理专业特点,突出以下特色。第一,教材内容充分考虑护士主要就业岗位、相关岗位和发展岗位的职业特点,并根据护理职业工作岗位任务所需的知识、能力和素养要求来进行取舍,形成以工作任务为核心的递进式模块化教学内容设计。教材内容涵盖沟通意识的建立、日常沟通与交往、护患沟通与交往、护理工作中的关系沟通、特殊情境下的护患沟通、护士的求职沟通等护士必需的相关理论知识和技能。第二,该教材与护理专业教学资源库相匹配。充分利用资源库的相关课程级、单元级和素材级资源,融理论、实践、案例、试题为一体,通过二维码将教材与教学资源库进行链接,并新增了素养养成案例、案例启发、经典故事、在线测试等资源,使教材资源得到拓展。第三,编写体例创新,形式多样。按照项目-任务模式编写,全书分六大项目,共十四个任务,每个项目包含学习目标、任务、小结,每个任务模块之下有"学习内容""典型案例""问题导向""思考与实践""实训指导",正文中插入"沟通案例""名家经典""知识链接",以拓展学生知识面,增强可读性和趣味性。第四,教材编写与护士执业资格考试对接,涵盖考点内容和相应试题,更有利于学生通过考试。此外,本教材配套有数字课程,可通过扫描封底的二维码学习。

本课程建议学时:总学时32学时,其中理论16学时,校内实训16学时。

本教材在编写过程中,承蒙各参编院校的大力支持和帮助,以及全体参编老师的积极努力与通力合作,在此表示诚挚的感谢!

为进一步提高本教材的质量,敬请广大读者和同行不吝赐教,给予批评指正。

王　静

2024年4月

第1版前言

人际沟通与交往是指护理人员遵循一系列人际沟通与交往的规律与相关人员互通信息建立相应关系，并应用沟通技巧满足患者需要、解决护理问题的过程，是护理人员必须掌握的重要知识和必备的能力素质。人际沟通与交往是护理专业必修课程和核心课程，主要培养学生在护理实践中人际沟通与交往的能力，使其形成良好的沟通态度，具有良好的沟通协调能力和团队合作能力，创造和谐的人际关系，提高学生的职业综合素质。

本教材是国家职业教育护理专业教学资源库配套教材，由全国高职高专医药类专业教学资源建设专家委员会与高等教育出版社共同组织编写。作为护理专业教学资源库配套教材，编写的目的是更好地固化和推广资源库建设的成果。本教材在编写上突破传统教材编写体例，以项目驱动，以任务为导向，以案例为载体，理论和实践并重，保证教材的先进性、科学性、创新性和启发性，并立足高等职业教育"教、学、做"一体化的教学特色，设计教材内容。

本教材是在充分审视高等职业教育护理专业学生的知识文化和岗位定位的基础上进行编写的，注重护理专业特点，突出以下特色。第一，教材内容充分考虑护理学生主要就业岗位、相关岗位和发展岗位的职业特点。第二，教材与护理专业教学资源库相匹配。充分利用资源库的相关课程级、单元级和素材级资源，融理论、实践、案例、试题为一体，通过资源索引将教材与教学资源库进行链接，使教材资源得到扩大和拓展。第三，教材编写体例创新，形式多样，图文并茂，可读性和趣味性强。第四，教材编写与护士执业资格考试对接，涵盖护士执业资格考试考点内容，有利于学生通过护士执业资格考试。

本课程建议学时：总学时32学时，其中理论教学和校内实训各16学时。

本教材在编写过程中，承蒙各参编院校的大力支持和帮助，及全体编者的积极努力与通力合作，在此特表示诚挚的感谢。

由于编者水平有限，加上时间紧迫，本书难免有疏漏之处，敬请广大读者和同行
不吝赐教，给予批评指正。

王　静

2014 年 6 月

Ⅱ

目　　录

二维码链接的数字资源目录

Ⅲ

二维码链接的数字资源目录

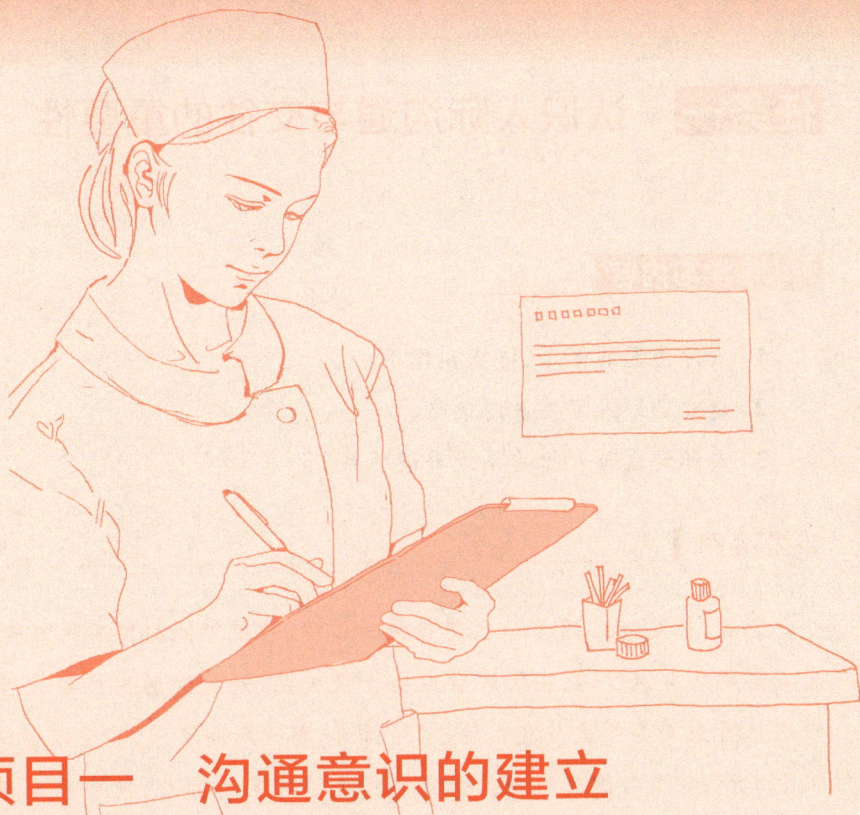

项目一 沟通意识的建立

学习目标

【知识目标】

1. 掌握人际沟通的概念、特征和作用。

2. 掌握人际关系的概念和特征。

3. 掌握建立良好人际关系的策略。

4. 掌握沟通的基本要素和影响因素。

5. 掌握人际交往的概念和原则。

6. 熟悉沟通的基本类型。

7. 熟悉人际沟通与人际关系的辩证关系。

8. 熟悉人际沟通与交往的相关理论。

9. 了解良好人际关系的作用。

【技能目标】

观察日常人际沟通和交往过程，识别并列出不符合沟通、交往理论的现象和行为。

【素养目标】

1. 在人际沟通中具有良好的沟通态度。

2. 建立沟通意识，主动沟通、主动支援、主动反馈。确定目标，建立良好的人际关系。

任务一　认识人际沟通与交往的重要性

学习内容

1. 人际沟通的概念、特征和作用。
2. 建立良好人际关系的策略。
3. 人际沟通与人际关系的辩证关系。

典型案例

患者，林某，女，27岁。因患糖尿病住院，住院期间病情有所好转。她听说糖尿病患者需要终身治疗，且在疾病后期会出现失明、冠状动脉粥样硬化性心脏病（简称冠心病）、肾衰竭等严重并发症后，情绪低落，整天闷闷不乐，甚至以泪洗面，而家属也因忙于工作，较少与她交流。护士小杨发现了林某的异常，便鼓励她表达感受，倾听她的诉说，帮助她宣泄沮丧、焦虑等情绪，并耐心地解释病情，介绍医院技术水平和成功案例。同时，动员林某的家人和朋友，多与其交流谈心，使其感受到被关心和重视。渐渐地，林某树立起战胜疾病的信心，积极配合治疗，将血糖控制在正常范围，避免了并发症的发生，生活质量显著提升。

问题导向

人际沟通对我们的生活、工作有哪些重要意义？

从以上案例中，我们看到了人际沟通对我们的生活、工作起着非常重要的作用。那么，什么是人际沟通？我们该如何建立良好的人际关系？

一、护理人际沟通与人际关系

人的一生都离不开与他人的交流，即人际沟通。人的成长、成熟与发展都需要与他人进行沟通，沟通在人们生活中发挥着极其重要的作用。人际沟通是建立人际关系的基础，是维系人际关系的手段。现代社会生活节奏加快，社会分工精细，工作压力加大，团队合作显得尤其重要，对人的沟通能力、沟通渠道、沟通技巧都提出了更高的要求。拥有良好的人际关系，不但是快乐生活的重要因素，更是取得成功的关键。美国著名人际关系专家戴尔·卡耐基曾说过，一个成功的企业家只有15%是靠他的专业知识,而85%是靠他的人际关系与领导能力。据统计,有效的信息交流35%是靠语言传递,65%是靠非语言方式传递。美国著名管理学家杜拉克有一句名言:人不能只靠一句话来沟通,得靠整个人来进行沟通。可见,沟通不仅是靠语言,还包括人与人面对面的交往。

视频:图文解字说沟通

(一) 人际沟通的概念

人际沟通(interpersonal communication)是指人们为了达到某种目的,通过一定的方式,使彼此了解、相互信任并适应对方的一种活动过程。人际沟通是一个人与其他人之间建立关系和维持交往的有效途径,也是与他人分享共同的感受或看法的过程。有效的人际沟通是我们成就一生的首要能力。沟通能力是现代社会对人才的硬性需求。因此,学习和研究人际沟通,建立良好的人际关系,具有重要的现实意义。

🔒 考点提示:
人际沟通的概念

3

名家经典

美国石油大王洛克菲勒说:"假如人际沟通能力是如同糖和咖啡一样的商品,我愿意付出太阳底下最昂贵的价格购买这种能力。"

(二) 人际沟通的特征

1. **目的性** 沟通都是有目的的,或为传递信息,或为表达感情。有时是为了满足社会需求与他人沟通,有时是为了改善人际关系进行沟通,等等。人们总是希望自己发出的信息能被对方正确地理解,并得到回应。例如,一位支气管肺炎的患者天天抽烟,护士从患者的身体健康着想,向患者讲解抽烟对身体健康的不利影响,使患者意识到抽烟的危害,制订戒烟计划,使患者逐渐减少了吸烟的数量直至戒烟,护士与患者沟通的目的便达到了。沟通的目的性是客观存在的。

2. **象征性** 象征性是指人际沟通借助一些社会约定俗成的语言、动作、表情、习俗等来完成,这些信号系统作为沟通的工具,在一定的社会环境中均具有一定的象征意义。如婚礼上人们祝贺新郎和新娘白头偕老、早生贵子等代表吉利;手抖代表紧张、焦虑、恐惧;在沟通交流中与对方进行目光接触可能代表友好、真诚、自信、果断等。因此,理解并正确运用所处社会、环境通用的信号系统的意义,对有效沟通至关重要。

3. **关系性** 人际沟通的关系性是指在任何沟通中,人们不只是分享信息,也显示彼此间的关系。人际沟通是建立和改善人际关系的基础。沟通的内容和方式选择取决于不同人际关系的类型,如患者病情发生了变化,护理人员对患者、家属、医生的表述可能有很大的不同;人际沟通常促进人际关系的发展和改善。当然,不良的沟通也

任务一 认识人际沟通与交往的重要性

会造成人际关系的恶化。

4. 习得性　有人把沟通看作与生俱来的本领,认为沟通能力其实是由先天性格决定的,"江山易改,本性难移"。实际上,沟通能力是一种技能,是可以通过后天学习和不断操练得到不同程度发展的。沟通技巧需要实践,就像学游泳、舞蹈一样,不断练习,才会提高。

5. 互动性　人际沟通存在于人与人之间,是互动和反馈过程。信息发出者期待接收方的回应,并在信息交流过程中不断进行角色的互换,并相应调整沟通的内容和形式。人际沟通过程不是简单的信息传输过程,而是积极互动的信息交流过程,具有互动性。一旦沟通的一方停止互动,沟通就失效了。英国作家萧伯纳有一个很好的比喻:假如你有一个苹果,我有一个苹果,彼此交换后,我们每个人都只有一个苹果。但是,如果你有一种思想,我有一种思想,那么,彼此交换后,我们每个人都有两种思想,甚至两种思想发生碰撞,还可以产生出两种思想之外的其他思想。

6. 不可逆性　俗语说:"说出去的话,泼出去的水"。沟通的信息一旦发出就无法收回,事后弥补往往事倍功半,具有不可逆性。因此,沟通过程要积极主动,更要谨言慎行,充分考虑后果。

沟通案例

沟通要防止信息失真

1910 年,美军部队一个营长告诉值班军官:"明晚 8 点左右哈雷彗星可能在附近出现,这种彗星每隔 76 年才能看见一次;你命令所有士兵穿上野战服,在操场集合,我将给大家介绍这种罕见的天文现象;如果碰上下雨,就在礼堂集合,我会给大家放一部有关彗星的影片。"

值班军官告诉连长:"根据营长的命令,明晚 8 点钟,哈雷彗星将在操场上空出现。如果碰上下雨,就让士兵们穿上野战服,列队去礼堂,哈雷彗星将在那里出现。"

连长告诉排长:"明晚 8 点钟,营长将带着哈雷彗星去礼堂。这是每隔 76 年才能见到的事。如果碰上下雨,营长还将命令彗星穿上野战服,到操场上去。"

班长告诉士兵:"如果明晚 8 点钟下雨的话,已经 76 岁的著名将军哈雷将在营长陪同下,身着野战服,开着他的'彗星'牌汽车,经过操场前往礼堂。"

(三) 人际沟通的作用

人际沟通在护理工作中具有至关重要的作用,随着医学模式转变和整体护理的实施,护理人员的人际沟通能力越来越受到重视。无论是护患关系的建立,还是医护关系、护际关系的发展,均需要以有效的人际沟通为基础。有资料表明,在现代系统化整体护理活动中,护士需要 70% 的时间与他人沟通,剩下 30% 的时间用于分析问题和处理相关事务。根据 F. 丹斯和 C. 拉森(1979)的观点,人际沟通的作用主要体现在以下 3 个方面。

🔒 考点提示:
人际沟通的作用

1. **连接作用** 沟通是人与人之间情感连接的主要桥梁。护士在运用护理程序进行整体护理时,需要与患者进行沟通交流。在护理工作中,沟通同样是护士与医务工作者、其他人员之间情感连接的主要纽带。

2. **精神作用** 沟通可以加深积极的情感体验,减弱消极的情感体验。通过沟通,患者之间可以相互诉说各自的喜怒哀乐,从而增进彼此之间的情感交流,增进亲密感;通过沟通,患者可以向医护人员倾诉自己的顾虑和担心,以获得信息和情感支持,保持心理平衡,促进身心健康。

3. **调节作用** 通过提供信息,沟通可增进人们之间的理解,调控人们的行为。护理人员通过与服务对象有效沟通,可帮助护理对象掌握相关的健康知识,正确对待健康问题和疾病,建立健康的生活方式和遵医行为。

知识链接

现代教育的四大支柱

1996 年,国际 21 世纪教育委员会向联合国教科文组织提交的报告《教育:财富蕴藏其中》,提出了现代教育的四大支柱。

学会认知:也就是学会学习。

学会做事:个人能力的概念被置于首要地位,交往能力、与他人共事的能力、管理能力和解决冲突的能力越来越重要,在各种社会经历或工作中学会做事。

学会共同生活:就是要学会设身处地去理解他人,要与周围人群友好相处,并从小培养为实现共同目标而团结合作的精神。

学会生存:促进每个人的全面发展,即身心、智力、敏感性、审美意识、个人责任感、精神价值等方面的全面发展。

(四)人际关系的概念和类型

1. **人际关系的概念** 人际关系(interpersonal relationships)是指人们在社会生活中,通过相互认知、情感互动和交往行为所形成和发展起来的人与人之间的相互关系。

2. **人际关系的类型**

(1)按人际关系的来源:分为先赋性(如血缘、地缘)人际关系和获得性(如朋友、客户)人际关系。

(2)按社会纽带:分为血缘关系、地缘(同乡)关系、业缘(如上下级)关系、网络关系。

（3）按人际关系的不同性质：分为良好的人际关系（人际关系双方和睦、友爱）和不良的人际关系（人际关系双方不和睦、对立和敌对等）。

（4）按人际关系的不同方面：分为横向关系（主要指平级的人际关系）和纵向关系（主要指具有上下级关系的人际关系）。

（5）按宏观角度：分为人际政治、经济、道德、法律、文化、信仰、职业、亲缘和特殊情况下的人际关系。

🔒考点提示：
人际关系的
概念、特征

6

项目一 沟通意识的建立

（五）人际关系的特征

人际关系具有社会性、目的性、多重性、多变性和复杂性等主要特点。

1. **社会性**　人不能离开社会而生存，人与人之间需要交流与沟通，人与人之间的交往不可避免，人际关系就是人们在社会生活中的交往关系。社会性是人际关系的基本特点。人际关系是客观存在的社会现象，人际关系在现代社会体现得更明显。社会发展和科学技术进步，使得人们的活动范围不断扩大，活动内容日趋丰富，人际关系的社会属性也不断增强。

2. **目的性**　人际关系是围绕一定目的建立和发展的。交往总是建立在一定的需要和动机基础上的。随着社会经济的发展，人际关系的目的性更为突出。

3. **多重性**　多重性是指人际关系具有多因素和多角色的特点。人际交往是多因素复合作用的结果。每个人在社会交往中扮演不同角色，如护士在工作中为患者解除痛苦，回到家里可能扮演妻子、母亲的角色。每一种角色都有其权利和义务，这种集多角色、多因素于一体的情况，使人际关系具有多重性。

4. **多变性**　人际关系不是一成不变的，人际关系的发展呈现出多变性。从客观上说，随着人们所处环境、地位等的变化，人际关系会发生变化，各种社会角色调整也是人际关系多变性的主要表现。

5. **复杂性**　人际关系的复杂性体现在它是由多方面因素联系起来的，且这些因素均处于不断变化的过程中。人际关系还具有高度人性化和以心理活动为基础的特点，因此人际关系具有复杂性。

（六）良好人际关系的意义

1. **提高工作效率**　和谐的人际关系有利于提高护理人员的工作效率。护士在工作中要协调各种人际关系，良好的人际关系会对护士的情绪与心境产生积极影响。和谐的护患关系使护士能及时掌握患者的病情和需要，提高护理效果，减少护患纠纷。

2. **有利于身心健康**　世界卫生组织提出：健康不仅仅是没有疾病和虚弱现象，

而是身体上、心理上和社会功能的完满状态。良好的人际关系可以使人心情愉快，有安全感，自信心增强，注意力集中，工作效率提高，从而对人的身心健康产生积极影响。

3. 陶冶情操　人际关系对陶冶情操具有重要意义。和谐的人际关系有助于发展良好的个性，培养积极的品质，及时更新知识结构，融入社会的发展变化，陶冶人的情操，净化人的心灵。

4. 交流信息　21世纪是知识经济时代，知识更新换代非常快，交流信息的最基本形式是人际交往，而和谐的人际关系有助于迅速、准确、直接地获取更多的知识和信息。

（七）建立良好人际关系的策略

1. 优化自我形象　优化自我形象包括两个方面：① 优化内在形象，主要是提高自身道德修养。② 优化外在形象，如选择合适的装束、恰当的语言、得体的表情动作，给交往对象留下良好印象，有助于交往顺利进行。

2. 真诚赞美　每个人都喜欢被赞美。赞美之所以得其殊遇，一在于其"美"字，表明被赞美者有卓然不凡的地方；二在于其"赞"字，表明赞美者友好、热情。人类行为学家约翰·杜威说："人类本质里最深远的驱策力就是希望具有重要性，希望被赞美。"因此，对于他人的成绩与进步，要肯定，要赞扬，要鼓励。当别人有值得褒奖之处，应毫不吝啬地给予诚挚的赞美。

3. 乐于助人　要建立良好的人际关系，对他人进行帮助十分重要。帮助别人不一定是物质上的帮助，更应是情感上的支持。简单的帮助或关怀的话语，就能让别人感到温暖。人是需要关怀和帮助的，尤其珍惜在自己困境中得到的关怀和帮助，并把它看成"雪中送炭"，把帮助者视为真正的朋友、最好的朋友。

4. 定期联系　人际关系是以情感联系为纽带的，需定期交往，增进感情。"远亲不如近邻"，定期的交往对维护和密切人际关系至关重要。交往方式多种多样，如通过打电话、发微信等即时聊天工具联络感情或邀约见面喝茶、叙旧等。谈话时，多倾听，多谈论对方感兴趣的话题有助于人际关系建立。

5. 遵循规律　了解沟通进行的过程，遵循沟通发展的规律，有利于沟通顺利进行。

在一定的交往时期，人际关系的状态和交往的作用程度都会有所不同，如图1-1。

通常人们认为，人际关系的发展有5个特定的阶段。

（1）接触期：这个时期，人因相似或互补而相互吸引，良好的外貌、气质吸引成为心理沟通的重要基础；这个时候，要注意使用信息分享策略，减少信息的不确定性，用语言或非语言手段，准确传递信息，获得反馈。

图解	人际关系状态	相互作用水平
	零接触	低
	单向注意	
	双向注意	
	表面接触	
	轻度卷入	
	中度卷入	
	深度卷入	高

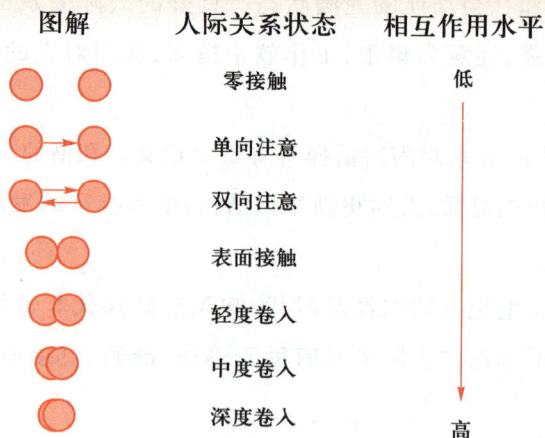

图 1-1　人际关系状态及相互作用水平

（2）涉入期：开始社交性质的谈话。这个时期，感情有了轻度的卷入，了解沟通对象的个性气质特征，因人而沟通，成为注意的重点。

（3）亲密期：有了较深入的自我揭露，人际关系状态达到中度，甚至深度卷入。双方愿意投入时间、精力来维系这一段人际关系，互补显得尤其重要。这个时候，要注意用新鲜的信息互动来维持人际的吸引。

（4）冲突期：互动上产生摩擦与冲突。开始觉得不满意，感情变淡，相看两厌。这个时期，最重要的是要学会化解矛盾，掌握交往的分寸，正确选择保留和放弃的内容。

（5）解离期：这个过程中，需要选择最适合的沟通方式，以最好的方式结束关系，使人际关系朝自己希望的方向发展。

（八）良好护理人际关系的作用

1. 有利于增进护士与患者的关系　职业上的友好交往，使护患和多方人际交往的积极性得到最大限度的调动和发挥，有利于转移、解除患者与家属的消极心理影响，增强康复信心。

2. 有利于促进护患双方的身心健康　良好的护理人际关系可以增强护理人员的责任感，有利于自觉更新知识，注意品德修养，同时也能增强患者康复的信心。

3. 有利于创造良好工作环境　良好的护理人际关系可以促进有关人员之间的相互信任与合作，有利于患者及时得到最佳诊疗和护理，减少和化解医患纠纷。

4. 有利于适应医学模式的转变　良好的护患关系促使护理工作从整体上为患者、亚健康及健康者服务，保证社会人群的身心健康，积极适应医学模式的转变。

二、沟通在人际交往中的作用

（一）人际沟通与人际关系的辩证关系

考点提示：
人际沟通与
人际关系的
关系

人际关系与人际沟通既有密切联系，又有一定的区别。

1. 人际沟通是人际关系发展和形成的基础　没有人际沟通，人际关系就不能建立和发展。护士要实现护理目标，必须与患者交流。护士的人际沟通能力是做好护理工作的重要因素。

2. 人际沟通状况决定人际关系状况　如果沟通双方在情感和心理上有着广泛而长期的联系，就容易建立密切的人际关系，心理距离亲近。如果双方在情感和心理上缺乏沟通和联系，说明双方心理距离疏远，容易出现人际关系紧张。

3. 人际沟通和人际关系在研究侧重点上有所不同　人际沟通重点研究人与人之间联系的形式和程序；人际关系则重点研究在人与人沟通基础上形成的心理和情感关系。

（二）人际交往的意义

1. 人际交往是人发展的需要　人际交往是个人社会化的起点和必经之路。社会化即个人学习社会知识、生存技能和文化，从而取得社会生活的资格，开始发展自己的过程。如果没有其他个体的合作，个人是无法完成这个过程的。

2. 人际交往有助于增进交流，协调关系，促进健康和完善个性　我国著名的医学、心理学专家丁瓒教授曾指出："人类的心理适应，最主要的就是对人际关系的适应。"现代心理学研究表明，人类的心理病态大多是由于人际关系失调所致。社会心理学研究证实，愉快、广泛和深刻的人际交往有助于个性发展与健康。如果一个人长期缺乏与别人的积极交往，缺乏稳定而良好的人际关系，这个人往往就有明显的性格缺陷。因此，人际交往有助于增进交流、协调关系、促进健康和完善个性。

3. 人际交往对生活的幸福有重要意义　西方心理学家曾做调查，结果发现，良好的人际关系对于生活的幸福具有重要意义。当人们被问到"什么使你的生活富有意义"时，几乎所有的人都回答，亲密的人际关系是首要的。自己的生活是否幸福取决于自己同生活中其他人的关系是否良好。如果同配偶、恋人、孩子、父母、朋友及同事关系良好，有深刻的情感联系，那就会感到生活幸福且富有意义；反之，则会感到生活缺乏目标、枯燥无味。

（三）沟通与交往的相互作用

沟通是交往的一个间接目的，不沟通，交往就没有效果，沟通在人际交往中已经成为现代人都非常关注的问题。

所有的人际关系都是由沟通开始的,而它的维持也必须依赖沟通,因此沟通是人际关系的基础。沟通可以是语言的沟通,也可以是非语言的沟通,人际关系建立后是否能够持续发展,沟通扮演着重要的角色。

【思考与实践】

1. 良好人际关系的意义有哪些?
2. 作为一名护士如何建立良好的人际关系?
3. 如何理解人际沟通与人际关系的辩证关系?

【实训指导】

实训一　自我介绍与介绍他人

1. 目的　通过实训锻炼学生的语言表达能力、沟通能力。

2. 步骤

(1) 将学生分组,每组6~8人,讨论如何进行自我介绍与介绍他人。

(2) 在小组内自我介绍及介绍他人。

(3) 每组选一位代表做自我介绍或介绍他人。

(4) 通过学生互评和教师评价选出3位最佳选手。

(5) 教师组织讨论:如何做自我介绍与介绍他人?

3. 要求　各组选一位组长组织同学做自我介绍或介绍他人,每位同学都有一次锻炼机会,其他同学认真听讲并进行点评。

4. 考核　填写考核评估表(表1-1)。

表1-1　自我介绍与介绍他人考核评估表

项目	分值	考核要点	得分
介绍内容	5	入场,仪表端庄,服装整洁	
	10	礼貌称呼考官,自信大方	
	10	主题鲜明,内容真实	
语言表达	6	语言简洁,吐字清晰	
	7	条理清楚,思路敏捷	
	6	普通话标准,声音洪亮流畅	
	6	语速、语调合适	
非语言运用	7	表情自然	
	6	目光交流	
	6	坐姿(站姿)端庄	
	6	合理使用肢体语言	

项目	分值	考核要点	得分
现场整体效果	12	态度真诚,举止、礼仪等给人印象深刻	
	13	介绍内容和方式新颖,给人印象深刻	
合计	100		

实训二　表达能力训练

1. 目的　通过案例讨论,让学生理解人际沟通与交往的重要性。

2. 步骤

(1) 分组:将学生随机分组,每组 6~8 人,包括 1 名记录者和 1 名组织者。

(2) 案例:小王毕业后分配到市第一医院外科任护士,上班第一天见到护士长和其他同事,不知所措,也忘了做自我介绍。同事们亲切地向她问好,她不敢看同事,只是木讷地点点头;患者微笑着跟她打招呼,她只是牵动一下嘴角。小王虽然对自己表现不满意,但她想,我理论好、技术精就可以了,会不会沟通并不重要。

(3) 分组讨论:小王的想法对吗? 人际沟通对一个人有何意义? 如何培养自己的沟通能力?

你过去在沟通中有哪些经验教训? 说出来与大家分享。

3. 要求

(1) 以随机方式进行分组,各组有一个讨论和准备时间。

(2) 组织者组织每位同学发言,各组记录人员要进行记录。

(3) 每组选代表进行总结发言。

4. 点评　教师针对各组发言进行总结点评。

(王　静　谭　宏　闵　捷)

任务二　建立沟通意识

学习内容

1. 人际交往的特征、功能及原则。

2. 人际沟通与交往的相关理论。

3. 沟通的基本要素、沟通的基本类型、影响沟通的因素。

典型案例

小莉的男朋友小安最近总酗酒。对此,小莉感到非常伤心,但是她又不敢劝小

11

素养养成案例:"扁鹊见蔡桓公"引发的思考

任务二　建立沟通意识

安,因为他脾气很暴躁。她尝试和姐姐小莎谈论这件事,但是小莎只关注自己的事情,看上去对小莉的事情毫无兴趣。此外,小莉的妈妈被诊断为白血病。她怀疑妈妈根本没有意识到这是一件多么严重的事情。有一天,小莉感到快崩溃了,她给她最要好的朋友小伊打电话,在电话中,她情不自禁地哭了出来。在将近2小时的谈话中,小伊倾听了她的问题,然后说:"我对你所经历的一切感到十分同情。"尽管,以前小莉与小伊之间有过许多次这样的交谈,但是小莉在这次谈话后感到心情好了许多,并为这种感受而感到惊讶。以后,无论在生活中遇到什么问题,小莉总会寻求小伊的帮助,让她安慰自己,替自己分析现实的状况。实际上,小伊并没有真正地为小莉解决什么问题,但是她每次总是耐心地倾听,毫不先入为主,并适时给予反馈,让小莉能够在一个真正关心自己的人面前吐尽心中的苦水。"有好朋友真好",小莉心里常常默念着。

问题导向

1. 为什么小莉喜欢向小伊倾诉衷肠?

2. 小伊这样做起了什么作用?

3. 沟通中你能不能像小伊那样对待朋友?

4. 这个案例给我们哪些启示?

一、人际沟通概述

人际沟通是人与人之间在共同活动中交流思想、感情和知识等信息的过程,是沟通的一种主要形式,主要是通过言语、副言语、表情、手势、体态及社会距离等实现的。

人际沟通是建立人际关系的基础,是维系人际关系的手段。在人类社会发展过程中,沟通在人们生活中发挥着极其重要的作用。现代社会科技高度发达,社会分工精细,对人的沟通能力、沟通渠道、沟通技巧都提出了更高的要求。具有较强的沟通能力,拥有良好的人际关系,不但是快乐生活的源泉,更是取得成功的关键。人际沟通是一门技术,必须认真研修、身体力行,方能应付自如;人际沟通又是一门艺术,必须千锤百炼,方能精益求精。

(一)沟通的基本要素

沟通由信息背景、信息发出者、信息、途径(信道)、信息接收者、反馈六大要素构成。

1. **信息背景** 信息背景是指沟通发生的原因及环境背景因素。

(1)物理背景:物理背景是指沟通发生的场所。特定的背景往往造成特定的氛围。如在无影灯下,紧张的手术环境中,医师和护士之间的沟通比平时更少使用口语

方式。一个眼神,一个简单的手势,往往就可以完成一系列精确细致的配合。通常情况下,适宜的物理空间,环境温度、湿度且无噪声打扰,更有利于沟通对象专心交流。

（2）社会背景:社会背景主要是指影响沟通双方身份的社会角色关系,如工作关系、朋友关系、亲戚关系、夫妻关系等。根据人们获得角色的途径不同,可以将社会角色划分为先赋角色和自致角色。① 先赋角色:又称为归属角色,是建立在血缘、遗传等先天或生理因素的基础之上的社会角色,是人与生俱来或在成长过程中自然而然获得的角色。如人天生就有种族之分、性别之分、社会地位之分。王子与贫民,因其父辈所处的阶级、阶层不同而获得不同门第,也决定了他相应的教养方式、思维方式及沟通方式。② 自致角色:又称为成就角色,是指通过个人的努力与活动而获得的角色,如职业角色、领导角色等。它是在后天的活动中获得的。对应于每一种社会角色关系,人们都有一种特定的沟通方式预期,只有沟通方式符合这种预期时,人们才能接纳这种沟通。

（3）心理背景:心理背景是指沟通双方的情绪和态度。当沟通主体处于兴奋、激动状态时,对信息的交流通常响应积极。反之,处于悲伤、焦虑状态时往往不愿沟通,思维处于抑制、混乱状态,信息的接受和反馈过程也会受到干扰。

（4）文化背景:文化背景是指沟通主体长期的历史文化积淀,即沟通主体较稳定的价值取向、思维模式、心理结构的总和。沟通需要文化背景,同时文化背景也潜在而深入地影响每一个人的沟通过程与沟通行为。在当今多元化的信息社会里,对患者进行多元文化护理,应该以了解其文化背景,适应其沟通方式为基础。

2. 信息发出者　信息发出者也称编码者或信息源,主要是指拥有信息并试图进行沟通的人。他将要表达的信息符号化,编成一定的语言或非语言符号,传达给对方。沟通的过程通常由他们发动,沟通的对象和沟通目的通常也由他们决定。一般说来,信息发出者的权威性和经验、可值得信赖的特征、本身的人格吸引力等都会影响整个沟通过程。

3. 信息　信息主要是指信息发出者试图传递给信息接收者的观念和情感。它们必须被转化为各种可以被别人察觉的符号,这些符号包括语词的和非语词的。语词符号既可以是声音的,也可以是文字的。运用语词符号进行沟通时,沟通的双方必须理解共同的符号认知规则,具有相近的符号解读能力。

4. 途径（信道）　途径也称为沟通渠道,是指信息由一个人传递到另一个人的通道,所以也称信道。在人际沟通过程中,五官感觉通道均可作为信道发挥媒介作用。在人际沟通中,信息往往是通过多通道进行传递的。

5. 信息接收者　信息接收者又称为译码者,是指信息的接收方。接收信息的过程也就是先将信息发出者通过各种渠道传递来的信息符号译为可理解的信息内容。

译码之后,信息才有意义。完美的沟通,是经过译码还原的信息尽量接近于原信息。但是,这样的沟通默契是很难达到的。信息接收者总是会因其个性、受教育程度、生活背景、价值观、社会文化因素等的不同,对所接收的信息做出符合自身文化背景的解释。

6. 反馈　反馈是指信息接收者把收到并理解了的信息返送给发送者。反馈包括正反馈、负反馈和自我反馈。反馈一方面可以表明译码者对信息的理解情况并表达出相应的情感、态度;另一方面,也便于发送者对对方是否正确理解了信息进行核实。如果反馈显示接收者接收并理解了信息的内容,那么这种反馈称为正反馈,反之则称为负反馈。

反馈回路是沟通过程的最后一环。在完整的沟通过程中,反馈不仅来自信息接收者,也来自信息的发出者。如当我们发现自己所说的话含混不清或所做的动作可能让人发生误解时,便会自动对这些发出的信息做出调整,这种反馈称为自我反馈。

在有效沟通中,反馈往往是一个双方互动的过程。信息发出者会成为信息反馈的接收者,然后又根据对方的反馈做出沟通手段上的应对,因此信息发出者又具有信息接收者的身份。

（二）沟通的基本类型

沟通根据分类方法的不同分为语言沟通与非语言沟通、单向沟通与双向沟通、横向沟通与纵向沟通、正式沟通与非正式沟通。

1. 语言沟通与非语言沟通

（1）语言沟通:语言沟通包括口头语言沟通和书面语言沟通两种方式。

口头语言沟通的特点是快速传递,即时反馈,沟通效果较好,灵活性大,适应面广,能控制局面,可信度较高,费时较多。书面语言沟通的特点是能长期保存,具有法律依据,准确性高,阅读接收信息不失真,加深接收者的印象,提高沟通效率,传播范围广,成本低,节省时间;由于缺乏信息提供者信息背景的支持,其信息对人的影响力也较低;沟通效果受沟通对象文化水平等因素影响。

随着人类进入信息时代,借助电子信息技术进行语言的编码、解码和传递,如手机短信、网络传输等,在人们生活和工作中占据越来越重要的位置,它也是语言沟通的一种形式。

（2）非语言沟通:非语言沟通是借助非语言符号实现沟通的,是伴随着语言沟通而发生的一些非语言性的表达方式和行为。非语言符号通常包括服饰、表情、动作等身体语言,语调、语声等副语言及对空间位置摆设、物品选择等。由于非语言沟通具有真实可信、模糊多解等特点,因此,在护理工作中护理人员应注意非语言信息的表达,要善于观察和分析患者的非语言信息,以便准确地掌握患者病情动态及心理状态等。

2. 单向沟通与双向沟通

(1)单向沟通:单向沟通是指信息发出者发出信息,信息接收者只能接收,发出者不能及时从接收者处获得反馈信息,如听讲座、看表演等。这种形式信息传递速度快,传播面广,但由于得不到信息接收者的反馈,沟通效果不确切。

(2)双向沟通:双向沟通是指信息发出者和信息接收者双方互动角色不断变换,共同以讨论和协商的姿态进行信息交流的过程。双方信息可以及时反馈,信息准确可靠,有助于增进理解和人际关系的和谐,如谈心、病史采集、健康指导等。双向沟通具有所需时间多、传递速度慢的特点。

3. 横向沟通与纵向沟通

(1)横向沟通:横向沟通又称为平行沟通,是组织或群体中同级成员间的沟通。这种沟通有利于促进组织成员之间的关系,增进相互间的友谊。

(2)纵向沟通:在组织内部,上下级之间的信息传递称为纵向沟通。纵向沟通又分为上行沟通和下行沟通。上行沟通是指自下而上的沟通,如汇报工作;下行沟通是指自上而下的沟通,如布置工作任务。

4. 正式沟通与非正式沟通

(1)正式沟通:正式沟通是指通过组织明文规定的程序和渠道进行的信息传递和交流,如会议制度、汇报制度、文件的传达与呈送及组织间的公函来往等。正式沟通的优点:信息准确,逻辑性强;内容集中,条理清晰;信息量大,概括性强;具有权威性,约束力较强。缺点:沟通速度慢,互动性不足。

(2)非正式沟通:非正式沟通是在正式沟通渠道外进行的信息传递交流,如同学间的私下交谈、小道消息的传播等。非正式沟通的优点:更能体现感情交流,形式灵活、沟通方便,信息传递速度快。缺点:并不一定可靠,信息容易失真。

(三)影响沟通的因素

人际沟通是一个复杂的双向互动的过程,如何进行有效的人际沟通,使对方正确理解沟通的意思,受到许多因素的影响。影响沟通的因素有环境因素和个人因素。

1. 环境因素　环境因素又涵盖两项内容,即物理因素和隐秘性。

(1)物理因素:物理因素指沟通的场所,包括环境的卫生、安静程度、光线、温度、湿度、布局、装饰、氛围等。试想一下,在一个卫生、明亮、光线充足、安静优雅的环境中沟通与在一个通风不良、光线不足、空气污浊的场所中沟通,其效果会一样吗?

1)噪声:是影响沟通的重要因素。试验证明,环境噪声控制在 20～40 dB 时进行沟通是比较轻松的,环境噪声一旦超过 100 dB 就让人难以忍受了。沟通环境中的噪

考点提示:
人际沟通的影响因素(环境因素、个人因素)

任务二　建立沟通意识

声会影响沟通效果,造成信息传输过程的失真,或沟通者心情烦躁导致信息接受偏差。

2)距离:沟通者之间的身体距离及二者的位置,代表着他们之间的人际距离,同时也暗示了心理距离,因而也影响着沟通的进行。如面对面的座位、平行的座位、互不相干的座位沟通的效果是不同的。

3)其他:室内的通风、光线、温度、湿度、家具摆设和风格等都会对沟通双方产生影响。

(2)隐秘性:是指参与者的角色、情绪、态度、关系及其他潜在因素对沟通者的影响。有人专门研究过配偶在场与否,人们与异性的沟通方式是不一样的。同样道理,严厉的老师、强劲的竞争对手在场都可能会使我们的措辞、言谈举止与平常大不相同。再如,护理人员在与儿童、老年患者沟通时,可以适当运用抚摸的方法,但与异性患者沟通时则需慎重,以免产生误会。

2. 个人因素　个人因素分为生理因素、心理因素、文化因素和语言因素。

(1)生理因素:交往是需要付出精力和体力的,影响沟通的生理因素包括:永久性生理缺陷,如弱视、聋哑、痴呆等;暂时性生理缺陷,如身体不适,如疼痛、饥饿、寒冷等;年龄因素,如幼儿、老年人等。这些生理因素不同程度地影响沟通效果。

(2)心理因素:在沟通的过程中,沟通效果会受到沟通者个性、态度、情绪等心理因素的影响。一般情况下,热情、直爽、健谈、开朗、大方、善解人意的人容易与他人沟通;反之,冷漠、拘谨、固执、孤僻、以自我为中心的人很难与他人沟通。态度是指人们对待事物的看法和观点,真心、真诚的态度有助于沟通的顺利进行;反之,则成为沟通的障碍。一个人的情绪状态也影响沟通,如轻松、愉快等积极的情绪可增强沟通者的兴趣和能力,为成功交往开辟道路;反之,如焦虑、烦躁等不良情绪则将干扰沟通者传递、接受信息的能力,成为交往过程的绊脚石。

(3)文化因素:包括价值观念、文化习俗、沟通技巧等。

1)价值观念:是人们对政治、道德、金钱等事物有无价值而进行主观判断后,形成的主观看法,是人的一种主观意识,它会随客观环境变化而改变。价值观念的不同,可能使人们对问题的判断产生重大差异,从而成为沟通的障碍因素。相互尊重、充分理解对方的价值观,是消除人际沟通障碍的重要方法。

2)文化习俗:文化知识的差异,风俗的不一致,经验水平的异同容易导致认知水平的不同,从而形成沟通的障碍。信息在传递过程中的编码和解译码可能因个人的认知水平不对称,会对沟通效果产生负面影响。护患沟通中,护理人员要充分考虑服务对象医学知识的认知水平,避免使用生涩难懂的医学术语,同时避免表现出居高临下的态度。

3）沟通技巧：如前所述，沟通作为一种技术，是可以通过后天学习获得和提高的，包括面对沟通者如何发问、聆听、赞美、批评，如何排除干扰因素等。正如戴尔·卡耐基所说："在待人交友方面，最重要的乃是对象是谁。仔细分辨什么话可以说，什么话不能说；什么事可以做，什么事不能做，这一切都得有分寸。"（后续内容将重点介绍）

（4）语言因素：说话三要素包括该说时会说——水平，不该说时不说——聪明，知道何时该说何时不该说——高明。人际交往中语言的重要性，人人都知道。"大话""空话"连篇，说话的语气、手势、语调等居高临下，说话时的态度冷漠，即使你的观点是对的，但说话的技巧不当也会令对方难以接受你的观点。

名家经典

咬文嚼字，难成大事

有一个秀才去买柴，他对卖柴的人说："荷薪者过来！"卖柴的人听不懂"荷薪者"（担柴的人）三个字，但是听得懂"过来"两个字，于是把柴担到秀才面前。秀才问他："其价如何？"卖柴的人听不太懂这句话，但是听得懂"价"这个字，于是就告诉秀才价钱。秀才接着说："外实而内虚，烟多而焰少，请损之。"（你的木柴外表是干的，里头却是湿的，燃烧起来，会浓烟多而火焰小，请减些价钱吧。）卖柴的人因为听不懂秀才的话，于是担着柴走了。

知识链接

阿伦森的"犯错误效应"

心理学家阿伦森等研究者要求被试者听四个人的讲话录音，这四个人是：A，一个能力超凡的人；B，一个犯过错误的能力超凡的人；C，一个平庸的人；D，一个犯过错误的平庸的人。然后要求被试者对四个人的可接受程度进行评价。结果表明：B被认为是最有吸引力的；D被认为最无吸引力；A的吸引力排第二。原因何在？说明能力非凡可以使一个人富有吸引力，犯错误会使他同普通人更接近，使其吸引力又增加了一层。这一发现被阿伦森称为"犯错误效应"。

二、人际交往概述

（一）人际交往的概念

"交往"一词在《现代汉语词典》中的解释是"互相来往"。《百科名片》指出，"人际交往的概念是思想、情感、态度、信息和学习的交往"。可见，交往是标志人类活动的特殊领域的概念。

（二）人际交往的特征

在人类社会生活中，交往作为普通的一种活动有如下几个特征。

1. 交往的社会性　交往是在人与人之间进行的一种社会活动，而不是其他类型的活动，即交往的社会性。交往的社会性是交往本质的体现。首先，它表明交往的参与者或交际的主体是作为社会成员的人，他们具有辨认、理解和使用交往符号的能力，他们生活于一定的文化环境之中，其思维模式、生活习惯乃至言行举止都打上了一个社会文化的烙印。因此，他们在交往中也表现出各自的方式，即形成一定文化环境中不同的交往文化，交往文化正是交往的社会性的具体表现。其次，从社会与个体的关系来看，社会的形成和发展均有赖于交往活动的进行。

2. 交往的符号性　交往与符号是紧密地联系在一起的。由于人类的交往是借助符号进行的，符号是交往概念中固有的内容，离开了符号也就谈不上交往，这就是交往的符号性。符号或记号是人们进行思维和交往的工具。语言是最基本、最重要的符号形式，也是人类思维和交往的重要工具。交往的符号性同样是表现交际本质的重要属性，它揭示了人类的交往与其他动物之间相互活动的本质区别。人类是唯一能使用符号进行思维和交际的。

3. 交往的目的性　人类总是为达到一定的目的、满足一定的需要而进行交往的，这就是交往的目的性。人们为了寻找友情而结交朋友；为了获得爱情、组成家庭而寻找异性；为了实现某些社会或经济的目标而建立一定的群体和组织等。交往的目的性同样是反映交往本质的主要属性，也使人类的交往区别于其他动物的活动。

4. 交往的双向性　人类的交往是交往主体之间相互作用的活动过程，这就表现为交往的双向性。交往的双向性使得交往活动明显不同于其他信息传播活动。正如前述有效的沟通是双向互动的一样，因为整个交往过程中，交往参与者既要不断发出信息，又要不断接收信息，即交往主客体在交往过程中是不断转换的，因此很难分出交往的主体和客体。例如，演员在舞台上表演，演员固然要受到观众的影响，但观众也要受到演员的影响，因为观众观看时的举止实际上反映了演员的表演效果。即使这位演员在表演时根本不管观众的反应，但观众心目中的演员形象仍然潜在地影响着观众的思维和行为。

5. 交往的情境性　交往作为一种社会活动，它总是发生在一定的社会环境之中，这种环境有形无形地对交往活动产生一定的影响，使得交往方式深深地打上了情境的烙印，这就是交往的情境性。例如，同样的交往参与者，在私下场合和大庭广众之下的交往会有很大差异，这就是交往的情境性的表现。观众效应就是典型的交往的情境性，它从另一个侧面证明交往的情境性是一把双刃剑，对交往活动可能产生积极或消极的影响。

6. 交往的不可逆性　人际交往是双方进行的，因此具有不可逆性，交往的信息一旦发出就无法收回，事后的弥补往往事倍功半。

（三）人际交往的功能

1. 整合功能　整合功能是指以个体为生活与生存单位的人，通过交往而连接成为社会群体。古人云："人，力不若牛，走不若马，而牛马为用何也？曰：人能群，彼不能群也。"的确，人能征服自然就是人与人之间能够通过交往建立各种关系，从而形成一个分工协作、秩序井然的强有力的群体——人类社会。如果人与人之间不发生任何关系，人类就不可能整合成坚强的群体去征服自然，改造社会，实现人类的崇高目标。

2. 调节功能　社会心理学研究表明，人们在生产劳动中约有 15% 的时间用在交往和冲突后的情绪体验上。如果群体中各成员之间的关系紧张或冷漠，人们便不得不把较多的精力与时间用在考虑和处理这种关系上，从而分散对各自工作任务和共同目标的注意力，形成疑惑、苦闷和不安，导致消极的劳动态度。人与人之间在活动中不可避免地要产生矛盾、误会、隔阂，要改变这种状况，就需要加强人际交往，增进彼此间的心理接触和了解，以实现个体与周围的人际协调和一致。

3. 信息功能　俄罗斯社会心理学家、莫斯科大学心理学系教授安德烈耶娃在其编著的《社会心理学》一书中说："在人们交往的条件下，信息不仅是在传递，而且也在形成、补充和发展。"这就告诉我们，交往不仅仅具备传递、交流信息的功能，而且通过人际交互影响，会产生、补充新的信息。在信息时代，每个人都在一定的"信息波""信息网"下生活，许多新思想、新资料、新创见将在交往中得到不断丰富、完善和发展，有时甚至会出现质的飞跃。

4. 保健功能　有人曾经研究过生活在孤儿院的儿童，由于他们过的是平静而孤单的生活，难以得到正常儿童应有的爱抚，更缺乏良好的社会交往，所以不仅在智力、语言发展水平上可能会明显低于同龄的正常儿童，而且人际交往能力也许更差。人际交往是人类特有的需求。如果人的这种需求得不到满足，就会影响个人的身心健康。因此，人际沟通对于个人来说，也是个体生活中不能缺少的行为。建立良好的人际交往，有助于人们心理满足和平衡，有益于人的身心健康。

（四）人际交往的原则

1. 平等原则　心理学研究表明，人都有友爱和受人尊敬的需要，交友和受尊重的希望都非常强烈。交往中尊重他人的人格是最基本的要求。在人际交往中，只有尊重他人的人格，才能得到别人的理解和尊重。那种以势压人、以老大自居、盛气凌人，甚至侮辱人的做法都是与平等原则严重相悖的。

尊重人格，平易近人

我们敬爱的周恩来总理是备受世人敬仰的礼仪楷模。作为国家领导人之一，他平易近人，从不把人分等级，也绝不板着脸，不打官腔。他在任何时候、任何地点，对任何人都是一样的。1959 年春天，第二届全国人民代表大会在北京召开。一天，周恩来总理去北京饭店参加小组的讨论。当他乘坐的汽车快要开到饭店门口时，饭店工作人员立刻认出了是总理的车，就指挥前面的那辆车赶紧向前开，好给总理的车让路。周总理看见以后立刻走下车来对饭店的那位工作人员说："你为什么让人家的车开到前面去，快去把人家请回来。人家是代表，我也只是人民的代表，大家都是一样的！"说完后，周总理站到饭店门口等前面那位车上的代表下车后，主动迎上去同他握手，连连说："对不起，请原谅！"并坚持让那位代表先走进北京饭店的大门。

视频：人际
交往的基本
原则

2. 宽容原则　欧文说："宽容精神是一切事物中最伟大的"。宽容是一种美德，也是现代人的一种礼仪素质。"金无足赤，人无完人""人非圣贤，孰能无过"。只要是人，都可能会有缺点和毛病，会犯或大或小的错误，一味地批评、指责，只能引起他人的反感，造成人际关系的紧张。唯有宽容，才能让人心悦诚服地纠正缺点和错误。"有容乃大"，因为宽容不是放纵，不是姑息迁就，不是放弃原则，宽容是一种高度同情、仁爱、勇敢和自信的表现，宽容在社会交往中的作用是巨大的，它在人的心灵上产生的震撼力远比责罚、报复要强烈得多。

3. 诚信原则　子曰："人而无信，不知其可也。大车无輗，小车无軏，其何以行之哉？"儒家直接把信用作为重要美德"仁、义、礼、智、信"之一。孔子说"民无信不立"（《论语·颜渊》），"与朋友交，言而有信"（《论语·学而》），都强调诚信。诚信是处理人际关系的重要准则。无论是公务交往、社会交往，还是礼节性的交往，都要对人讲诚信。人们在交往中，由于种种原因，有时会产生一些误会，如果交往双方都以诚相待，讲信用，再大的误会也会消除的。

信心与立足

子贡问孔子如何处理政事。孔子说：使粮食充足，使军队强大，使百姓有信用。子贡说：如果迫不得已去掉一项，三者之中先去掉哪一项？孔子说：去掉军队。子贡又说：如果不得已要再去掉一项，二者之中先去掉谁？孔子说：去掉粮食，自古以来谁也免不了一死,但人不讲信用就不能立足。

4. 互利原则　从经济学研究的角度来看,互惠互利的原则是一种"非零和博弈"的零和效应,也就是说希望出现的结局是"双赢"。第一,要明确互惠互利是有前提的。互惠互利是以不损害第三方的利益为前提的。第二,要注意精神上的互惠互利。必须考虑他人在精神上的、心理上的需要,关心他人,爱护他人,从而使交往双方得到心理上的满足。第三,要注意经济上的互惠互利。人们的活动一般包含着获取某种利益的目的,驱使人们去交往的动力既有情感因素,也有明显的利益诉求。人们的生存是要讲"功利"的,非功利的交往是不可能的,也可以说是短暂的。如果只想到从别人那里捞好处,只考虑自己的需要和利益,就很可能使彼此的关系陷入游离状态,甚至终结。

5. 敬人原则　"爱人者,人恒爱之;敬人者,人恒敬之。"中国有句俗话:"人敬我一尺,我敬人一丈。"其实这是一种礼尚往来的普遍心理。但凡是人都希望得到别人的认可和敬重。想要获得别人的敬重,最聪明的方法不是强行要求别人敬重自己,而是先去敬重别人。如此,别人往往也会同样地敬重你。只有本着敬人原则处世,才会有一个良好的交往开端。

三、人际沟通与交往的相关理论

(一)角色理论

1. 角色理论的定义　角色理论是指阐释社会关系对人的行为具有重要影响的社会心理学理论,它强调人的行为的社会影响方面,而不是心理方面。角色理论认为人既是社会的产物,又能对社会做出贡献。

2. 社会角色　角色理论的中心概念是角色,角色一词来源于戏剧,原指规定演员行为的脚本。社会心理学家看到这个概念有助于理解人的社会行为和个性,便引入社会心理学中。他们认为,人在社会关系中的地位规定了人的社会行为,类似于脚本规定了演员的行为。人的社会角色是人在一定社会背景中所处的地位或所起的作用。如警察的使命就是维持社会治安;护士的职责就是维护人类健康。

知识链接

角　色

首先把角色概念引进社会心理学的是 G.H.米德。但他并没有给角色下一个明确的定义,只是用作一种比喻以说明不同的人在类似情境中表现出类似行为的现象。R.林顿认为,当个体根据他在社会中所处的地位实现自己的权利和义务时,他就扮演着相应的角色。H.H.凯利和 J.W.蒂博认为,角色是他人对相互作用中处于一定地位的个体行为的期望系统,也是占有一定地位的个体对自身行为的期望系统。J.L.弗里德曼等指出,社会角色是关于人们在特定类型的关系中应当如何行动的一套规则。

3. **角色采择** 角色采择(role taking)是指关于自己和他人角色的设想。G.H.米德是在形成其自我理论和符号相互作用论时提出角色理论的。他认为,人的社会自我的发展是通过角色采择的。人们由于有了来自外界的经验,才学会把自己设想为一个客体,产生了对自己的情感和态度,从而产生了自我意识。人的自我发展程度决定于人能在多大程度上采纳别人的意见,像他人对待自己那样对待自己。他认为,设想处于他人角色,从他人角色的观点观察自己,是顺利实现人际相互作用的必要条件。这就是 G.H.米德的角色采择的含义。儿童就是通过角色采择这种心理活动学习适宜行为的,成人则依据角色采择去提高其交往效率。

4. **角色扮演** 角色扮演(role playing)是指按常规的期望显示出来的行为,也就是个人按照他人期望采取的实际行动。W.库图不仅区分角色采择和角色扮演,而且还区分两种不同类型的角色扮演,即角色扮演和扮演角色(playing the role)。前者指个人在生活中实际扮演的角色,后者指暂时扮演某个特定的角色,如演戏。一个演员既扮演着一个演员的专业角色,又在某时扮演某个戏剧角色。

人们在社会化过程中受角色规则的训练和教育,偏离了社会角色规则则可能会受到社会的排斥和制裁。人在一生中需要扮演各种角色,如孩子、学生、男、女、职工和领导等角色。这些角色使人们在不同的情境中以适当的行为方式与他人进行交往。儿童的角色游戏是个人社会化的重要手段之一。

一个人在扮演符合他人期望的角色时会不会丧失自我呢? 每个人都在一定的文化中通过训练、模仿和认同,学会扮演各种角色。只要人们真正相信他们的角色,认为应当完善地扮演,他们的行为就是真实的,他们的自我和角色就是统一的。只有当人们不相信和不认为应当扮演某个角色,只是为了满足他人期望而扮演某个角色时,才会产生不真实的角色扮演,自我和角色分裂。社会心理学家 S.朱拉德认为,这种人虽然是出于获得他人承认的需要,但实际上往往既得不到他人的承认,也得不到自己的承认。

5. **角色冲突** 一个人可以同时扮演多个角色,并能保持各角色间和谐一致。但有时也会发生角色冲突。例如,一个职业妇女的职业角色和她作为儿媳妇的角色有时会发生冲突;一个刚进大学的学生,当父母来访时,他作为一个独立大学生的角色和作为父母的孩子的角色也容易发生冲突。

在角色理论中通常把角色冲突分为两类：角色间冲突和角色内冲突。角色间冲突往往与对不同角色提出不同甚至矛盾的要求有关，个人不能同时满足所有这些角色要求。角色内冲突通常与不同群体对同一角色的体现者提出不同的要求有关。如双亲对女大学生的期望与男大学生对女大学生的期望不一致，造成女大学生的角色内冲突。

角色期望不是一成不变的，是随着时代发展而变化的。如对男女角色的期望现在与过去相比已发生了很大的变化。S.朱拉德认为，顺从于刻板的角色是身心失调的重要原因之一。经常考虑个人扮演不同社会角色的方式，有助于保持身心健康。

（二）人际认知理论

1. 概念　对人的认知指个人在与他人交往接触时，据他人的外显行为推测与判断他人的心理状态、性格特征、行为动机和意向的过程。包括：① 认知自己的情绪；② 妥善管理情绪；③ 自我激励；④ 认知他人的情绪；⑤ 人际关系的管理。

2. 人际认知的特点

（1）认知的选择性：人们是根据刺激物社会意义的性质及其价值大小而有选择地进行人际认知的。

（2）认知反应的显著性：主要是指在一定的社会刺激下，个人心理状态、情感、动机所发生的某些变化，这种变化随着个人对社会刺激的意义所理解的程度而转移。

（3）认知行为的自我控制：是自我意识发挥作用的结果，它使个人的认知体验不被他人所觉察，从而使个体与外界环境保持平衡。

3. 认知过程　人的认知过程是一个非常复杂的过程，指人认识客观事物的过程，即对信息进行加工处理的过程，是人由表及里，由现象到本质地反映客观事物特征与内在联系的心理活动。它由人的感觉、知觉、思维、想象、注意、观察和暗示等认知要素组成。注意是伴随在心理活动中的心理特征。

（1）感觉：是客观世界的主观映象，是认识客观世界的基础，与个体生理、心理因素有关。感觉是我们认识世界的起点，是人们对客观事物的个别属性（比如物体的颜色、形状、声音等）进行直接反映的过程。感觉分为外部感觉（视、听、味、嗅、触觉）和内部感觉（平衡觉、运动觉、机体觉）。其中视、听提供的外部信息占人们所获信息的80% ~ 90%。因此，与人沟通时，就必须充分考虑对方的视、听感觉，对色彩的欣赏等，以求沟通效果达到更为满意。

（2）知觉：是人脑对直接作用于感官的客观事物整体的综合反映，是较为复杂的心理现象，是大脑对不同感觉信息进行综合加工的结果。知觉以感觉为前提，但它不是感觉的简单集合，而是在综合了多种感觉基础上形成的整体映象。人的知觉是一个积极主动的过程，知觉的理解性正是这种积极主动的表现。人们的知识经验不同、需要不同、期望不同,对同一知觉对象的理解也不同。一张检验报告,患者除了知觉一系列的符号和数字之外,却不知道什么意思;而医生看到它,不仅了解这些符号和数字的意义,而且可以做出准确的判断。因此,知觉与记忆和经验有深刻的联系。当知觉时,对事物的理解是通过知觉过程中的思维活动达到的,而思维与语言有密切关系。因此,语言的指导能使人对知觉对象的理解更迅速、更完整。

(3)思维:是客观事物的一般属性和内在联系在人们头脑中概括的间接的反映过程。它所反映的是事物的本质特征和一般规律。间接性和概括性是思维的基本特征。思维的概括性是建立事物之间联系,把有相同性质的事物抽取出来,对其加以概括,得出认识的过程。例如,医生在给患者看病时,通过询问病史、体格检查等手段就可以诊断其所患疾病。

(4)想象:是一种特殊的思维形式,是人在头脑里对已储存的表象进行加工改造形成新形象的心理过程,它能突破时间和空间的束缚。想象能起到对机体的调节作用,还能起到预见未来的作用。交往中人们凭着经验、印象、感知产生相应的想象,对人际交往产生积极或消极的影响。

(5)注意:是指在心理活动中对一定对象的指向和集中。注意有利对客观刺激的清晰认知。与个体神经活动灵活稳定性、知识、经验、情绪、兴趣、态度和需要紧密关联。注意力不集中就会出现差错。不少护理差错事故源于没有认真查对。良好的注意力是优秀护理人员的一个重要心理品质。

(6)观察:是指有目的、计划和比较持久的知觉,为知觉的特殊形式,又称思维的知觉。观察包括对相关资料进行搜索、分析、综合和干扰排除,抓住事物的主要特征和内在联系,以保证认知正确;与个体神经活动灵活性、思维、注意、综合能力及情绪等有关,是影响个体行为的一个重要因素。

(7)暗示:感觉、知觉、记忆、想象、思维、情感和意志等均可受暗示的影响。正常心理活动感受性的差别与气质、性格、思维类型、文化智力水平及阅历有关。身体衰弱、自我感觉不良者易接受暗示。

4. 认知风格 也称为认知方式,是指个体在认知过程中所表现出来的习惯化的行为模式。认知风格与智力无关或弱相关,大多是自幼所养成的在知觉、记忆、问题解决过程的态度和表达方式。认知风格是认知过程中的个体差异,交往要尊重对方的认知习惯和风格。

5. 人际认知理论的应用及影响 在认识他人时,有许多因素影响我们的判断。影响人际知觉的主要心理因素如下。

(1)最初印象:是指初次对人知觉时形成的印象往往最为深刻,在以后的人际知觉或人际交往时不断在头脑中出现,并制约着新的印象。最初印象的建立可谓决定交往的成败。先入为主的第一印象总是会影响你对于以后信息的判断。第一印象一且形成,以后的信息常常只扮演补充和解释的角色。然而"日久见人心",第一印象不能作为评判对象性格的唯一依据。应冷静、客观地对待第一印象,思想上具有改造甚至否定第一印象的准备。不要以貌取人,在认识他人的问题上要不满足于表象,而要注重了解对方心理、行为等深层结构。

(2)晕轮效应:是指在人际知觉时,人们常从对方所具有的某个特征而泛化到其他一系列有关特征,也就是从所知觉到的特征泛化推及未知觉到的特征,从局部信息而形成一个完整的印象。心理学家戴恩做过一个这样的实验:先让被测试者看一些人的照片,这些人形色、着装各不相同。然后,让这些被测试者从特定的方面来评定这些人。结果表明,被测试者赋予了那些有魅力的人更多的、理想的人格特征,如和蔼、沉着、好交际等。

事实上,晕轮效应不仅仅表现在通常的以貌取人上,我们还常常以服装来判断别人的地位、性格,以初次言谈断定他人的才能与品德等。在对不太熟悉的人进行评价时,晕轮效应体现得尤其明显,这就是人们常说的以偏概全。

晕轮效应是一种非常普遍的心理错觉,你在自身尽量避免时,也应该恰当利用它来提高自己的人际关系。比方说,你对人诚恳多一些,即便能力差一些,别人也会对你产生信任。在应聘时,你就更应该巧妙地运用晕轮效应,把自身的优势充分地展现出来,给招聘者留下一个深刻的印象,从而得到对方的赏识。

(3)定型倾向:又称为社会刻板效应,是指根据社会上对于某一类人产生的一种比较固定、概括而笼统的看法,按某个人的一些容易辨别的特征把他归属为某一类人,随后又把属于这类成员所共有的典型特征归属到他身上,并以此来知觉和判断他。如医生便是精益求精,商人便是唯利是图,教师便是文质彬彬,印证了"物以类聚,人以群分"。其积极作用降低了社会认知的复杂性,有助人们适应社会环境。然而,这种定型倾向会影响对个性和对新事物属性正确和及时的认知。

(4)先入为主:是指对人知觉并非出于对客观对象的知觉,而是凭空臆造后又把这种主观观念投射到对象身上,因而就知觉到原先并不存在的东西。

(5)投射作用:是指在人际交往中人们往往把自己的特征归属到其他人身上,假设他人与自己是相同的,利用自己去判断他人。不要把自己的某些心理特点附加给对方,这种人际知觉的投射倾向往往是不自觉的。一旦你自己不加注意,没有清醒地、理智地经常进行自我反思,就很可能产生各种偏见。

(6)情绪效应:是指认知主体的情绪状态或特定心境会影响人的认识和判断,就像戴上一副有色眼镜,看到的人和事都染上了自我的情绪色彩,等等。

有专家认为,了解别人常用的简单方法是把自己当作别人,把自己放在别人的位置上,从而建立有关他的内部状态的假设,这就是认识、了解别人的认同机制,类似于我们常说的"设身处地、以己度人"。当然别人也可用同样机制了解我。

🔒 考点提示:
人际沟通与交往的相关理论——人际认知理论(首因效应、近因效应、社会固定印象、晕轮效应)、人际吸引的规律

（7）光环效应：与背景作用相类似。人对他人的多数判断最初是根据好坏得出来的，一个人被认为是好的，他就被一种积极的光环所笼罩，从而也就被赋予其他好的特质。如果他被认为是坏的，他就被一种消极的光环所笼罩，从而也就被赋予其他不好的特质。这后一种效应又称为魔鬼效应。一个人对他人的评价，往往受他对被评价者的总体印象的影响。被评价的特质越是模糊，越是难以测量，这种效应就表现得越明显。

（8）首因效应和近因效应：首因效应是指最先接收的信息作用最大。近因效应是指最后接收的信息也起较大作用。这两种效应看来似乎是矛盾的，但实际上并不矛盾。一则两种效应都对中间信息有损害，二则首因效应似乎欠持久，除非最后接收的信息被彻底整合，否则近因效应是暂时的。

在日常生活中，人们都想在第一次约会时给人以良好的印象，因为人们普遍认为第一印象是非常重要的。假定上个月你在一次晚会上认识了一个人，给你的印象不太好，但是本周内你又碰上了他，这次给你的印象却是好的，那么你对他的印象可能是好的。如果让你把全部有关其个人的信息放在一起，则近因效应可能消失。

（三）群体行为理论

1. 群体的概念　群体行为是指为了实现某个特定的目标，由两个或更多的相互影响、相互作用、相互依赖的个体组成的人群集合体。组织、群体和个体是不可分割的整体。群体介于组织和个人之间。

群体行为理论研究非正式组织及人与人之间的关系问题，以德国心理学家库尔特·卢因（Kurt Lewin）的"群体动力学理论"和美国心理学家布雷德福（Leland Brad-food）的"敏感训练理论"为代表。

卢因的"群体动力学理论"认为：

（1）群体是一种非正式组织，由活动、相互影响及情绪3个相互关联的要素组成。

（2）群体的存在和发展有自己的目标。

（3）群体的内聚力可能会高于正式组织的内聚力。

（4）群体有自己的规范。

（5）群体的结构包括群体领袖、正式成员、非正式成员及孤立者。

（6）群体领导方式有三种：专制式、民主式和自由放任式。

（7）群体的规模一般较小，以利于内部沟通。

（8）群体领导是自然形成的，他要创造条件促使他人为群体出力。

（9）群体中的行为包括团结、消除紧张、同意、提出建议、确定方向、征求意见、不同意、制造紧张、对立等。

2. 群体行为的类型

(1) 按原则和方式可分为正式群体和非正式群体。

(2) 按联系和发展可分为松散群体、联合体和集体。

(3) 按开放程度可分为开放型群体和封闭型群体。

(4) 按社会作用大小可分为参照群体和一般群体。

(5) 按规模大小可分为大群体和小群体。

(6) 按是否实际存在可分为假设群体和实际群体。

3. 群体交流与决策的方法

(1) 群体交流:群体成员间的互相交流是群体活动的基础。群体中的交流方式是不同的。有时候,每一个成员都可以自由地同其他成员交流;有时候,这种自由的交流会受到限制。主要的交流方式有5种,如图1-2~图1-6(F为信息发出者;J为信息接收者)。

1) 圆形式交流:表示各成员之间依次联系沟通。这种沟通网络具有群体士气高、满意感强的特点,但信息传递速度慢,效率不高。在委员会之类的群体中可以采用此沟通形式(图1-2)。

2) 链条式交流:表示信息传递是逐级进行的,信息可由上而下传递,也可由下而上传递。这种信息沟通具有传递速度快的特点。但是,它没有横向联系,成员的满意程度低,只适合组织庞大、需分层授权管理的组织(图1-3)。

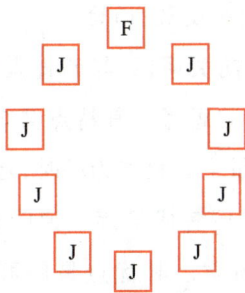

图1-2　圆形式　　　　　　　　图1-3　链条式

3) Y形结构交流:表示逐级传递,最上层有多个信息发出者。这种沟通网络传递信息速度较快,但成员满意程度不高,尤其是多头领导,要求不一,不利于下级正常开展工作(图1-4)。

4）车轮结构交流：表示主管人员居中，分别与若干下级发生联系的沟通。这种沟通传递迅速、易控制。在这种组织中，速度与控制往往比士气、创造性更被重视，居中心地位的主管因情报多，有较大的权力，因而比较自信和有自主性，心理上也比较满足。但是，由于缺乏联系，各下级成员之间互不了解，信息闭塞，成员满意程度低，有利于保密，不利于协作(图1-5)。

5）全通道式交流：表示组织内每个人都可以与其他成员直接地、自由地沟通，并无中心人物，所有的成员都处于平等地位，但由于缺乏中心人物，没有权威，信息传递速度也慢。委员会开会时即属于这种沟通网络，故又称为委员会式(图1-6)。

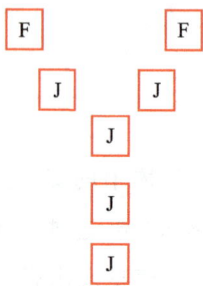

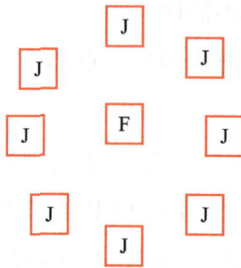

图1-4　Y形结构	图1-5　车轮结构	图1-6　全通道式（委员会式）

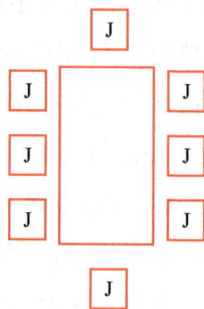

不同的交流方式对一个群体有着不同的影响。首先，它会影响群体成员的精神状态；其次，交流方式还会影响解决问题的效率。

（2）群体决策的方法：包括头脑风暴法、反头脑风暴法、德尔菲法、名义群体法、电子会议法、无领导小组法等。

1）头脑风暴法：按照一定规则召开创造性思维会议的形式，要求不重复、不质疑、不反驳，没有框架限制，可以补充观点。

2）反头脑风暴法：对前者提出的设想、方案逐一反驳、质疑。

3）德尔菲法：匿名发表意见，成员间不发生横向关系，只与调查人员发生关系，反复填写问卷，汇总成专家基本一致的看法。要求独立思考。其特点匿名性，反复性，定量性，集体性，准确性。优点是花费少，得到的信息量大。缺点为耗时，互动性差。

4）名义群体法：群体成员先进行个体决策，然后各成员逐一说明自己的看法，直到所有成员表达完毕再进行群体讨论，挑选最佳方案。其优点是使群体成员正式开会，但不限制每个人的独立思考。

5）电子会议法：群体预测与计算机技术相结合的预测方法。群体成员将自己有关解决政策问题的方案输入计算机终端，然后再将它投影在大型屏幕上。优点为快速且不受地点限制。

6) 无领导小组法:让一个不指定负责人的群体讨论给定的问题,并做出决策。可以观测群体成员的组织协调能力、口头表达能力,辩论的说服能力等各方面的能力和素质,以及自信程度、进取心、情绪稳定性、反应灵活性等个性特点。目前面试中,有的用人单位除要求面试者演讲外,还会选择无领导小组讨论法筛选需要的人才。

思考与实践

1. 说出沟通的基本要素,分析各项基本要素在人际沟通中的作用。

2. 怎样应用人际交往的原则指导个人的人际交往行为?

3. 应用人际沟通与交往角色理论谈如何扮演护士角色。

4. 以最初印象、晕轮效应、首因效应、近因效应、情绪效应为例,谈如何应用该理论于沟通与交往,克服影响交往的消极认知表现。

5. 案例分析

2022 级护理 2 班的班长是一个上进心强、工作能力强、威信高的学生。她的愿望是在学生时代加入中国共产党。虽然她表现突出,在推荐入党积极分子的时候,辅导员却没有把她作为第一批入党积极分子培养。原因是什么呢?请阅读以下内容寻找答案。

一天,班委会正在讨论元旦晚会的形式和流程,辅导员也参与了会议,大家畅所欲言,提出了许多很好的建议。最后辅导员说:"如果大家没有新的意见,请班长把会议内容归纳整理后再拿给我看看,一旦方案定下来了就按计划进行。我们要开一个别开生面的元旦晚会。"

眼看快到元旦了,辅导员却迟迟没有见到活动计划,于是打电话找来班长。班长说:"老师,计划早就做好了,我见您工作太忙了就没有打搅您,我已安排大家分头进行准备了,同学们排练了很多节目,您看了一定满意。"

分析:

(1)班长辛辛苦苦地完成了活动计划,带领同学们积极准备,劳苦功高啊,是什么原因导致辅导员不认可班长的所作所为呢?

(2)重温沟通的基本要素,想一想班长有不妥之处吗?她错在哪里?

(3)针对"元旦晚会活动计划"一事,请为班长出谋划策,她应该如何与辅导员沟通呢?

【实训指导】

实训一　沟通要素训练:沟通方式与几何图

1. 目的　通过反馈实验,让同学们亲身体验反馈的重要性,从而提升主动反馈的意识,以达到双向沟通、有效沟通的目的。

2. 时间　30分钟。

3. 步骤　准备2个简单的几何组合图形,任意数量的三角形、长方形、圆形,随意摆放组成的简单图形。选出2名志愿者(A、B)来描述图形,其他参与者根据志愿者的描述画出图形。第一轮,志愿者描述图形时,其他参与者不能出声,只能自行画图。第二轮,志愿者描述图形时,其他参与者可以有秩序地进行提问,画出图形。

4. 要求

(1) 志愿者A对照图形描述不清楚,其他参与者不能提问志愿者,只能依据自己听到的,想象着画图,结果画得五花八门。

(2) 志愿者A描述不清楚,但是其他参与者可以直接向A多次提出问题。

(3) 志愿者B描述清楚,但是没有反馈机制。出现两种结果:① 其他参与者能够正确理解B的意思,画的图与原图比较接近。② 其他参与者不能立刻理解B的意思,需要B一遍一遍地重复描述。最终也与原图比较相似。

(4) 志愿者B描述清楚,其他参与者可以直接向B提出问题,参与者能够在最短的时间内画出与原图接近的图画。

5. 分析

(1) 老师请志愿者和参与者谈自己的感受,并比较两轮过程与结果的差异。

(2) 总结:通过沟通方式与几何图的游戏得到了什么启示?

(3) 提示:① 通过志愿者与参与者的交流反馈,信息的传递准确多了。② 表述、倾听、理解、质疑、记忆都是有效沟通的必备元素。

实训二　角色扮演:经营护患关系,做一个受欢迎的护士

1. 目的　应用人际沟通交往原则与交往理论,通过扮演角色学会与患者相处,建立良好的护患关系。

2. 时间　20~30分钟。

3. 步骤　每组3~6人进行训练,并完成(1)~(6)的内容。

(1) 聆听患者的声音。

(2) 尽可能多地使用他们的名字。

(3) 称赞并认可他们的成就。

(4) 当患者问你问题时,停一会儿再回答。

(5) 要关心每一位患者。

(6) 当患者要见你时,假如你在忙,一定要先解释,然后尽快去解决患者的问题。

4. 要求

(1) 事先熟悉训练内容,请根据6个要点设计场景,扮演角色展开训练。

(2) 自由组合分组,选组长一名,由组长负责设计每位学生扮演的角色。

（3）互换角色,大家都体会护士与患者如何友善相处。

5. 考核　学生相互点评,教师总评(结合学生的表演,指出问题及解决问题的意见)。
护士与患者沟通的考核评估见表 1-2。

表 1-2　护士与患者沟通的考核评估表

项目	分值	考核要点	得分
仪表	4	淡妆上岗	
	4	工衣整洁	
	4	无佩饰物	
	4	着装规范	
	4	发型适宜	
手势	5	得体大方	
	5	无劣手势	
表情	5	面含微笑	
	5	亲切自然	
态度	5	热情体贴	
	5	耐心讲解	
	5	关注全体	
赞美	5	合乎时宜	
	5	适度及时	
	5	态度真诚	
语言	5	通俗易懂	
	5	重点突出	
	5	阐述准确	
	5	普通话好	
效果	10	完成顺利	
合计	100		

小　结

　　人际沟通是指人们为了达到某种目的,通过一定的方式,使彼此了解、相互信任,并适应对方的一种活动过程。人际沟通具有目的性、象征性、关系性、习得性、互动性、不可逆性等特点,在护理工作中具有连接作用、精神作用、调节作用。良好的人际关系有助于提高工作效率,有利于身心健康,有助于陶冶情操和交流信息。建立良好的人际关系要树立人人都需要沟通的理念,坚持积极参与沟通实践的行为,明确定位,遵循规律。沟通在人际交往中起着重要的作用,护理人员应认识人际沟通与交往

在线测试:
项目一
小结

的重要性,在人际沟通中形成良好的沟通态度。人际交往应遵循平等原则、宽容原则、诚信原则、互利原则和敬人原则等原则,遵守交往原则能取得事半功倍的效果。当我们明确了人际沟通的功能和人际交往的相关理论以后,可以更好地重视人际沟通知识的学习和技巧的运用,从而取得事业的成功。沟通由信息背景、信息发出者、信息、途径、信息接收者和反馈构成。关注各基本构成要素就可以提升沟通效果,特别要强调的是反馈是沟通的核心过程,我们需要的是正反馈和自我反馈。人与人沟通的六大特点让我们重新认识了人际沟通的重要性和意义,也就是说人际沟通有规律可循,按规律办事能取得意想不到的结果。但是沟通不是万能的,因为有太多制约因素,要取得良好的沟通效果必须懂得如何克服或避免影响沟通交往的不利因素。

（陈菲菲　洪　震　朱丽媛）

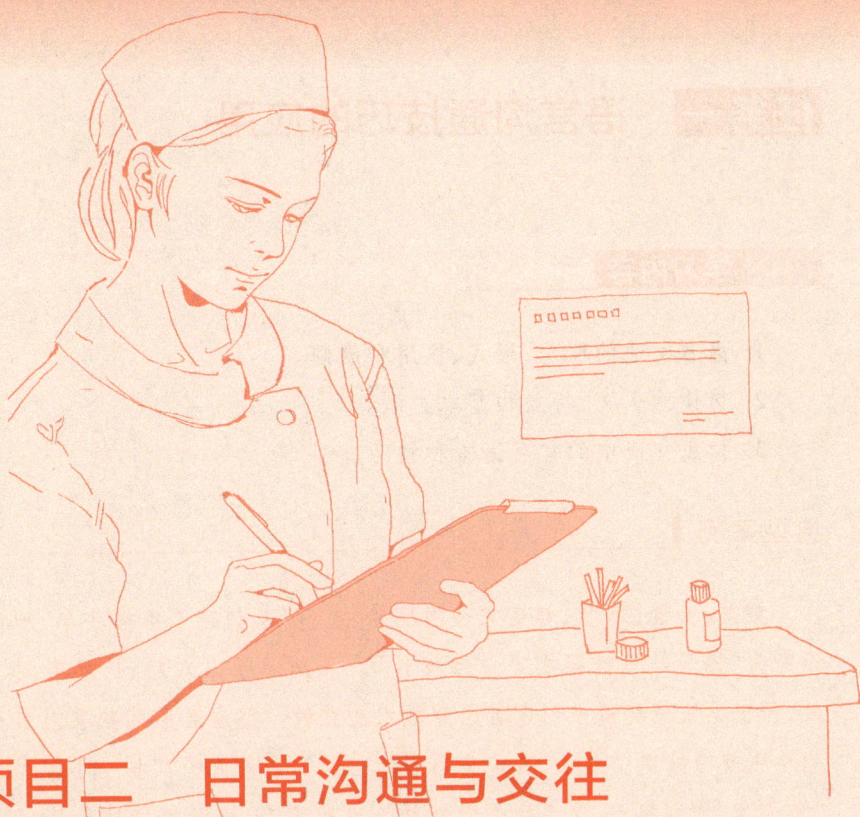

项目二 日常沟通与交往

学习目标

【知识目标】

1. 掌握语言沟通的概念、形式、作用和原则。

2. 掌握护患交谈中的常用语言和技巧。

3. 掌握非语言沟通的概念、特点、作用。

4. 掌握非语言沟通技巧及其应用。

5. 熟悉交谈的基本类型。

6. 熟悉护患交谈的注意事项。

7. 熟悉人际交往的技巧和策略。

8. 了解非语言沟通对护理工作的意义。

9. 了解人际交往礼仪。

【技能目标】

1. 能运用语言沟通技巧进行日常沟通与交往。

2. 能运用非语言沟通技巧进行日常沟通与交往。

3. 规范地完成常用人际交往礼仪。

【素养目标】

在护理人际沟通与交往中具备语言沟通的基本能力、非语言沟通的基本能力。

任务一 语言沟通技巧的应用

学习内容

1. 语言沟通的概念、形式、作用和原则。
2. 交谈的含义、特点和基本类型。
3. 护患交谈中的常用语言和技巧。

典型案例

戴某,女性,35岁,舞蹈家。因反复右上腹及剑突下疼痛3年,加重2天入院,入院诊断为"慢性结石性胆囊炎急性发作"。入院后予以对症、抗感染,拟行手术治疗。清晨,护士小张微笑着来到患者床旁做术前宣教。愁眉苦脸的戴某对自己的病很担心,见到小张就呼喊道:"护士,我究竟得了什么病? 能治好吗?"护士小张和颜悦色地安慰道:"戴姐姐,您别担心,您患的是慢性结石性胆囊炎,这种病挺常见的,很多患者在我们这里做了手术后都康复了,我相信您也会好起来的。"戴某摇了摇头,直叹气不愿意手术。小张劝说道:"戴姐姐,您知道,您的病都3年了,反复发作,光输液,过段时间还会疼,甚至会出现一些严重的并发症。很多女性患者不愿手术是怕留下瘢痕,您不会也是有这种想法吧?"戴某马上应和道:"对,对,您说我留下瘢痕,跳舞多难看啊。"小张解释:"我们采用的是腹腔镜手术,切口很小,几年后切口都几乎看不出来。您要好好加油,您的学生们都盼望您早日康复呢,您可是她们心中坚强的偶像啊!"最后,护士小张指导戴某:"您好好休息,22:00后不要吃任何东西,也不要喝水。"患者点头。

问题导向

这位护士灵活地运用了哪些护患交谈的常用语言? 在护患沟通中这些语言起到了怎样的作用呢?

从以上案例中,我们看到了护患沟通中语言沟通的重要性,恰当的沟通语言能有效缓解患者的病痛,解除患者的疑虑,增强患者战胜疾病的信心。那么,什么是语言沟通? 在人际交往中我们该如何运用语言沟通技巧呢?

一、语言沟通

语言是维系人际关系的纽带,是人际交往的工具。人与人的沟通,约有35%借用

口头和书面语言进行。中国古代有"一言能兴邦,一言能丧国"的名言。现代医学之父希波克拉底认为:"医学有两件东西可以治病,一是语言,二是药物。"

（一）语言沟通的概念

语言沟通是指沟通者出于某种需要,运用口头语言或书面语言传递信息、交流思想和情感的社会活动。社会的发展离不开沟通交流,而沟通离不开语言。只要有人群活动的地方就需要语言,离开语言,人与人之间的沟通就很难进行,社会的发展也无从谈起。

（二）语言沟通的形式

1. 口头语言沟通　即日常所说的交谈,它是指信息发出者通过说话的方式将信息传递出去,而信息接收者通过听觉来接收信息后做出反馈的过程。口头语言沟通是一种直接和简单的沟通方式,是使用历史最久、范围最广、频率最高的语言交际形式,是书面语言产生和发展的基础。

（1）口头语言沟通的优点:① 信息传递速度较快。口头语言沟通省去了书写或打字、印刷等过程,信息发出者可以将信息直接传递给信息接收者,因此较书面语言的传递速度快。② 信息传递范围较广。口头语言沟通可以在少至 2 个人,多至数百甚至上千人之间进行,如演讲、做报告等。③ 信息传递效果较好。口头语言沟通多是面对面进行的,沟通双方在利用口头语言符号进行沟通的同时,还可以借助表情、手势、姿态等非语言符号来强化信息内容,加强沟通的效果。④ 信息反馈较快。由于口头语言沟通是一种直接的交谈方式,信息接收者可以即时向信息发出者提出问题,对其发出的信息表达自己的意见,也就是说,信息发出者能够即时得到信息接收者的反馈。

（2）口头语言沟通的局限性:① 信息易被曲解。口头语言是依靠声音符号来传递信息的,一般是一次性的,信息接收者可能会有漏听、误听而使信息不完整、不准确。如果再加上沟通过程的中间环节,就更容易造成信息失真。② 信息易受时空的限制。口头语言沟通如果不录音,其传递的信息事后只能依靠记忆来维持,难以长时间保留。同时,使用口头语言沟通易受外界干扰或空间条件的限制,如周围环境嘈杂、空间过大、人数过多等都会使沟通出现困难。③ 难做详尽准备。口头语言沟通多是面对面进行的,沟通双方无法做出周密详尽的准备,主要是根据对方的信息反馈,随时变换表达方式,调整提问与回应的内容,因此容易出现疏漏。

2. 书面语言沟通　指借助文字、符号、图画等信息载体进行信息传递与交流的沟通方式,它是有声语言沟通从"可听性"转换到"可视性"。书面语言沟通可用于护患沟通和医务人员内部沟通过程。在护患沟通过程中,书面语言沟通常用于健康宣传

🔒 考点提示:语言沟通的形式

资料和指导性文字。在医务人员内部沟通过程中,书面语言沟通主要是在文件记录等方面。

（1）书面语言沟通的优点:① 信息传播范围扩大。书面语言沟通不受时空的限制,相隔万里的人也可以书信交流,扩大了信息传递的范围和领域。② 信息较为准确。使用书面语言沟通时,人们事先有充分的时间组织要传递信息的内容,因此发出的信息较为准确,更具权威性。③ 信息保存时间长。书面语言传递的信息能够作为资料和档案长期保存。

（2）书面语言沟通的局限性:① 相对于口头语言沟通而言,书面语言沟通的传播速度要慢得多,无法实现信息发出者和信息接收者之间的即时对等交流。② 使用书面语言符号进行沟通,对沟通双方的语言文字水平有一定的要求,沟通效果的好坏往往受制于沟通双方的文学修养水平。

（三）语言沟通的作用

1. 信息交流　信息交流是语言沟通的主要作用。使用语言沟通,可以更迅速、更直接、更广泛地传递信息,获取信息,交换信息。如护士收集患者的健康史,介绍住院环境和规则,对患者及家属做健康教育等,都是通过语言沟通来实现的。

2. 心理保健　通过沟通,人们可以互相表达各自的情感,缓解内心的不良情绪,释放压力,得到他人的共鸣,从而获得精神上的安慰,呈现出良好的心理状态。

3. 协调和改善人际关系　通过语言沟通,可使护患双方交换信息、意见和建议,增进彼此的了解,协调护患关系。

4. 工具性作用　在多数情况下,语言沟通对于沟通的主体来说,是为了实现某种目的而进行的,所以具有工具性作用。

5. 社会整合功能　恩格斯认为语言是人类区别于动物的重要特征之一。语言是维系社会有效运作的纽带,是为满足人类社会交际的需要而存在,没有语言人类就无法交际,人与人之间的联系就会中断,社会就会崩溃。通过语言沟通,可以把分散的个体联合起来,组成不同的社会群体,形成不同的社会关系。因此,语言沟通具有社会整合功能。

🔒 考点提示:
语言沟通的
原则

（四）语言沟通的原则

1. 礼貌性　语言是文明的沉淀,是一个人文化修养和精神文明的反映,护理人员的礼貌用语反映护士的素质修养。护理人员与患者的关系是平等的,在护理服务中要做到"七声":患者初到有迎声,进行治疗有称呼声,操作失误有歉声,与患者合作有谢声,遇到患者有询问声,接听电话有问候声,患者出院有送声。这些礼貌性语言能让患者感受到护士对他们"不是亲人,胜似亲人"的感情,使患者更好地配合治疗和护理。

2. **真诚性** 著名演说家李燕杰说:"在演说和一切艺术活动中,唯有真诚,才能使人恕;唯有真诚,才能使人怜;唯有真诚,才能使人信服。"语言的魅力源于真诚,与人交谈,贵在真诚。语言如果只追求漂亮的外表,缺乏真挚的感情,开出的花也只是无果之花,虽然能欺骗别人的耳朵,却不能欺骗别人的心。在护患沟通中,护士真诚的语言是心灵的表白,是与患者沟通成功的关键。

视频:语言沟通的原则

3. **尊重性** 语言作为人类最重要的交际工具,必须建立在尊重他人的基础上,不论在语言的形式上,还是在语言的内容上,都不应侵犯对方的尊严。在与患者的沟通过程中,护士应对患者尊重、友好,切不可伤害患者的尊严,更不能侮辱患者的人格。

4. **目标性** 人与人之间是依据一定的目的进行语言沟通的,沟通者借助话语来传达自己的意图,而对方则通过听取话语来领悟其真实意图,以达到语言沟通的目的。护患之间的语言沟通是一种有意识、有目标的沟通活动。护士无论是向患者询问一件事,说明一个事实,还是提出一个要求,均应做到目标明确、有的放矢,以达到沟通的预期目标。

5. **规范性** 护士语言的规范性主要表现在用词准确、语音清晰、语法规范、语调适宜、语速适当等。无论是口头语言,还是书面语言,只有遵守语言的规范,才能准确无误地传达信息,才能让听者或读者接受。

6. **科学性** 护士语言的科学性主要体现在两个方面:① 护士在交谈中引用的例证或资料应有可靠的科学依据,不能将民间传闻或效果不确定的内容纳入健康指导。② 护士在交谈中不要任意夸大或歪曲事实,不要把治疗效果扩大化,也不要为了引起患者的高度重视而危言耸听。

7. **治疗性** 在护患沟通中,语言的治疗性可以起到药物起不到的作用,能为患者解除思想顾虑,能抚慰患者紧张、焦虑的情绪,能使患者心情舒畅,能增强患者战胜疾病的信心。语言不仅能治病,也能致病。刺激性的语言会伤害患者,甚至加重病情。因此,护士应慎重选择语言,避免语言的不良刺激,使患者保持配合治疗和护理的最佳身心状态。

8. **情感性** 白居易说:"感人心者,莫先乎于情。"语言始终伴随着情感,沟通双方语言交流的过程也是情感交流的过程,只有双方在情感上引起共鸣,才能达到沟通的预期目的。护士的情感性语言是护士对患者情感的真实反映,只有从爱心出发,加强和患者的情感交流,才能使患者感到亲切、温暖。

9. **委婉性** 委婉是指人们为了使对方更容易接受自己的意见,以婉转的方式表达语义的一种语言表达方式。护士与患者之间不是任何情况下都应该实话实说的,当需要传递一个坏消息的时候,使用委婉的语言能提高信息接收者的承受度。如谈及患者的死亡,应尽量避免使用患者或患者家属忌讳的语言,而改用委婉的语言,如

不说"死"字而改说"去世""走了"等。

10. 审慎性 《易经》云："言行，君子之枢机……君子之所以动天地也，可不慎乎？"我国自古强调君子言行需审慎。审慎是医护道德的重要体现，在护理实践中，护士不仅应慎行，也应慎言。护士与患者交谈应坦诚，但并不是什么都可以原原本本地告知患者，特别是涉及诊断、治疗、预后的问题，尤其要谨慎。

11. 严肃性 护士与患者交谈时，在温柔的语态中要带有几分肃穆，使患者感觉到端庄、大方、高雅，以保持护理工作的严肃性和护士自身的尊严。如果说话过于随便，或矫揉造作，会给人以不严肃的感觉，以致患者产生不信任感。

12. 保密性 护理工作中使用保密性语言应注意以下三个方面：① 注意保护患者的隐私，不主动打听与治疗、护理无关的患者隐私，且对已了解的患者隐私不擅自泄露给无关人员。② 注意保守医疗秘密，不该告知患者的事情不多嘴。③ 注意保护工作人员的隐私，不与患者谈论工作人员的私生活。

名家经典

话不在多，点到则灵

《三国演义》中有一段"白门楼斩吕布"的故事。吕布被曹操所擒，曹操考虑到吕布本领高强，有心饶他不死，留下为己所用。为此，他征求刘备的意见。刘备担心吕布归顺曹操后，不利于日后自己称雄天下，希望曹操处死吕布。这时，刘备本可以列举吕布的很多劣迹恶行，但他仅选择了吕布心狠手辣，恩将仇报，亲手杀死义父的典型事例来说服曹操。刘备只说了一句话："公不见丁建阳、董卓之事乎？"一句话提醒曹操，吕布反复无常，很难成为心腹，弄不好还会成为吕布的刀下鬼。于是，曹操下定决心，立斩吕布。

可见话不是说得越多才越有说服力，而是要抓住问题的关键，才能事半功倍。

二、护士语言沟通的主要形式——交谈

交谈是护理工作中最主要的语言沟通方式。护士在护理工作中，需要通过交谈去收集资料、核实信息、征求意见、进行心理护理和健康指导等，还需与医生、检验师、营养师、患者家属等进行交谈以完成护理任务，达到护理目标。可以说，交谈贯穿于护理工作的始终。

（一）交谈的含义和特点

1. 交谈的含义 交谈是最常用的语言沟通方式，是以口头语言为载体进行的信

息传递。如护士向患者询问病史资料,护士向患者介绍医院情况,护士之间交流思想和工作情况等。交谈可以是面对面的,也可以通过电话、网络等形式进行。

考点提示:
交谈的含义

2. 交谈的特点

(1)互动性:交谈双方既是信息发出者,也是信息接收者,双方必须听说兼顾,积极互动,使信息得到快速传递和及时反馈。如果一方得不到对交谈内容的信息反馈,交谈就可能中止。因此,交谈的实质是交谈双方信息发出和反馈的相互过程。

(2)随机性:交谈可以就一个话题展开,也可以在交谈的过程中随时改变话题,而且交谈的时间、地点、对象、方式和策略也因时、因人、因事而变化。

(3)口语化:交谈中使用的沟通方式主要是口头语言,所以在语言表达的形式上讲究口语化。口语具有句意明确、句式简短、修饰词和复句较少的特点。

(二)交谈的基本类型

1. 个别交谈与小组交谈

(1)个别交谈:是指在特定环境中两个人之间进行的信息交流。个别交谈因其一对一的听说关系,所以更能体现个性化特点,能照顾到对方的认知水平、情感特点和表达习惯,针对性更强。现实生活中的护患交谈、医患交谈、医护交谈、父子交谈、夫妻交谈等均属于这种类型。

(2)小组交谈:是指3人或多于3人之间的交谈。它是以小团体为单位进行的,需要选择时间、地点和做好相应准备,才能使交谈获得成功。如护士对住院患者进行健康宣教、科室内的病历讨论、教研室的集体备课等。

视频:交谈的
基本类型

考点提示:
交谈的基本
类型

2. 面对面交谈与非面对面交谈

(1)面对面交谈:交谈双方同处于一个空间,均在彼此视觉范围内,可以综合利用声音、环境、空间距离、身体语言、及时反馈等因素,及时有效地进行沟通。护患交谈多采用此种形式。

(2)非面对面交谈:随着现代科学技术的应用,人们可以通过电话、网络等非面对面方式进行交谈。在非面对面交谈时,交谈双方可不受空间的限制,也可以避免面对面交谈时可能发生的尴尬场面,使交谈双方的心情更放松,话题更自由。在护理工作中,护士对家庭病员的电话指导,对已出院患者的电话随访,都能及时有效地起到健康宣教、心理咨询等作用。

3. 向心型交谈与背心型交谈

(1)向心型交谈:向心型交谈属于平行会话类型,多采用协商式的交谈方式。交谈双方的立场可能不同,但需要沟通的目标相同。如医护共同参与死亡病案讨论,从医学和护理学的不同角度来总结经验教训。向心型交谈的特点如下。①话题方向的聚焦性,即交谈者为了同一个话题可以从各自不同的角度向这个话题靠拢。②语效利益的一致性,这种"一致"既表现在肯定性方面,也表现在否定性或互补性方面。

(2)背心型交谈:背心型交谈的方式是对立的,常见于日常生活和一些特殊情境中,如司法诉讼中原告与被告的辩护,学术讨论中两种对立观点的争执等。背心型交谈的特点如下。① 话题方向是背离的。可以是同一话题对立的两个方面,或两个矛盾的话题。② 语效利益的对立性。双方利益不一致,交谈结果为此胜彼负,或此负彼胜,双方的目的不可能同时达到,也不可能不分胜负地把问题搁置起来。

4. 一般性交谈与治疗性交谈

(1)一般性交谈:是为了解决一些个人社交或家庭的问题而进行的语言交流。交谈的内容比较广泛,一般不涉及健康与疾病问题。一般性交谈是最低层次的沟通,又称为"陈词滥调"式交谈。

(2)治疗性交谈:一般是为了解决健康问题、促进康复、减轻疼痛、预防疾病等而进行的语言交流。这种交谈具有明确的专业目的,护患之间的交谈多为治疗性交谈。

(三)护患交谈中的常用语言

1. 解释性语言　解释性语言是指当患者或家属提出问题或对医护人员和医院有某些意见需要及时解答时,护士采用的一种语言表达方式。患者由于生理上的痛苦和心理上的不良反应,出现情绪低落和情感脆弱等现象,会对自己的身体和疾病给予更多的关注,并且非常希望能从医护人员那里获取与疾病相关的更多信息,以减轻自己的心理压力。因此,当患者或家属提出各种问题时,护士应根据患者的具体情况,及时给予适当的解释。另外,当患者或家属对医护人员和医院有某些意见时,也要及时给予解释,以减少或避免护患纠纷。

2. 指导性语言　指导性语言是指当患者不具备医学知识或缺乏医学知识时,护士采用一种灌输式方法将与疾病和健康保健知识有关的内容教给患者,使其配合治疗和护理工作,以达到康复目的的一种语言表达方式。随着社会的发展,人们的健康需求日益增加,迫切希望通过建立和形成良好的生活习惯和健康的生活方式来保持健康。因此,医护人员除了为患者治疗疾病以外,还要为服务对象提供健康指导和健康促进,帮助他们建立和形成有益于健康的行为和生活方式,预防疾病。在旧的医学模式中,一些护士面对患者的提问,往往用"去问医生"来回答,这显然是不合适的。在新型医学模式下,护士应转变服务理念,用自己的专业知识为患者提供必要的专业指导,尽自己的最大努力去满足患者的健康需求。

3. 劝说性语言　劝说性语言是指当患者行为不当时,护士对其采用的一种语言表达方式。如患者在病室内吸烟,护士如果采用简单的命令式或斥责性语言,会使患者心理上感到不舒服,但采用劝说性语言,向患者讲清吸烟的危害及对疾病治疗的影响,患者就比较愿意接受。一般情况下,医护人员和患者建立起信任关系后,患者更

容易相信医护人员的话。因此,在对患者的某种不良行为进行劝解时,可以通过医护人员进行劝解,也可以通过患者较熟悉、治疗效果较理想、性格较开朗的同类病友进行劝解,这样容易引起患者共鸣,有时甚至可以起到意想不到的作用。

4. 鼓励性语言 鼓励性语言是指护士通过交谈,帮助患者增强信心的一种语言表达方式。鼓励性语言常用于病情较重且预后较差的患者,这类患者缺乏面对现实的勇气,缺乏战胜疾病的信心,消极悲观,有的甚至拒绝治疗。患者的坚强意志和坚定信念是战胜疾病的重要因素,因此,护士要根据患者的具体情况,采用鼓励性语言帮助他们树立信心,坚定意志,振奋精神,积极配合治疗。临床护理工作中,主要在两个方面对患者进行鼓励:① 患者跟自卑做斗争时,通过鼓励增强患者的自尊和自信。② 当患者犹豫不决时,通过鼓励促使患者及时采取正确行动。护士可以用成功的经验或实例对患者进行鼓励,切不可盲目地、不切实际地鼓励患者。不要鼓励患者去做他不可能做到的事,这样的鼓励不但起不到鼓励的作用,反而会挫伤患者的积极性,降低患者的信心。同时,患者也会认为护士不够诚实,说话不负责任,影响患者对护士的信任。

5. 疏导性语言 疏导性语言主要用于心理性疾病的患者。护士在工作中应用疏导性语言能使者倾吐心中的苦闷和忧郁,是治疗心理障碍的一种有效手段。当患者受挫时,护士通过婉言疏导,可以让患者把心里话说出来,容易稳定患者的情绪,使其感觉心里舒畅和满足。

6. 安慰性语言 安慰性语言是一种使人心情安适的语言表达方式。护士在患者有病时使用安慰性语言,其力量比任何时候都显得生动、有力,容易在护患间产生情感共鸣,进而稳定患者的情绪,帮助患者克服困难,树立信心,有利于患者疾病的康复与治疗。护士在使用安慰性语言时应注意态度要诚恳,对患者的关心和同情要恰如其分,避免过分做作,让患者产生一种言不由衷或虚情假意的感觉。最巧妙的安慰方法就是在安慰中予以鼓励。根据安慰的程度可分为礼节性安慰和实质性安慰两种形式。

(1)礼节性安慰:礼节性安慰大都出于礼仪,一般较为客套、浅表和简短。适用于初次见面、双方不熟悉的时候。如护士在为新入院患者做增强 CT 时,由于不熟悉诊疗程序,患者会产生紧张情绪,护士在与患者沟通时可以使用一般性的安慰语言来缓解患者的紧张情绪,如"我姓李,是您的责任护士,我现在要为您静脉注射造影剂,在这个过程中您有什么不舒服可以告诉我,您不用害怕。"护士的安慰能使患者尽快地消除紧张、恐惧的心理,适应医院的陌生环境。

(2)实质性安慰:实质性安慰是把礼节性安慰上升到理性的高度,不仅是一般的同情和道义上的支持,而且是实际中的指点和理论上的启迪,适用于护患双方已熟悉时。这种安慰因具有一定的针对性和感召力,所以具有较高的实用价值和实践意义。

7. 暗示性语言

（1）暗示的含义：暗示是用含蓄、间接的方法对人的心理和行为产生影响。在人们的日常生活中，暗示是一种普遍存在的心理现象，只不过不同的人接受暗示的难易程度、快慢速度、完全性等差异很大，例如杯弓蛇影、草木皆兵等成语就是暗示的具体写照。

（2）暗示的分类：暗示包括自我暗示和他暗示。如一些考生在考前为了缓解紧张，增强信心，对自己说"我一定能考好！"就是一种语言上的自我暗示。按暗示产生的效果或后果来分，可分为积极暗示和消极暗示。积极暗示可以促进患者身心健康，改善患者的心理状态，有利于患者树立战胜疾病的信心，有助于疾病的治疗和康复。消极暗示则会损害患者的身心健康，轻者可引起患者情绪上的不愉快，重者可造成患者精神创伤，甚至会使疾病恶化或产生新的疾病。

（3）暗示的影响因素：暗示的接受度受多种因素的影响，主要与患者的先天素质和产生暗示的客观情况有关。患者的先天素质是指患者具有易接受暗示的"人格"，容易被暗示；客观情况包括患者的年龄、受教育程度、家庭环境，疾病的性质、严重程度，所采取的医疗措施的效果，医护人员的服务态度，语言的暗示方式、措辞、时机及患者对医护人员的信任度等。有些患者因疾病缠身导致受暗示性增高，再加上医护人员在其心目中的不容置疑的权威性，可以对患者的生理、心理和行为产生巨大和深远的影响。如采用积极的暗示，其效果有时甚至超过药物的疗效。

（4）暗示的作用：实践证明，某些疾病的发生和发展与语言暗示和刺激有着密切的关系。因此，恰当地运用暗示有助于改善患者的心理状态，帮助患者树立战胜疾病的信心，对患者的康复会起到意想不到的效果。

护士如果能利用患者在治疗过程中出现的某些症状缓解的情况，适时给予积极的暗示，就可以消除患者的悲观心理，树立战胜疾病的信心，从而积极配合治疗工作。如某位糖尿病患者餐后血糖总是控制不理想，认为花了那么多钱，遭了那么多罪，病情却没有好转，从而产生悲观情绪。护士根据掌握的患者病情，及时暗示患者说："您的血糖已经控制得比以前好了许多，以前血糖一直在 15 mmol/L 以上，现在偶尔餐后才超过 15 mmol/L，我们都觉得您这几天的脸色也比以前好看了，您不觉得吗？"患者听了护士积极的语言暗示后，不知不觉中得到了心理安慰，增加了治疗疾病的信心，积极配合以后的治疗护理工作，使病情日趋稳定。

（5）暗示的注意事项：在实施暗示时要注意以下 4 点。① 建立信任感，树立权威性。对医护人员的信任感和权威性是患者接受语言暗示的先决条件，因此医护人员在言行举止上应注意展示权威性，使患者产生信任感。② 了解患者，有的放矢。在使用暗示方法前，要积极收集患者的相关信息，了解和摸清患者的心理症结，针对患者的具体情况实施暗示，这样方可取得满意的效果。③ 审时度势，措辞得当。在了解患者的基础上,选择恰当的时机、适宜的场所、合适的语句对患者进行暗示。④ 暗示的一致性。医护人员要注意统一口径,切忌在医护之间、医际之间和护际之间出现自相矛盾的现象,使患者对医护人员失去信任感,从而使暗示失去作用。

(四)护患交谈中的技巧

1. 倾听

(1)倾听的意义:常言道"一双灵敏的耳朵胜过十张能说会道的嘴巴。"在人际沟通中,倾听特别重要,它是了解患者内心世界的第一步。护士专心倾听患者的诉说(图2-1),不仅能减轻患者的心理负担,消除紧张、焦虑的不良情绪反应,而且有利于良好护患关系的形成与发展。

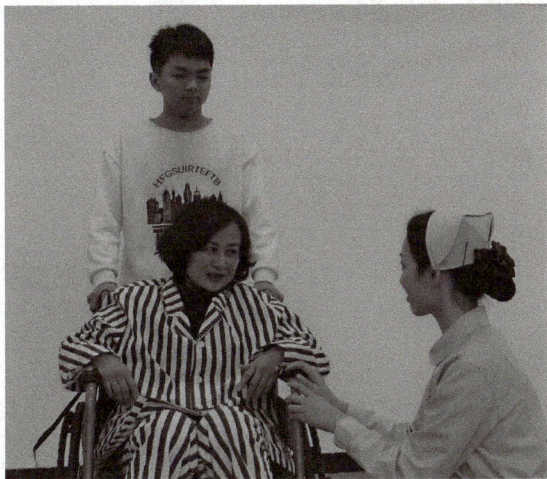

图 2-1　倾听

(2)有效倾听策略:倾听的有效性受沟通环境和倾听者个人因素的影响,以下策略有助于护士提高其倾听技能和沟通效果。① 明确倾听目的。即清楚沟通的目的,知道为什么倾听。② 排除环境干扰。如噪声、景色等,提供一个安静舒适的环境,将外界干扰降至最低,以保证交谈的顺利进行。③ 保持目光接触。与信息发出者保持良好的目光接触,用30%~60%的时间注视对方的面部,以表示在真诚地倾听对方说话。目光也会透露谈话者的真实心理状态,如不敢直视对方是羞怯的表现,有意不注视对方是冷淡的表现,只关注自己手中的工作不看对方是怠慢的表现,搔首弄姿、眼光游离是三心二意或不屑一顾的表现。④ 注意身体语言。护士与患者交谈时要面向患者,保持合适的距离和体态,身体稍微向信息发出者方向前倾。倾听时,身体后仰,显得轻慢;侧转颈项,显得傲慢;不停扭动,表示不耐烦;背朝对方,意味不屑理睬;而手托下巴,表明认真倾听;微欠上身,表示谦恭有礼;适当点头,则表明尊重。⑤ 及时做出反馈。倾听者应给信息发出者适时适度的反馈。如微微点头、轻声应答"嗯"

考点提示:
护患交谈中的技巧(倾听、核实、提问、回应、阐释、移情、沉默)

视频:倾听技巧的应用

任务一　语言沟通技巧的应用

"哦""好的""知道了",以表示自己在注意听。不要随意发笑或频频点头赞同,这样会让对方感到轻浮与虚伪。⑥ 慎重判断。在倾听时不要急于做出判断,至少不要在刚开始谈话时就做结论,否则会使患者不愿意再多说下去。应让对方充分诉说,以便全面完整地了解情况。⑦ 耐心倾听。患者说话时,护士不要随意插嘴或打断对方的话,一定要等患者把话说完以后再说。无意插话或有意出言制止患者说话都是不礼貌的行为。⑧ 综合信息。根据信息的全部内容找出信息发出者交谈的主题,同时注意观察患者的一些非语言行为,以判断其言外之意,了解患者的真实想法。

知识链接

隐含弦外之音的情况

当对方说话的语气突然改变时。

当对方的个别音调加重时。

当对方突然停止谈话时。

当对方故意做出暗示的肢体动作或特殊表情时。

当对方认真地看着你并将一句话重复说时。

当对方想插话,欲言又止时。

2. 核实

(1)核实的含义:核实是指交谈者在倾听过程中,为了验证自己对内容的理解是否准确所采用的交谈技巧。核实是一种反馈机制,可以使患者知道自己的谈话被护士认真倾听,并且很受重视。

(2)核实的方法:① 重述。一方面,护士把患者的话再重复一遍,待患者确认后再继续交谈。另一方面,可以要求患者把说过的话重述一遍,待护士确认自己没有听错后再继续交谈。运用重述时注意不要对患者所说的话进行判断,重述只是一种不加任何判断的重复。如患者说:"我早上起床时觉得胸口很闷,出不了气。"护士重述说:"您刚才说您早上起床感到胸闷、气喘,是吗?"② 改述。护士把患者的话改用不同的说法叙述出来,但意思不变,或将患者的言外之意说出来。如护士说:"您的意思是您现在不想输液,是吗?"③ 澄清。是指将一些模棱两可、含糊不清或不完整的陈述讲清楚,以获得更具体、更明确的信息。可以用以下语句来引导:"根据我的理解,您的意思是……""您刚才的话是这个意思吗?"

3. 提问

(1)提问的意义:提问是收集信息和核实信息的重要手段,也是使交谈能够围绕主题持续进行的基本方法。有效的提问能使护士获得更多、更准确的信息(图 2-2)。

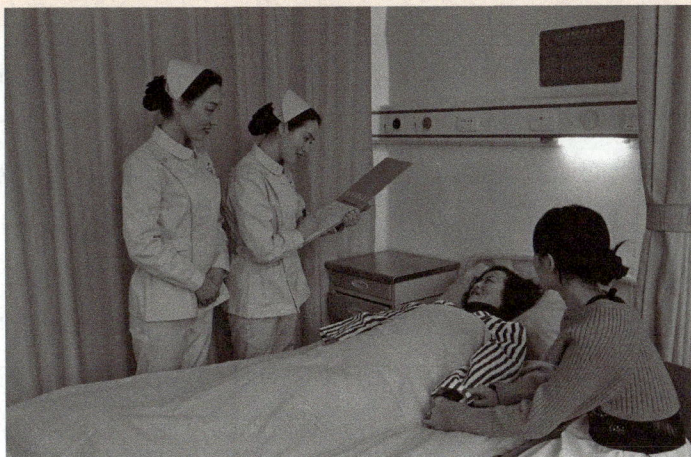

图 2-2 提问

（2）提问的方法：提问分为封闭式提问和开放式提问 2 种，两者的区别见表 2-1。

表 2-1　封闭式提问和开放式提问的区别

项目	封闭式提问	开放式提问
问题范围限制	有	无
回答方式	只回答"是""否"或"有""无"	围绕主题展开
优点	短时间内获得大量信息	获得更多、更真实的资料
缺点	限制了患者的回答，护士很难获得提问范围以外的其他信息	需要的时间较长
举例	您还有问题吗？	您有什么问题呢？

沟通案例

服务中的提问技巧

一家豆浆店有两个服务员，一位顾客对其中一个服务员说："给我来一碗豆浆。"这个服务员说："先生您要一碗豆浆是吧，那您要不要加鸡蛋？"顾客就说："不要。"于是他的鸡蛋没有卖出去。

又有顾客喊另一个服务员："给我来一碗豆浆。"第二个服务员跑过来："先生您要一碗豆浆，那您是加一个鸡蛋呢还是加两个鸡蛋？"顾客说："加一个鸡蛋吧。"于是卖一碗豆浆的同时也卖出了鸡蛋。

由此可见，聪明的提问方式有利于得到提问者想要的结果。护士在临床工作中，要根据交谈的不同目的采取不同的提问方式，以达到沟通的预期目标。

4. 回应

（1）回应的含义:回应是指在交谈过程中信息接收者对信息发出者交谈内容的反应。回应是护士表明自己关注患者交谈的一种方式,它伴随倾听的全过程。

（2）有利于继续交谈的回应:① 思维同步。护士的思维速度要和患者的谈话速度相适应,不能过于超前,也不能过于落后,要适当地进行调整。如果护士在交谈中注意力不集中,总是让患者重复,既耽误了时间,也伤害了患者的自尊心,最终将失去患者的信任,不利于继续交谈。② 不要急于下结论。没完全弄清楚信息发出者的真正意思之前,急于下结论其实是不恰当地打断对方的谈话,这样一是会让对方觉得自己不被尊重,影响沟通的进行;二是自己对信息的把握可能不太全面、准确,容易出现沟通障碍。③ 语言具体明确。患者倾诉过程中可能会伴有一些疑问,对疑问的回答应具体明确。如:"我们已经详细地了解了您的病情,根据您的病史和影像学检查,我们认为您的病治愈希望很大。"④ 不做虚假保证。过于肯定、热情的保证,虽然有的也能鼓舞患者,但更容易使患者产生怀疑,有时甚至埋下纠纷的隐患。

5. 阐释

（1）阐释的意义:阐释即阐述观点、进行解释。患者来到医院这个陌生的环境,常常会有很多疑问需要护士解释,如诊断、治疗、护理相关的问题,病情的严重程度,预后及各种注意事项等。这就需要护士运用阐释技巧给患者做解释。阐释有利于患者了解信息,消除患者的陌生感、恐惧感,从而促进疾病的康复。如护士在给患者输液时,应向患者解释输液的目的,药物的主要作用和不良反应,以及用药时的注意事项。

（2）阐释的基本原则:① 尽可能全面地了解患者的基本情况。② 尽力理解患者发出的全部信息内容和情感。③ 将需要解释的内容用通俗易懂的语言表达。④ 用委婉的语气向患者表明观点和态度,对护士的观点和想法,患者有选择和拒绝的权利。⑤ 整个阐释过程要使患者感到尊重和关怀。

6. 移情

（1）移情的含义:移情是指感情进入的过程,即设身处地地站在对方的位置,并通过认真地倾听和提问,确切理解对方的感受,并对对方的感情做出恰当的反应。

（2）移情的作用:① 有助于护患沟通的准确性。通过移情,护士站在患者的角度去理解患者的感受,才能准确全面理解患者传递的信息。移情越充分,理解患者的感受就越真实,收集患者的信息就越准确。② 有助于患者自我价值的保护。患者身心处于异常状态,需要更多的关心和理解。如果护士运用移情的沟通技巧,站在患者的立场上给予他们足够的关心和理解,就能消除患者的无助、恐惧,使患者感到自身存在的价值,更好地配合治疗和护理。

7. 沉默

（1）沉默的含义：沉默是指交谈时倾听者对讲话者的沟通在一定时间内不作语言回应的一种交谈技巧。

（2）沉默的作用：① 表达对患者的同情与支持。② 可以给患者提供思考和回忆的时间。③ 缓解患者过激的情绪和行为。④ 给护士提供思考、冷静和观察的时间。

（3）运用沉默技巧的时机：① 患者思考或回忆时。对于护士提出的问题，患者不知道该怎么回答或忘了怎么回答时，护士不要催促患者，可以给患者一定时间的沉默让其思考或回忆。② 患者情绪激动时。当患者愤怒或悲伤时，护士应保持沉默，给患者一定时间让其宣泄，这样会使患者感到护士对他的理解、同情和支持。③ 对患者的意见有异议时。对患者的某些意见有异议时，护士开口辩驳极易影响交谈的气氛和双方的感情，此时保持沉默既可以表示对患者意见的不认同，又有助于克制住自己的情绪。

视频：沉默技巧的应用

（五）护患交谈的注意事项

考点提示：护患交谈的注意事项

1. 选择恰当的交谈环境和时机　当护士主动与患者交谈时，应根据交谈内容选择恰当的交谈环境，如地点、温度、光线、隐秘性、有无噪声等，同时根据患者的生理、心理状况选择适宜的交谈时机。

2. 尊重患者，以诚相待　护士与患者交谈过程中，首先应尊重患者。无论患者的年龄、职业、地位、经济条件、身体状况如何，均应以礼貌、真诚、友善的态度对待患者，做到面带微笑、语言谦和。其次，护士应体谅患者的生理痛苦、心理压力、经济负担，多从患者的角度考虑、分析问题。

3. 注重非语言信息的传递　护士不仅要熟练掌握语言沟通技巧，还要重视非语言信息在交谈过程中的传递。护士的姿态、表情、语调等均能传达对患者的尊重、关注程度，从而影响交谈效果。

思考与实践

1. 比较口头语言沟通与书面语言沟通的优点、缺点。

2. 护理服务中要做到哪"七声"？

3. 护患交谈中的常用语言有哪些？

4. 护患沟通中哪些情况适合运用沉默技巧？

5. 请你利用课余时间到医院与患者进行 5 分钟的交谈，交谈过程以书面形式记录，并总结出此次交谈成功或失败的原因。

实训一　语言沟通技巧的运用

　　语言沟通是人际沟通的一种主要形式,是以口头语言或书面语言进行信息传递、思想和感情交流的沟通方式。人与人的沟通约有 35% 是运用语言进行的。语言沟通具有信息交流、心理保健、协调与改善人际关系、工具性及社会整合的作用。

　　1. 目的　通过实训使学生充分体会与患者进行语言沟通的过程和技巧,训练学生的语言沟通能力。

　　2. 步骤

　　(1) 将学生分为若干组,每组 3 人。

　　(2) 对每组进行角色分配:护士、患者、观察者。

　　(3) 教师宣布情境提示:① 儿科病房,护士与一位暂时无人陪护,看见注射器就大哭的小男孩进行交谈。② 呼吸内科病房,护士在给一位肺炎患者进行青霉素注射,为减轻患者疼痛,边注射边与患者交谈。③ 心内科护士站,护士接收一位新入院的农村老大爷,为其测量血压后向患者介绍入院须知。

　　(4) 各组学生对情境进行讨论、加工,设计具体语言沟通策略。

　　(5) 以小组为单位进行演示。

　　3. 要求

　　(1) 小组组成随机产生。

　　(2) 小组观察者书面记录语言沟通全过程,小组表演完毕,小组成员总结本次沟通运用了哪些语言沟通技巧,达到了怎样的效果。

　　(3) 每小组表演时间 5 分钟,总结时间 2 分钟。

　　(4) 由各组扮演患者角色的学生和教师综合评分,总分最高者为优胜小组。

　　4. 考核　语言沟通技巧的运用考核评估见表 2-2。

表 2-2　语言沟通技巧的运用考核评估表

项目	分值	考核要点	得分
提问技巧	5	围绕沟通主题	
	5	时机合适	
	5	问题恰当	
	5	避免误导	
阐释技巧	10	简明扼要	
核实技巧	10	正确核对	
回应技巧	10	回应合理得当	

项目	分值	考核要点	得分
移情技巧	10	时机合理	
	10	方式得当	
倾听技巧	5	主动、耐心倾听	
	5	倾听目的明确	
	5	目光接触	
	5	及时反馈	
沉默技巧	5	时机恰当	
	5	方法正确	
合计	100		

实训二 语言沟通能力训练

1. 目的 通过角色扮演,让学生体会护士与患者家属的语言沟通过程,如何运用语言沟通技巧消除患者家属的消极情绪。

2. 步骤

(1) 选取3名学生扮演不同情绪的患者家属,再选取3名学生扮演护士,剩余学生分为3个小组。

(2) 每组设置相同的情境,情境为:患者男性,45岁,髋关节置换手术失败需再次手术。患者家属的情绪有以下3种:① 为费用发愁;② 情绪愤怒;③ 对患者的病情悲伤绝望。

(3) 由扮演护士的3名学生随机抽签决定与不同情绪的患者家属进行沟通。

(4) 角色扮演完毕后,由扮演患者家属的学生对应评分。

3. 要求

(1) 以随机方式进行分组,各组讨论和准备时间为5分钟。

(2) 角色扮演完毕后,各小组选派一名代表分解表演过程,说明运用了哪些沟通语言,运用这些沟通语言的目的。

(3) 评分者说明评分理由,总分最高组为优胜小组。

(4) 教师必须事先讲明要求,并控制好沟通场面。

4. 考核 语言沟通能力训练考核评估见表2-3。

表2-3 语言沟通能力训练考核评估表

项目	分值	考核要点	得分
准备	10	仪表端庄,服装整洁,态度严肃认真	
开场方式	5	礼貌称呼患者,向患者介绍自己	
	7	选择适当的开场方式,建立愉快的沟通基调	

项目	分值	考核要点	得分
话题选择	6	紧扣沟通主题	
提问技巧	4	围绕沟通主题	
	4	时机合适	
	4	问题恰当	
	4	避免误导	
阐释技巧	6	简明扼要	
倾听技巧	5	主动、耐心倾听	
	5	倾听目的明确	
	5	目光接触	
	5	及时反馈	
沉默技巧	5	运用沉默技巧的时机恰当	
	5	打破沉默的方法正确	
结束技巧	6	结束交谈时机合适	
	4	为下次交谈做好准备	
心理护理	10	达到沟通目的,缩短护患心理距离	
合计	100		

（王 静 闵 捷 张雪庆 谢琳娜）

任务二　非语言沟通技巧的应用

学习内容

1. 非语言沟通的概念、特点、作用和意义。
2. 非语言沟通的技巧。
3. 非语言沟通的应用策略。

典型案例

　　外科病房接到急诊室电话,有位慢性胆囊炎急性发作的患者急诊入院,护士做好准备工作迎接患者。只见一位患者面色苍白,大汗淋漓,面容痛苦来到护士站。此时,护士甲面无表情,不慌不忙地对患者家属说:"请不要着急,我马上通知医生。"说完慢悠悠走了。这时乙护士路过看见该患者,立即上前询问患者病情,用关切的眼神注视患者,轻轻将患者扶到床边,帮患者脱掉鞋子,为患者测量生命体征,面带微笑,

不断安慰患者和家属,为患者盖好床单,亲切地说:"医生马上就来。"患者这时松了口气,仿佛疼痛好了许多,回答道:"真是谢谢你了。"

问题导向

乙护士的处理和甲护士有什么不同,给患者带来什么样的感受?乙护士运用了哪些沟通技巧?

在以上的案例中,我们看到了护士在与患者交往的过程中,非语言沟通行为对护患交往及护患关系的建立起着非常重要的作用。那么什么是非语言沟通,在人际交往中我们该如何运用非语言沟通技巧呢?

一、非语言沟通概述

在人与人的交往中,除了借助语言信息沟通,还存在大量的非语言沟通,即通过除语言符号以外的其他一切信号进行的沟通,如表情、姿态、触摸、空间距离等。人们许多不能用语言来表达的思想情感,都可以通过非语言方式进行,而且使用非语言沟通常常会取得意想不到的效果。

(一)非语言沟通的概念

非语言沟通是指除语言沟通以外的各种人际沟通方式,它包括形体语言、副语言、空间利用及沟通环境等,人们是借助非语言符号,如人的仪表、服饰、表情、姿态、动作等,而不以自然语言为载体进行信息传递。非语言沟通是语言沟通的自然流露和重要补充,用来加强或替代所说的话,能使沟通信息更加明确。据统计,在人类的日常沟通交流活动中,非语言沟通占 60%,且 90%的感情是通过非语言沟通的方式来表达的。

(二)非语言沟通的特点

🔒 考点提示:
非语言沟通
的特点

1. **真实性** 非语言行为不像语言行为可以有意识地控制,如语言行为可以选择词汇,可以掩饰信息,有时会"言不由衷"。而非语言行为是人的真实情感和思维不由自主的自然流露和表达,是无意识的行为,体现出真实性。当一个人焦虑、恐惧、兴奋、惊讶时,其表情、动作等都会真实地表现出来,很难掩饰。比如小男孩在接受注射时,为了显示出"小男子汉"的勇敢,会掩饰说"一点都不痛",但从紧咬的牙关和紧锁的眉头可以明显地看出,不痛是假的,痛才是真的。

2. **情境性** 非语言沟通与沟通所处的语言环境有着密切关系,情境决定了非语言信号的含义,同样的非语言符号在不同的情境中其含义也不尽相同,体现出情境性。例如,同样是拍桌子,可能是怒不可遏的"拍案而起",也可能是赞赏的"拍案叫绝"。另外,在不

任务二 非语言沟通技巧的应用

同的民族、文化背景下,非语言沟通符号也有不同的注解。因此,非语言沟通离不开所处的文化、情境,必须在双方有相同认知的前提下才能有效进行,否则易引起误解或错判。

3. 广泛性 广泛性是指由于人类基本相同的生理心理结构及社会活动,有共同的思想感情,也就存在本质上相同的非语言因素系统,可以用同样的非语言符号表达同一种情感,因此非语言沟通的运用是广泛的。比如,在绝大多数情况下,无论哪个国家、地区、民族,男性还是女性,大人还是小孩,人们往往用笑的方式表达喜悦、开心的情感,而用哭的方式表达痛苦、悲伤的情感。在语言有差异的环境中,人们也可以通过非语言信息进行有效沟通。

4. 组合性 在非语言沟通过程中,人们的某种情绪往往是通过多种渠道、运用多种非语言符号共同作用来表达的,是身体各个部位的姿势、表情、空间位置等方面的联动组合,体现出组合性,并具有整体性的特点。比如,当一个人极其愤怒的时候,往往会将怒目、咬牙、握拳几个动作同时表现出来。事实上,人们的某种情绪,几乎都是由整个身体来表达的。除了特殊的表演外,要通过身体的不同部位同时表达出各种不同的情绪是十分困难的。

5. 持续性 在日常沟通中,语言的沟通是间断的,而非语言信息则是连续、不间断进行的,自始至终都在自觉或不自觉地传递着信息,呈现持续性。科学研究证明,人们每天运用语言沟通的时间少于非语言沟通的时间,可以说从沟通开始,双方的非语言信息就显现出来,如双方的穿着打扮、行为举止就能传递各种特定的信息,沟通双方的距离、表情、身体姿态也能显示出特定的关系。

(三) 非语言沟通的作用

1. 表达情感 非语言沟通的首要作用是表达情感,是真实情感的直接表露。人们的喜怒哀乐都可以通过体态、表情等显现出来,如眉头紧锁、坐立不安、双手搓动、来回走动等通常反映了人的紧张、焦虑的心情。在护理工作中,护士与患者及其家属常常通过一个眼神或一个动作就能表达内心的状况,而不需要多余的语言,达到"无声胜有声"的效果,如护士紧紧握住正在分娩的产妇的手就可以表达支持和安慰。

2. 验证信息 验证信息是指人们在运用语言行为进行沟通时,往往有词不达意或词意难尽的感觉,因此需要非语言行为来对语言信息进行弥补和辅助,或对言辞的内容加以强调,从而使自己的意图得到更充分和完善的表达。例如,当有人向你问路时,你会一边告诉他怎么走,一边用手指点方向,以使对方更好地领会。对于患者来说,医院陌生的环境会使其谨慎和不安,因此会特别留意周围的人和物,对医护人员的非语言行为更是敏感。如有些肿瘤患者想知道疾病的严重性,他们会有意观察医护人员和家属的面部表情和行为来获取线索。

3. 调节互动 调节互动是指非语言沟通具有协调和调控双方言语交流状态的作

用。调节动作有点头、摇头、注视、皱眉、降低声音、靠近、远离等,所有这些都传递着一些不必开口或不便明说的信息,以调节双方的互动行为。如医护人员在倾听患者诉说时,若微微地点头,则表示接纳、认同患者的看法,同时也表示请患者继续说下去。

4. 显示关系　沟通信息总是包含内容含义(说什么)和关系含义(怎么说)两个层面的结合。内容含义的显示多是运用语言信号,而关系含义则较多地依靠非语言信号来反映。有时非语言性沟通不仅能够表现沟通者的形象,还能反映双方人际关系状态及其他社会联结关系,称之为显示关系。如握手表示良好人际关系的建立,而拥抱则表示亲密关系的建立。在病房里,如果护士靠近患者并坐着交谈,显示了双方比较平等的关系,但是如果医务人员站着对躺着的患者说话,则显示了医务人员和患者的控制关系。

53

(四) 非语言沟通对护理工作的意义

1. 非语言沟通对患者的作用　在医院环境中,患者常常会关注医务人员的非语言沟通信息,以弥补语言信息的不足。如患者在对医院环境和医务人员陌生的情况下,为了减轻内心的不安和恐惧,常常留意周围环境的各种信息,对医务人员的非语言行为特别敏感。当患者不能理解医护人员专业的医学术语,或是对语言信息不能准确判断时,更是通过观察非语言信息来帮助理解和对信息进行验证,如医生查房时,患者会专注地观察医师的表情,从中判断自己疾病的严重性。有的患者在怀疑自己的疾病实情被掩盖时,也常常关注医护人员的非语言举止,如观察护士的面部表情,注意护士说话的态度、语气和语调等,以便从中分析出自己的病情,如焦急等待检查结果的患者和家属往往从护士进门的一瞬间,通过观察护士的面部表情来分析判断检查结果的性质。因此,护理人员要注意在患者面前的非语言行为表现,以免产生负面影响。

2. 非语言沟通对护理人员的作用　对于护理人员来说,非语言行为是护士与患者沟通的重要内容。表现为护士对患者的非语言行为进行准确的理解和判断,以便配合语言沟通来观察患者的病情、心理状态和了解患者的需求,更好地为患者提供护理服务。如患者表情痛苦、皱着眉头时,可能有身体部位的疼痛;如果患者蜷缩着身体,并用手抵住腹部,则多半是腹部疼痛的表现;如果患者面无表情、目光呆滞、反应迟钝、说话缓慢,则有可能是情绪抑郁的表现。对于那些不能用语言表达需要的患者如聋哑人,护士则要从患者的表情、手势等判断其需要。对于婴幼儿,除了对其表情、动作的分析外,还要通过其啼哭时声音的高低、节奏的快慢、音量的大小等来判断患儿是否出现病情变化或是有生理需要。

在护理工作中,护理人员之间、医生和护士之间也常常关注非语言信息,并通过非语言沟通来补充语言沟通的不足,特别是在工作繁忙或抢救患者时,医护人员的一个眼神、一个动作都可以传递重要的信息。

3. 非语言沟通在建立护患关系中的作用　护士在与患者建立护患关系时,非语言沟通起着重要的作用。从护理人员和患者的第一次见面起,双方都会通过某些非语言行为来了解和认识对方。如护士用关切的目光和微笑的面容迎接患者时,会传递给患者关心和热情,使患者感到受尊重和被接纳,有利于建立良好的护患关系。在一些特定的场合,护士应用触摸等非语言沟通行为对婴幼儿、产妇、老年患者来说就非常重要。因此,护士恰当地使用非语言沟通行为能够有效地促进护患关系。

二、非语言沟通技巧及其应用

视频:护士
的着装

护理工作场景和沟通对象都非常特殊,有时非语言沟通技巧的运用更为重要。护理人员应该掌握非语言沟通技巧,在工作中了解患者传达的非语言信息,运用非语言沟通技巧与患者沟通,更好地为患者提供服务。

(一)非语言沟通技巧

1. 客体语言

(1)仪容:包括头发、皮肤、化妆等方面。

1)头发:一个人的头发是显示良好仪容的一个重要方面。由于工作性质、工作环境和服务对象的特殊性,护士最好结合个体特征选择相对简洁、素雅、端庄,适宜工作环境的发型。切忌将头发颜色染得过于艳丽或式样过于前卫,否则,可能会传递给别人一种不庄重、不亲切、不可信的感觉。

2)皮肤:在日常生活中皎洁、清秀的面容能给别人良好的第一印象。医院工作环境的各种飘尘、碎屑和各种微生物很容易侵袭护士的皮肤,影响皮肤的功能和美观。因此,护士在平时要注意对皮肤的保健和护理,经常对面部皮肤进行清洁、保养,防止皮肤受伤,增强皮肤的抵抗力,使面容洁净、美观、自然、健康。

3)化妆:护士淡妆上岗既能体现对患者的尊重,也是现代护士职业形象的要求。护士要学习基本的化妆技术,遵循美化、自然、协调的化妆原则,妆容浓淡相宜、自然贴切,并与服饰合理搭配,与职业和出入场合协调。淡妆可以展示护士温文尔雅、美丽大方的形象,还能增强护士的自信心。

(2)服饰:应符合护士服饰穿着原则及要求。

1)服饰穿着原则:服饰的选择要与穿戴者所处的环境相协调,即 TPO 原则。其中 T(time)是指服饰的时间原则,即服饰的穿着要顺应时代的发展,与时代同步。此外,还要考虑季节的转换和时间的变换,在不同的季节和时间穿着应该不同。P （place）是指服饰的地点原则，即服饰穿着应考虑地点因素，在不同地点穿着不同，如护理人员在家里和在工作场所的穿着是不同的，工作中应穿护士服，在家可穿休闲装和家居服。O（occasion）是指服饰的场合原则，即服饰的穿着应考虑场合因素，与特定的场合氛围相吻合，否则会导致别人对自己的猜疑、反感，甚至厌恶。

名家经典

迈克尔的实验

美国行为学家迈克尔·阿盖尔曾做过实验，当他以不同的装扮出现在同一地点时，得到的反馈是完全不一样的。当他身着西装以绅士面孔出现时，无论是向他问路还是打听事情的多是一些彬彬有礼、颇有修养的具有绅士风度的人；而当他扮成流浪汉模样时，找他来借火或问事的多是无业游民或乞丐。可见仪表在人们交往过程中的作用之大。

2）护士服饰要求：护士服饰应该与护士角色相一致，符合护士的工作场景，能体现护士的精神风貌，带给患者一种亲切、可信的感觉。护士服饰是护士的尊严和责任的标志，是护士职业形象的象征，必须按要求穿戴。护士服要求保持整洁、干净和合体，不缺扣、无油渍和墨汁渍等，衣领和袖口扣子必须扣牢，衣带平整、松紧适宜，衣服里面的衣领、袖边和裙边不宜外露。护士应穿白色软底鞋，肉色长筒袜，袜口不宜外露。工作服样式应简洁，颜色素雅清淡（儿科护士服可根据情况选择淡蓝、粉红、淡绿等较为鲜艳的颜色），护士工作时间不宜佩戴过分夸张的饰物。护士规范着装形象如图2-3。

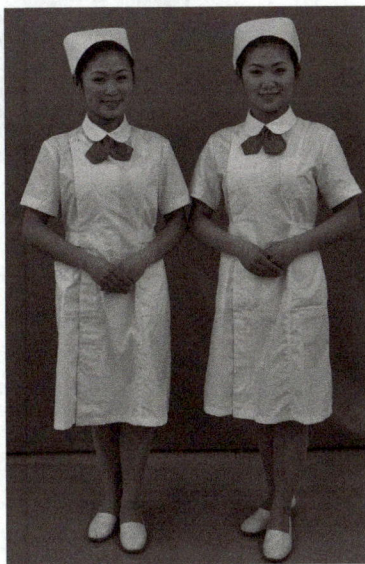

图2-3　护士规范着装形象

视频：护士服饰要求

2. 体态语言

（1）手势语：手势语是指用手和手指的动作来传递信息的一种非语言沟通形式，是体态语言之一。手势可用来强调或澄清语言信息，具有应用广、内容丰富、表现力强的特点。在护理工作中恰当地使用手势语，可以达到意想不到的效果，如当病室喧闹时，护士可以对着患者用示指压嘴唇的手势，此时比用口语批评喧哗者更有效果。对感觉有缺陷（如听力障碍）的患者或老年患者，则应更多地使用这种非语言性沟通技巧。

1）手势的分类：① 情意手势，用来表达情感，增强语言沟通的效果。② 指示手势，用于指明位置，增强真实感，如指明不同的人称、方位数目和事物等。③ 象形手

势,通过比画事物的特点,如用手指模拟人或物的形状、大小、高度等,从而引起听者的注意,常略带夸张。④ 象征手势,用于表现某些抽象概念,常与语言共同使用,如OK手势、V形手势、拇指手势等。

2）手势语的使用要求:手势语应该是随着特定的情境自然形成的,在使用时,要把握住3个原则。① 清晰明确,即手势语应与沟通内容结合,起辅助语言表达,突出重点衬托主题,增强语言信息准确度的作用。② 自然适度,即运用手势语不宜过多过频,否则会给人一种不稳重,甚至轻浮的感觉,手势的幅度也不宜过大或过小,应自然流畅,与语言沟通内容相得益彰。③ 体现个性,即手势应该富于变化并符合个人风格,常见的手势语见图2-4。

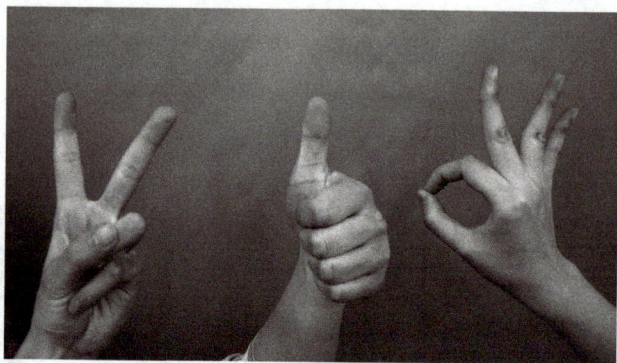

图2-4　常见的手势语

知识链接

手势的不同含义及禁忌

O形手势也称为OK手势（图2-4）。它的含义在讲英语的国家是"OK",表示"高兴""赞扬""顺利""了不起"。在法国则代表"零"或"没有"。在日本、缅甸、韩国则代表"钱"。印度表示"正确"。中国表示"零"或"三"（表示三时,中指、环指、小拇指伸直）。

V形手势。在英国、美国及非洲国家此手势的含义是"胜利";若掌心向内,则这种手势也代表数字"2"。不过,做这一手势时务必记住把手心朝外、手背朝内,在英国尤其要注意这点,因为在欧洲大多数国家,做手背朝外、手心朝内的V形手势是表示让人"走开",在西欧各国表示侮辱、下贱之意或伤风败俗的事。

拇指手势,即将大拇指向上翘起,其余四指自然地向手心方向弯曲握住呈拳状。在中国的含义是赞赏,如"顶呱呱""好样的""了不起"。此手势在希腊是"滚出去"的意思,应慎用。在日本是指"老爷子"。在英国和美国表示"搭便车"。在德国也用来表示数字"1"。若大拇指向下多表示蔑视、不好之意。

56

项目二　日常沟通与交往

（2）首语:首语是靠头部的活动来表达信息的非语言沟通方式。常见的有点头、摇头、扭头、晃头等,所表达的信息量很大,尤其对幼儿、老年患者或无法用语言和其他肢体语言沟通的患者,有着很重要的作用,护士应认真观察,仔细分析患者的首语,从中判断患者所要表达的准确信息。

（3）触摸:触摸是指人与人之间通过皮肤接触来表达情感和传递信息的一种非语言行为,又称为专业性皮肤接触,俗称体触。触摸是一种很有效的沟通方法,常见的触摸方式有抚摸、握手、依偎、搀扶和拥抱等。

视频:触摸

1）触摸的作用:人在身体接触时情感的体验最为深刻,友善的触摸不仅能使个体心情愉悦,还能传递各种信息,如护士搀扶行走不便的患者,可以传递关爱和支持;有利于人际关系的建立,在沟通中双方的触摸程度可以反映相互在情感上接纳的程度和水平;触摸还有利于儿童的生长发育,如婴儿在成年人的拥抱和抚摸中,能感受到温暖和安全,有利于其建立信任感,抚摸还能刺激中枢神经系统释放出促进生长的化学物质。

护理工作中,触摸可以应用在以下几方面:① 给予心理支持,触摸可使患者感到舒适、放松,可以传递关心、体贴、理解、支持和安慰等信息。例如,患者感到焦虑害怕时,护士轻轻地触摸其肩部,表示对患者给予心理支持。产妇在分娩时,护士抚摸产妇的腹部或握住患者的手,会使产妇感到安慰,还可以分散其注意力,减轻其疼痛感受。② 触摸还是护士在对患者进行健康评估时常用的手段,如护士触摸患者的腹部以了解腹痛的性质等。③ 触摸作为一种辅助疗法应用在治疗中,可以激发人的免疫系统,振奋人的精神,能缓和心动过速和心律不齐等症状,对成人的身心健康起到不可估量的作用(图 2-5)。

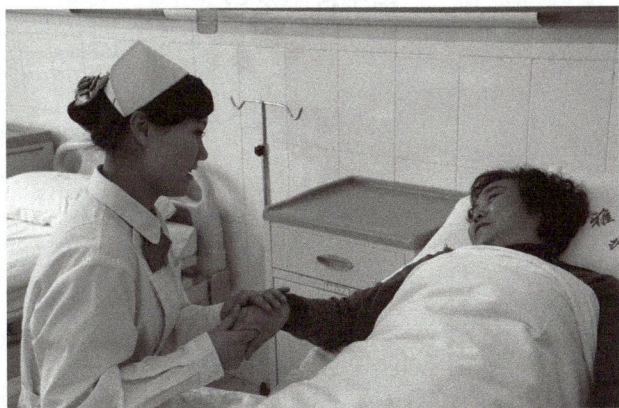

图 2-5　触摸

2）使用触摸的注意事项:触摸虽然有着积极的作用,但护士在工作中应保持敏捷和谨慎,根据不同的情境合理使用,如患者在伤心难过需要安慰时,护士握住患者

的手可以传递支持和安慰的信息,而如果患者在很激动时,触摸会让患者反感,起反作用。要根据双方关系的亲疏选择合适的触摸方式,如双方关系很浅或第一次见面时,可礼节性地握一下手,而在关系较亲密后则可以应用拍肩、拍背,甚至拥抱等触摸方式。另外,还要考虑到对方的性别、年龄和社会文化背景等,选择其易接受的触摸方式,否则会产生负面效应。

(4) 身体姿势:身体姿势主要指行走姿势和静态姿势,人的举手投足、坐立行走在某种程度上反映了一个人的精神面貌、身心状态。良好的姿态可以让人看起来更年轻、更有朝气,既可以展示自己,又可以带给别人良好的感觉和印象。

1) 站姿:一个人的站姿非常重要,背脊挺直、挺胸收腹、双目平视的站姿给人一种充满自信、气宇轩昂、乐观向上的印象。护士正确的站姿应该是上身挺直,挺胸,腹部收紧,下颌微收,两眼平视,双肩平齐放松,双手在身体两侧自然下垂或在体前交叉,两腿直立,两膝和足跟并拢,足尖分开呈 V 字形或丁字步。

2) 坐姿:坐姿是个人修养、气质和个性的体现。优美的坐姿可以塑造人的形象。正确的坐姿为上半身挺直,抬头,下颌微收,颈直,上身与大腿、大腿与小腿均呈直角,双膝自然并拢,双足并拢或一前一后。

3) 行姿:行姿属于动态美的范畴,护士在接送患者、推治疗车、巡视病房时都离不开行走。那种风行如水、轻快自如的行走姿势,能给人一种干练、雷厉风行的愉悦感受。正确的行走姿势为上身挺直,挺胸收腹,抬头,下颌微收,双眼平视前方,脚尖在正前方直线行走,两臂自然摆动,步幅小而均匀,匀速前进。

知识链接

护士行姿之忌

左摇右晃,重心不稳。

弯腰驼背,步履拖沓。

内外八字,扭腰摆臀。

上下抖动,左顾右盼。

背手叉腰,忽快忽慢。

勾肩搭背,嬉笑打闹。

4) 沟通时的姿态:当我们在与人沟通时,不同的姿态会传递不同的信息,产生不同的沟通效果。良好的身体姿态会传递给对方被接纳和尊重的信息,有利于沟通的有效进行;相反,不良和不恰当的姿态传递给对方的则可能是抵触的、不尊重或是有歧义的信息。例如,微微欠身表示谦恭有礼;身体后仰表示若无其事和轻慢;侧转身体并斜视对方表示轻蔑和厌恶;双臂在胸前交叉表示一种自我防卫,给别人一种不可接近的和被拒绝的感觉;站着或坐着跷二郎腿并抖动小腿和足部,会给人一种满不在乎、很随意、无所谓的感觉。护士和躺在床上的患者交谈时,如果身体稍向前倾,或靠近患者坐下来和患者处于同一水平,则能传递给患者被尊重的信息,也能体现护士谈话的真诚态度。

3. 表情语言　表情是指人们表现在面部的思想感情,是人们情绪、情感的生理性流露,它通过人的眼、眉、嘴、鼻、颜面肌肉等的变化来体现,是沟通中最丰富的源泉,是人类一种共同的语言。面部表情对人们所说的话起着解释、澄清、纠正和强化的作用,可以说表情是测量人的情绪的客观指标之一。

(1) 目光:目光可以表达情感,反映人内心深处的思想活动和情感,并帮助人们传递感情;目光可以调控互动,即沟通双方可以根据对方的目光判断其对谈话主题和内容是否感兴趣;目光还能显示关系,即人与人之间关系的亲疏,以及支配与被支配地位。比起其他体态信号,目光是一种更为复杂、更深刻、更富有表现力的信号,不同的目光传递着不同的信息。

1) 对目光的理解:护士在沟通过程中要恰当地理解对方的目光语,并且同样也要恰当地运用目光语,以反馈给对方相应的信息。因此,护士应该明白不同的目光及目光变化所蕴含的意义。例如,倾听时注视对方双眼和面部,表明尊重、理解;倾听时伴着微笑注视对方,表示感兴趣、肯定、鼓励继续话题的意思;在开始说话时目光移开,是为了集中思路,避免打岔;说话结束时重又看着对方,表示尊重或表明已经讲完;说话中停顿但不看对方,表明在略作思考;说话时不看对方,没有目光的接触,则表明冷淡、心不在焉、有戒心等。目光投射的种类、注视部位、应用及注意事项见表2-4。

2) 目光的恰当运用:护士在与患者沟通时,应以期待的目光注视患者的面部,其运用必须符合医务人员的职业要求。① 注视的角度:护士在用目光注视患者时,角度最好是平视,以显示护士与患者的平等地位,体现对患者的尊重。如在沟通过程中根据患者的位置和高度,调整自己的姿态和体位,以保证和患者的目光平行,如在与患儿交谈时,最好采用下蹲、半蹲或坐位的姿势;与卧床患者交谈时,可采取坐位或将身体前倾,必要时可通过将床头抬高等措施进行调整,使双方的目光在相同水平。② 注视的范围:护士在与患者沟通时,目光注视的范围主要集中在人的两眼和嘴之间的部位,即所谓的"三角区",过大范围的注视显得太散漫、随便,而过小范围的注视则使对方有压迫感。切忌目光在患者身上左右乱扫,或者目光随意移开等,会给人一种不被尊重、不安和不被信任的感觉。一般不宜注视对方的头、胸、腹、臀部或腿、脚和手部的位置,否则容易引起对方的反感。③ 注视的时间:目光注视的时间要适宜,和交谈内容及自己的反应要一致。护士和患者的目光接触时间不少于整个谈话时间的30%,也不能超过整个谈话时间的 60%，对于异性患者每次注视的时间最好不要超过 10 秒。如果长时间凝视对方（持续盯人），会给对方造成压力，甚至不愉快。在交谈中，听的一方可多注视说话的一方，当你在说话时，可有短暂的视线转移，但也不能太久不与对方目光接触。把握好目光接触的时机和接触时间的长短，会达到使交谈顺利、双方愉悦的效果。

表 2-4　目光投射的种类、注视部位、应用及注意事项

种类	注视部位	应用及注意事项
公事凝视	注视对方的额头与双眼之间形成的三角区域	表示严肃认真，事关重大，公事公办。常用于谈判、公务洽谈、磋商、手术前与患者谈话等
社交凝视	注视对方双眼到口唇之间形成的三角区域	表示亲切温和，营造一种融洽和谐的气氛，多用于社交场合
关注凝视	注视对方两眼之间的区域	表示专心致志、聚精会神、关心重视对方。多用于劝导、劝慰对方，但时间不可过长，一般不超过 10 秒
亲密凝视 近距离亲密凝视	注视对方双眼至胸部的区域	表达炽热的情感，适于关系亲密的异性之间传达情意，非亲密关系的人不宜使用这种视线
远距离亲密凝视	注视对方的眼睛到腿部区域	表达亲人之间、恋人之间和家庭成员的亲近友善，适于注视相距较远的熟人，但不适于普通关系的异性
随意凝视	指对对方任意部位随意一瞥	既表示注意，又可表示敌意，多用于公共场所注视陌生人

（2）微笑：微笑是最常用、最自然、最易为对方接受的一种面部表情，自然而真诚的微笑具有无穷的魅力。诗人臧克家在《感情的野马》中写道："开在你腮边笑的花朵，它要把人间的哀愁笑落"，这足以说明微笑在人们情感交流中的作用。微笑是润滑剂，是广交朋友、化解矛盾的有效手段，它可以使强硬者变得温和，使愤怒者变得平静，使满腔牢骚者变得开不了口。微笑可以打开困难的局面，英国的斯提德说："微笑无须成本却能创造出许多价值。"微笑能够消除患者的陌生感，会让患者有被接纳、认同和尊重的感受。

在护理工作中，护士的微笑具有传情达意作用，即微笑能使患者心情舒畅，感受到来自护士的尊重和关心。① 改善关系：护士发自内心真诚的微笑可以化解护患之间的矛盾，改善护患关系；② 优化形象：微笑可以美化护士的形象，陶冶护士的内心

世界;③ 促进沟通:微笑还可以拉近护患之间的心理距离,护士镇定、从容的笑脸能使患者镇静并获得安全感,缓解患者的焦虑、紧张和不安,从而赢得患者的信任和支持。

希尔顿的微笑策略

美国希尔顿酒店董事长康纳在初入商海时,他的母亲对他说:"希望你找到一个简单易行,不花本钱却又行之有效的经营秘诀。"希尔顿冥思苦想,终于,他笑了,大声说:"微笑。"因为只有微笑才符合以上4个标准。希尔顿在视察酒店工作时,总要问员工一句话:"你今天对客人微笑了没有?"他常说:"无论你遇到什么困难,服务员脸上的微笑是永远属于旅客的阳光。"希尔顿酒店后来成为闻名全球的集团公司,不得不说也有微笑策略的贡献。

微笑是一种极富感染力的非语言信息,发自内心的微笑是自然、真诚的,它是一个人心情、语言、神情与笑容的和谐统一,一个友好真诚的微笑能够使沟通在一个轻松的氛围中展开(图2-6)。但微笑也不能滥用,要善于把握好微笑的分寸和场合,做到适度和适宜。适度方面,过分的笑容有讥笑之嫌;过长时间的笑,有小瞧他人或不以为然的感觉;笑的时间过短,给人以皮笑肉不笑的虚伪感。在适宜方面,要和沟通对象的心情和所处的场合相吻合,如患者伤心痛苦时,微笑可能给人一种无视对方的感受,会伤害对方的感情,不利于沟通的有效进行。

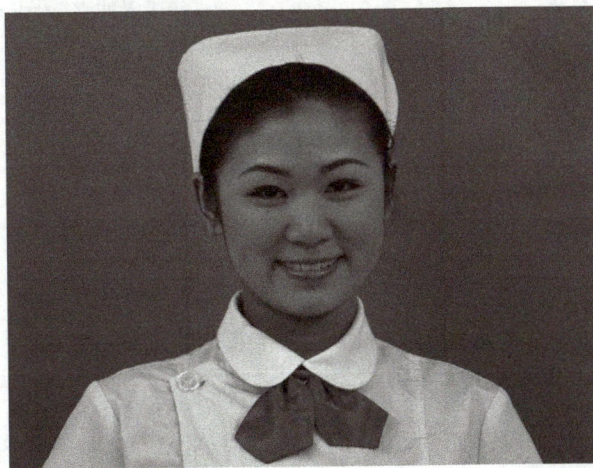

图2-6　微笑表情

4. 环境语言

(1)人际距离:人际距离是指人与人之间的空间距离,是人际关系密切程度的一个标志。

视频:人际
距离

视频:距离美

1）人际距离的作用:人们总是按照与他人的关系密切程度来调节彼此的距离,且有意无意地通过调节人际距离来表明关系的亲疏,关系越密切,距离越近,反之则越远。每个人都有一个自己的空间,体现对自己的保护和对他人的尊重,它向人提供了自由感、安全感和控制感,当此空间被侵犯,人的心理内环境的稳定状态遭到破坏时,就会感到不安、厌烦甚至愤怒。因此,尊重和恰当把握与对方的人际距离,对建立良好的人际关系有着重要作用。

2）人际距离的种类及应用:美国心理学家霍尔将人际距离划分为亲密距离、私人距离、社交距离和公众距离(表2-5)。护士在与患者交往中要正确把握人际距离,在交谈中,随着话题内容或情绪的改变,彼此间距离也会随之发生改变。人际距离的种类及应用见表2-5。

表 2-5　人际距离的种类及应用

种类	沟通双方距离	应用范围	注意事项
亲密距离	0<距离<0.5 m	关系亲密者,护士对患者进行护理时,体温、脉搏、呼吸、血压,口腔护理、皮肤护理等	只有感情非常亲密的双方才允许进入此距离,因空间狭小等原因不得已进入时,应做到不与他人目光接触,面无表情,尽可能地减少身体动作,护士应向患者做好解释,以取得理解和配合
私人距离	0.5 m≤距离<1.2 m	适用于亲朋好友、同事、医务人员与患者交谈时的距离	说话的声音应柔和、亲切,音量不宜过高,户外交谈时声音可提高
社交距离	1.2 m≤距离<3.5 m	适用于正式社交和公务活动,医护人员讨论病案也常用	说话音量中等,对方能听清楚为宜,谈话内容不保密,注意目光的接触
公众距离	距离≥3.5 m	公共场所保持的距离,常在做报告、演讲、授课时	讲话声音要洪亮,谈话内容不涉及个人隐私

（2）界域语:是通过人在交往时所处的位置及其变化来传递信息、表情达意的一种无声语言。巧妙运用界域语,能畅通信息传播、调谐人际关系,从而形成一个良好的情感交流氛围,促进双方的沟通与交流。如人们对位置的选择与彼此之间关系及沟通目的有关(图2-7)。

A与B的位置关系属于"汇报谈心式"界域语,通常适用于医护人员与患者之间的谈话或下级向上级汇报工作等。

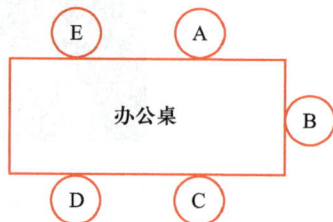

图 2-7　座位关系表达的
界域语

A与E的位置关系属于"友好信赖式"界域语,可以用于关系密切的好友的谈话或上司与员工谈心等。

A与C的位置关系属于"防范竞争式"界域语,多用于人际关系紧张或谈判时。

A与D的位置关系属于"互不相关式"界域语,多用于公共场所,如图书馆、餐厅中的陌生人之间。

5. 副语言　副语言是指人体发声器官发出的类似语言的非语言符号,如笑声、哭声、叹息声、呻吟声等(类语言),以及伴随语言而出现的语速、语调、音量、语气、发音的清晰度等(辅助语言)。副语言可以表达许多情感,如人在兴奋、激动时说话的音量会提高,语速会增快;而人在心情低落时,则说话会有气无力,语速会变慢。

（1）类语言:类语言即非语言声音,包括咳嗽、呻吟、叹息、哭泣、嬉笑、鼓掌声等,能够表达人们的情绪,表明对待人或事物的态度。如朗朗笑声是心情舒畅的表现,叹息声表示心情不好,有无可奈何的感觉,鼓掌声表示认同、支持等,有意咳嗽则可能是一种暗示信号,在沟通中要注意这些声音的内在含义。

（2）辅助语言:包括语速、语调、音量、语气、发音等。

1）语速:即说话时的速度。语速过快会让听者抓不住重点,感到有压力,更无法做出准确的回应;语速过慢,又会使听者失去耐心。因此,在说话时要注意语速的把握,做到张弛有度,使话语富有节奏和美感。

2）语调:即说话声音的高低。就是把语言的停顿、轻重、高低进行搭配,有"抑扬顿挫"的感觉,表现了人们对语言的驾驭能力,缺少语调的变化,语言就会平淡无味,缺乏感染力,使人不想再继续听下去。

3）音量:即说话时声音的大小。一个人说话时音量的大小与其个性、所处的场景、沟通对象等有关。性格内向的人说话声音柔和,而性格外向的人说话声音大且有力。与沟通中对象距离的远近也对音量高低有相应的要求,距离远时,声音相应增大,反之,则减小。护理工作中服务对象是患者,在与其进行交谈时,要注意音量不宜太大,以能清楚传递信息为宜。

4）语气:语气是指在语言表达过程中的情绪表现。语气附着于整个语句中,通常要将音调、语速、语调、停顿等进行协调处理,产生整体效应,使语言表达的效果增强。护理人员在与患者沟通时,要注意说话的语气,切忌用高人一等、满不在乎、漫不经心的态度和命令式、惩罚式的语气与患者交谈。

5）发音:即说话时吐字的清晰程度。语音是影响沟通的一个重要因素,如果发音不清晰则对方无法准确接收信息,会导致沟通不畅。

在护患沟通中,熟悉和掌握副语言将有助于通过声音来判断患者的情绪,了解需求,以便能及时做出反应,实施有效的沟通。

视频：非语言
沟通的策略

64

（二）非语言沟通的应用策略

1. 真诚 真诚是进行非语言沟通首先要做到的基本要求，当人们面对面沟通时，信息通过语言（文字）、声音、表情及肢体动作传递。因此，人们不只是听对方所说的内容，更重要的是会感受对方的表情和声音。沟通核心的一点就是一致性，要确保三方面传递的信息是一致的，要想做到这一点，就要做到真诚。

沟通案例

早点摊老板和饭店迎宾小姐

王某是某公司经理，一天早上去买油条，在离摊点还有 3 m 左右的距离时，老板笑容满面地大声说"来啦！"，那感觉像是多年不见的朋友突然重逢，让他心里热乎乎的很是高兴。晚上，当王经理走进一家饭店，看到迎宾小姐站在门口，机械地、面无表情地重复着"欢迎光临"，心里很不是滋味。

以上案例充分说明在人际沟通和交往中，真诚的态度至关重要。

2. 尊重患者 在非语言沟通的应用中，首先要体现对患者的尊重，即把患者放在平等的位置上，使处于疾病状态下的患者能保持心理平衡，保持人的尊严，不会因为患病而受到歧视。护士尊重患者的人格，就是尊重其个性心理，尊重患者作为社会成员应有的尊严，即使是精神病患者也应该受到同样的尊重。

3. 适度得体 护士的举止和外表等非语言信息常常直接影响患者对护士的信赖和对护理治疗的信心，更影响着护患关系的建立。在护患交往中，护士的非语言沟通行为要适度、得体，如护士的姿态要落落大方，笑容要适度自然，举止要礼貌热情，并体现出专业性的特点。

4. 因人而异 在应用非语言沟通时，护士要根据患者的个性特点采取不同的非语言沟通形式，以保证沟通的有效性。另外，护理人员在不同的护患沟通情境下及与不同文化背景的患者进行沟通时，要合理应用非语言沟通行为。

思考与实践

1. 服饰的 TPO 原则是什么？

2. 作为一名护士，你在与人沟通过程中怎样应用人际距离？

3. 临床护士在与患者沟通中如何运用目光？

4. 在临床护理工作中使用触摸技巧时应该注意什么？

5. 请你试着在一天内对每一个对面走过来的同学真诚地微笑，看看会有什么效果。

实训一　非语言沟通信息的传递

人际交往中许多不能用语言来形容和表达的思想情感,可以通过非语言形式得以表达。非语言沟通在沟通中可以起到支持、修饰、替代或否定语言行为的作用。

1. 目的　通过实训让学生充分理解非语言交流的作用,养成细致观察、理解患者非语言信息的习惯,并能充分运用非语言技巧进行交流。

2. 步骤　采用信息接力方式,让某个信息由最后一位学生开始用非语言沟通手段依次传递给前一位学生,最先理解信息者且与原信息最接近者为获胜队。

(1) 将学生分为 3 组,每组 6 人,各组面向讲台排成纵队。

(2) 将 3 张写着患者症状和体征的纸条拿给每组队尾的学生,如"我的心脏非常不舒服,呼吸困难,需要你的帮助"。

(3) 该学生看完纸条后将该纸条上的内容用非语言技巧向前一位同学进行表达,在此过程中,只有接收信息的学生可以转身向后看,其余同学需面向讲台,依次传到排第一位的同学处。

(4) 排第一位的同学接收到信息后,立即将信息内容写在黑板上。

(5) 通过学生互评和教师评价选出获胜队伍与最佳非语言技巧运用者。

(6) 组织学生讨论,总结正反两方面的经验教训,以提高大家非语言沟通的能力。

(7) 教师组织讨论:信息传递差异最小和最大的组之间的差别在哪些环节? 如何正确地运用非语言沟通技巧?

3. 要求

(1) 通过抽签的方式随机选取 18 名学生,并随机分为 3 个组。根据学生人数还可再重复一次。

(2) 各组依次排成一人纵队,前后同学距离至少 50 cm,以保证效果。

(3) 其余同学站在四周静观,在实训开始时,保持安静,并注意观察 3 个组各组员的表现。

(4) 各组员严格按要求运用非语言沟通技巧表达字条上的内容,如果有语言的提示,则此组失败而暂退出。

4. 考核　非语言沟通信息的传递考核评估见表 2-6。

表 2-6 非语言沟通信息的传递考核评估表

项目		分值	考核要点	得分
仪表		20	仪表端庄,符合角色要求	
体态	身体姿势	10	能准确地表达角色行为	
	手势	10	适当应用,不夸张	
表情		20	通过眉、眼等面部表情准确地传递信息	
体触		20	适当应用	
副语言		20	能根据角色特点准确地表达	
合计		100		

实训二　非语言沟通能力训练

1. 目的　通过角色扮演,让同学们体会护士与患者的非语言沟通过程,培养学生的非语言沟通能力。

2. 步骤

(1) 将同学们随机分组,每组 5~6 人,包括 1 个记录者和 1 个发言者。

(2) 每组给予一个案例情境,各组分别在案例中设计非语言沟通技巧,并自行进行角色分配,分别扮演案例中的人物。

(3) 与案例相关的非语言沟通情境提示如下。

1) 对于新入院患者:迎接、搀扶、送入病房、测生命体征、触摸等。

2) 情绪悲伤者:面容表情、触摸、副语言的应用。

3) 分娩产妇:触摸、目光交流、搀扶、人际距离的应用。

4) 出院患者:手势、搀扶、目光、微笑等的应用。

3. 要求

(1) 随机方式进行分组,各组有讨论和准备时间。

(2) 角色扮演时,各组记录人员要记录整个沟通过程,供发言者参考。

(3) 教师必须讲明要求,并掌控好表演场面。

4. 考核　非语言沟通能力训练考核评估见表 2-7。

表 2-7　非语言沟通能力训练考核评估表

项目		分值	考核要点	得分
客体语言	服装与配饰	5	着装整洁、规范,符合角色要求	
	化妆与发型	5	面容清洁,发型简洁	
体态语言	手势	10	根据角色特点适当应用	
	首语	10	能恰当和准确应用	
	触摸	10	根据沟通情境恰当应用	
	身体姿势	10	符合护士姿态要求	

项目		分值	考核要点	得分
表情语言	目光	10	注视的角度、范围和时间恰当	
	微笑	10	微笑真诚、适度、适宜	
环境语言	人际距离	5	恰当把握,体现双方关系的亲密程度	
	界域语	5	体现沟通时人物的关系及沟通情境	
副语言	类语言	5	恰当、正确应用	
	辅助语言	5	恰当、正确应用	
非语言与语言的有机结合		10	恰当,能通过非语言沟通行为使信息传递更真实、更准确	
合计		100		

（王　静　谢琳娜　李海莲）

任务三　人际交往技巧的应用

学习内容

1. 人际交往的技巧。
2. 人际交往的策略。
3. 人际交往礼仪的意义。
4. 人际交往礼仪的种类。

素养养成案例:华西里耶夫斯基与朱可夫——不同性格,不同命运

典型案例

护士小王端着治疗盘路过护士站,正好看到一位带气管套管的患者在医院的精字处方上涂涂画画,出于对处方管理的责任感,小王急忙将患者手中的处方拿走。结果导致该患者不理解,情绪激动。

护理工作经验丰富的小李见状,连忙走上前来,耐心而礼貌地安抚患者说:"对不起,请您不要着急,您有什么问题我们一定尽力帮助解决。"说罢便把患者带到诊察室,示意患者坐下:"我很理解您的心情。但是,您可能还不知道,医院对处方的使用范围有严格的管理要求,尤其是精字处方是不能随便用作其他的用途,我想您一定是有什么需要吧?"患者小声嘀咕:"我之前做了手术后不方便讲话,而原来买的写字板又太大,不方便随身携带,我只是想在纸上写点东西。"小李连忙接过话头:"是我们工作做得不细致,没有考虑到您手术后说话不便的困难,请您谅解。现在,我就去给您

拿一本我们自制的小本子,便于您随时使用。"说完马上到护士办公室拿了一个专供患者进行书写交流的小本子交给患者。患者感动地点点头,并用笔在纸上画了一个爱心表示感谢,小李看后会心一笑:"只要您能够满意,我们就放心了。以后您如果有什么困难,请随时找我们,我们一定会尽力帮助您的。"

问题导向

对比小王和小李两位护士的不同处理方式,思考:这个案例给我们什么启迪? 小李护士用了哪些人际交往技巧? 你认为一名护士应具备的礼仪素养是什么?

一、人际交往的技巧和策略

(一)人际交往的技巧

1. 赢得友情和尊重的技巧

(1)不与他人争论:美国科学家本杰明·富兰克林说过,"如果你老是抬杠、反驳,也许偶尔获胜,但那是空洞的胜利,因为你永远得不到对方的好感"。被誉为"成人教育之父"的戴尔·卡耐基也曾说过,"天下只有一种方法能得到辩论的最大利益,那就是避免争论"。

(2)勿指责对方:人的本性中都是不愿意受别人指责的。要尊重别人的意见;对于反对自己的人,要委婉地进行说服,勿争辩指责,勿以情绪化的不良态度刺激对方。

(3)坦率认错并改错:对一个欲求达到既定目标、走向成功的人来说,正确对待自己过错的态度是过而不文、闻过则喜、知过能改。遇到问题,人们大多喜欢为自己辩护、为自己开脱。要做到过而不文需要坚强的纠错意识和宽广的胸怀。为什么一般人做不到这一点? ① 虚荣心在作祟;② 一贯"正确"的意识;③ 怕影响自己在他人心中的威信及信任。其实,在人际交往中如果你敢于正视自己的过错,可能会更加得到对方的赏识与信任,也会使对方对自己更加敬重,从而提高自己的威信。

闻过则喜、知过能改是一种积极向上、积极进取的人生态度。闻过易,闻过则喜不易,能够做到闻过则喜的人,是能够得到他人帮助和指导的人。知过能改则是使一个人在激烈的竞争中从一个胜利走向另一个胜利的关键。"过而不改,是谓过矣!"有了过失并不可怕,怕的是不思悔改、一味坚持,因为这样,人就很难从"过"和"失败"中获取宝贵经验并从中学习。

(4)真诚友善交涉:交涉是属于特殊场合的交际,交涉的目的是解决问题,而不是发牢骚、泄怨愤,置对方于尴尬窘境而后快。在交涉中必须明智地坚持以达成共识为目标,以真诚友善、通情达理为选择方式,不急不躁、不怒不怨、不羞辱、不强横。

(5)勿使对方说"不":当一个人说"不"时,他所有的人格尊严,都要求坚持到底。

也许事后他觉得自己的"不"字说错了,但为了自尊,他还是要坚持下去。因此,一开始就使对方采取肯定的态度,是最为重要的。著名的"苏格拉底法则"就强调"是"的反应技巧。他在想说服别人时,总是问些对方同意的问题,然后渐渐引导对方进入设定的方向,对方只好继续不断地回答"是",等到对方察觉时,他已得到设定的结论了。

（6）为人处世低调:哲学家罗西法克说:"如果你要得到仇人,就表现得比你的朋友优越吧;如果你要得到朋友,就要让你的朋友表现得比你优越。"这句话点出了人际关系的精髓。我们应该学会顺应多数的人性需要,从而在轻松愉快中达成共识。

2. 批评的技巧 "金无足赤,人无完人",任何人都有犯错误的时候。批评的方法也透出一个人的修养品质。"运用之妙,存乎一心",批评既是一种重要的激励方式,又是一种有效的沟通信号,在人际交往实践中发挥着重要作用。对批评艺术的巧妙运用可以使交往者变得事半功倍。批评有以下具体的方法。

（1）私下式批评:自尊心是一种美德,是促进一个人不断向上发展的原动力。人们的自尊心往往很强,缺乏人性化的公开在众多员工面前批评他人,不但会打击士气,更会打击人心,其他人会想这是不是杀鸡给猴看?古人云"扬善于公堂,言过于私宅",就是说批评应讲究技巧。

（2）暗示式批评:选择暗示性批评方式,对不良行为委婉地进行批评,不但可以保护对方的自尊心,而且往往事半功倍,起到"润物细无声"的教育效果。我们可以试用以下几种批评方式。① 激励性批评,即在肯定对方优点的基础上,借题发挥,这是一种寓批评于激励之中的批评方法。② 侧击式批评,就是不直接挑明事情端倪,通过旁敲侧击,让其注意。③ 反衬性批评,即通过表扬大多数人的优点,映衬出少数人的不足,营造积极进取的气氛。

（3）鼓励式批评:在批评他人时,恰如其分的鼓励会产生意想不到的效果,也是一种很有效的情感激励方法。

名家经典

小小的四块糖，批评的大艺术

这是一个我国著名的教育家陶行知先生教育学生的典型事例。有一天,一个男生用泥块砸自己班上的男生,被时任校长的陶行知先生发现并制止了,陶行知还要求学生放学后到校长室去。放学后,陶行知从外面回到校长室,这名男生早已等候在那里并等着挨训了。可是陶行知没有大发雷霆,而是笑着掏出一块糖果送给他,说:"这是奖给你的,因为你按时来到这里,而我却迟到了。"这个学生疑惑地接过糖果。随后,陶行知又掏出第二块糖果放到他的手里,说:"这是奖励你的,因为我不让你打人时,你立即住手了,这说明你很尊重我,我应该奖你。"他更疑惑了。随后,陶行知又掏出第三块糖果塞到男生手里,说:"我调查过了,你用泥块砸那些男生,是因为他们不

守游戏规则,欺负女生;你砸他们说明你很正直善良,且有跟坏人做斗争的勇气,应该奖励你啊!"这名男生感动极了,他流着眼泪后悔地喊道:"陶校长,我错了,我砸的不是坏人,而是同学……"

陶行知满意地笑了,他随即掏出第四块糖果,说:"为你正确地认识自己的错误,我再奖给你一块糖果……"

读罢这则故事,你有怎样的评价呢?难道你不为陶行知先生高超的教育艺术而鼓掌吗?

（4）关心式批评:护士工作时会遇到不配合的患者,在批评、帮助和与他们交流时要注意批评的委婉性,用关心的口吻,对方容易接受的方法去告诉他们什么事情不应该做,而应该怎么做。比如:患者不肯睡觉,护士硬生生地告诉他,"不睡觉也要躺在床上,睡不好觉病就好不了。"这种语言不够委婉,而且容易让患者产生消极的情绪。可以换一种方式,用难过的表情告诉他,"你看,你这两天脸色不好啊,是不是没睡觉才会这样呢?你的大脑已经很累了,它需要休息……"

（5）安慰式批评:如果你告诉朋友,他在某件事上真是愚笨,他对某事没有天赋,或者他做的都错了……那么你就差不多消除了他要做出改进的各种动力。在批评时,安慰的方法更容易使人改正错误。例如,你可以这样说:"这件事,虽然你有一些地方做得不够理想,但是作为一名新手,大家是可以理解的,我们会在你背后支持你,好好努力,加油!"

批评的注意事项:① 了解批评对象的性格和心理承受能力,采取适合的方法。② 尽量避免当众批评。③ 批评要及时。④ 在双方情绪冷静时批评。⑤ 批评时避免掺杂个人感情用事的成分。

3. 使你受欢迎的技巧

（1）感兴趣:奥地利著名心理学家亚佛·亚德勒在著作《人生对你的意识》中有这样一句话:"对别人不感兴趣的人,他一生中困难最多,对别人的伤害也最大,所有人类的失败都出自这种人。"一个人只要对别人真心感兴趣,在 2 个月内就能比一个要别人对他感兴趣的人在 2 年之内所交的朋友还要多。如果我们只是通过在别人面前表现自己来使别人对我们感兴趣的话,我们将不会得到许多诚挚的朋友。

（2）多微笑:微笑是最受欢迎的脸谱。拿破仑希尔这样总结微笑的力量:"真诚的微笑,其效用如同神奇的按钮,能立即接通他人友善的感情,因为它在告诉对方:我喜欢你,我愿意做你的朋友;同时也在说:我认为你也会喜欢我的。"微笑是一门世界通用的语言,微笑会增加你的人缘,为你带来朋友;微笑会给你增加人生的机会,使你在人生中更容易成为一个成功者。微笑的益处太多,所以一定要善于运用微笑。

（3）记名字:一种最简单、最明显、最重要的获得好感的方法就是记住他人的名

字,使他人感觉自己很重要。戴尔·卡耐基曾说过:"请记住他人的名字,它是语言中最甜蜜、最重要的声音。"

多数人记不住别人名字,只因为他们没有下必要的功夫与精力把名字牢记在心。下面5个技巧可以帮你记住别人的名字。① 重复对方名字。你可以询问他名字是怎么写的,并重复一遍他的名字来确认自己是否清楚,记忆和发音是否正确。如果对方的名字比较难记,你可以多重复几遍。② 多多使用名字。当你与对方交谈时,尽量多使用对方的名字,帮助自己记忆。③ 将名字与人对上号。将你记忆的名字与对方的神色、相貌以及其他外观联系起来,心里重复这个联系并且记忆多次。④ 使用相联系的词语。如果对方名字和你所知道的某些词语,或者与你某个熟人的名字有着相似之处,可以借助这个相似点加强记忆。⑤ 将名字写下来。你还可以将记不住的名字写下来,多看多联想,久而久之一定能记住。

(4) 善聆听:聆听是指集中精力认真地听。"聽"(听)字的说文解字是:在听对方谈话的时候要耳、目、心并用,具有这种美德的听者才能成为王者。

名家经典

知名主持人林克莱特

知名主持人林克莱特是一个善于聆听的人。有一天他访问一名小朋友:"你长大后想要当什么呀?"小朋友天真地回答:"嗯……我要当飞机的驾驶员!"林克莱特接着问:"如果有一天,你的飞机飞到太平洋上空所有引擎都熄火了,你会怎么办?"小朋友想了想:"我会先告诉坐在飞机上的人绑好安全带,然后我挂上我的降落伞跳出去。"当在场的观众笑得东倒西歪时,林克莱特并没有跟着笑,而是继续注视着小朋友。没想到,接着小朋友的两行热泪夺眶而出,这才使得林克莱特发觉这孩子的悲悯之心远非笔墨所能形容。于是林克莱特问他说:"为什么你要这么做?"小朋友的答案透露了他真挚的想法:"我要去拿燃料,我还要回来!!!"

主持人的与众不同之处,在于他能够让孩子把话说完,并且在现场的观众笑得东倒西歪时,仍保持着倾听者应该有的亲切、平和和耐心。林克莱特的追问让大家听到了这位小朋友最善良、最纯真、最清澈的心语。

1) 聆听的原则:聆听是一项技巧,是一种修养,甚至是一门艺术。对于护士来说,学会聆听更是一种责任,一种追求,一种职业的自觉。聆听的原则有:① 适应讲话者的风格;② 眼耳并用;③ 首先寻求理解他人,然后再被他人理解;④ 鼓励他人表达自己;⑤ 聆听全部信息;⑥ 表现出有兴趣聆听。

2) 聆听的策略:

第一,理解话语,听出话语的层次。关注说话的开头、重复内容,留意提示语等。

71

任务三 人际交往技巧的应用

理清话语的脉络、找到话语的重心后,不要被和重心无关的话语内容干扰,只集中聆听与重心有关的内容。

第二,识别各种不同的说明方法,如分类说明、举例说明、比较说明,识别这些对于理解谈话人的思想和目的是有益处的。

第三,分析说话者的性格和为人,留心谈话人的表情和动作,能帮助你分析说话人的性格和心情,便于交往。

第四,选择合适的沟通方式。因为沟通双方受文化、社会等背景的影响,所以交往中最好与对方形成较为一致的沟通方式,以拉近距离。

第五,80%的时间聆听,20%的时间说话。一般人在聆听别人说话时,很容易打断对方讲话。好的聆听者一定不会打断对方讲话,他只会注视对方、认真聆听,等到对方停止发言时,再发表自己的意见。

第六,沟通中不要指出对方的错误,即使对方有错误。你沟通的目的不是去不断证明对方是错的。生活中我们常常发现很多人在沟通中不断证明自己是对的,但却十分不得人缘。其实,事情无所谓对错,只有适合还是不合适而已。若要表达不同意见,切记不要说:"你这样说是没错,但我认为……"而最好说:"我很感激你的意见,我觉得这样非常好,同时我有另一种想法,不知道你认为如何?""我赞同你的观点,同时……"

(二) 人际交往的策略

1. 感情移入　从社会心理学的角度来看,人与人交往的过程就是彼此认知、感情交流和相互影响的过程。充分发挥人际交往中心理因素的作用,能够有效地帮助我们调节人际关系。

在人际关系中,把自己摆在对方的位置上,设身处地地体验、理解别人的感情,注意形成彼此间的共同感受,善于谅解与同情别人,是增进相互理解、缩短人际距离的一种有效方法,社会心理学称之为"感情移入"。孔子所谓"己所不欲,勿施于人",孟子所谓"老吾老以及人之老,幼吾幼以及人之幼",都可视为一种感情移入。

2. 以礼相待　礼仪是道德的一种外在表现形式,它在人际关系的调节中也具有不可忽视的作用。英国哲学家约翰·洛克对此曾有精辟的论述:"礼仪是在他的一切别种美德之上加上的一层藻饰,使它们对他具有效用,去为他获得一切和他接近的人的尊重和好感。没有良好的礼仪,其余一切成就就会被人看成骄傲、自负、无用和愚蠢。"

3. 遵礼守法　法律用强制手段把人们的行为限制在符合规范的范围之内,借以调节人与人之间、人与社会之间的关系。如为了解决家庭夫妻、父母子女的人际和财产关系等一系列家庭问题而制定了婚姻法。凡是人际关系中涉及法律行为的

冲突,我们都应该诉诸法律,由执法机构依法进行调节,最好不要意气用事、自行处理。

4. 以情感人 《战国策》记载,赵太后刚刚当政时,秦国趁隙发兵进犯,大军压境,形势危急。赵国向齐国求救,而齐国却提出必须用长安君作抵押,才肯出兵相救。长安君是赵太后最疼爱的小儿子,太后怎舍得让他去作人质呢?大臣们纷纷劝太后以国事为重,谁知太后非但不听,反而把话说绝了:"有复言令长安居为质者,老妇必唾其面!"思想认识上的差距,使君臣关系形成了僵局。这时候,左师触龙求见,来做太后的思想工作,赵太后气呼呼地接见了他。触龙是个老臣,年事已高。他避而不谈长安君之事,而是首先关切问候太后的饮食起居,谈起了老年人共同关心的健康问题,这种求同存异、努力寻求共同语言的做法,有效地缓解了君臣之间的紧张气氛,使太后的脸色渐渐缓和下来。接着,触龙托言道:"我有个小儿子叫舒祺,不成器,可是我老了,所以特别疼爱他。请求太后让他当一个宫廷卫士吧。"这种怜爱幼子的人之常情,立即引起了赵太后感情上的共鸣。太后不仅当即应允,而且破颜为笑,主动谈起了怜子的问题,君臣关系变得和谐、融洽起来。触龙乘机因势利导、晓之以理,指出君侯的子孙如果"位尊而无功,奉厚而无劳"是很危险的。如果太后真的疼爱长安君,就应该让他到齐国作人质,以救赵国之危,为国立功。只有这样,日后长安君才能在赵国自立。这番入情入理的说服劝导使太后幡然醒悟,君臣之间终于在思想上取得了一致的认识。太后同意了让长安君入齐为人质,于是"齐兵乃出",赵国得救。触龙之所以能使赵国君臣之间的关系由僵持化为缓解并终至融洽一致,与以情感人的劝说不无关系。

5. 拉近距离 与人发展关系,要遵循一般的心理规则,既要调节自己的心情,也要避免踏进别人的心理雷区。只有别人在心理上认同你,你才能与之建立信任,进而开始一段新关系。拉近心理距离要考虑以下因素。

(1)首因效应,树立完美形象:在人际交往中,人们结识新朋友时,对第一印象非常看重。第一次见面穿什么衣服,说什么话,往往过了许多年还能清晰记起。第一次交往给人留下的印象,在对方的头脑中会占据主导地位,并对日后处理关系产生很大影响,这就是所谓的首因效应。重视首因效应,让自己有一个完美亮相,可以收到事半功倍的效果。做到注重仪表风度,注意言谈举止。

(2)别突破对方的心理防线:不同的人,处在不同的位置上,都有自己的利益诉求,对人与事都有某种期望,这就是当事人的心理防线。我们要把握的是,掌握人们的一般心理认同感,并了解对方的职业特色、价值理念,从而有针对性地明确对方的心理防线,并不越界。一旦突破了对方的心理防线,将给对方带来巨大压力,甚至引起对方的不满和对抗。

宰相的"聋耳"

北宋初年,有一位名相叫吕蒙正。他出身贫寒,但凭借努力考中状元,最终官至宰相,深得宋太宗信任。

吕蒙正刚当上副宰相不久,第一次去上朝。他走过富丽堂皇的宫殿走廊,准备进入朝堂议事。这时,忽然听到帷幔后面有个人用非常轻蔑的口气,指着他的背影大声对旁人说:"哼!他也配当副宰相?"

随从们一听,顿时火冒三丈,吕蒙正却像没听见一样,脚步只是微微一顿,随即神色如常,继续平静地向前走去,仿佛刚才什么都没发生。

退朝之后,有人愤愤不平地对吕蒙正说:"吕相,刚才那人如此无礼,您为何不让我们查问清楚,严惩此人?"

吕蒙正看着他们,温和地笑了笑,摆摆手说:"算了吧。如果我真知道了那人是谁,恐怕一辈子都会对他心存芥蒂,难以释怀。倒不如不知道他是谁,这样我心里反而轻松自在,对大家都好。何必为了逞一时之气,去追究一句闲话呢?"

这番话传开后,朝中上下无不佩服吕蒙正的宽宏大量。连宋太宗也赞叹他"气量非凡"。

（3）宽容胜过指责:从关系学的角度来看,指责别人没有一丝可取之处,只会把双方的关系搞得糟糕。因此,在指责别人前,可先想想自己的错误,然后用宽阔的胸襟和善解人意的心灵容许别人有不同于自己的见解,不求全责备,不过分苛求。

（4）不要让别人看透你的内心:做该做的事情,说该说的话,是一个成功人士最起码的素养。隐藏好自己内心世界的某些东西,是为了在交往中掌握更多主动权,有更多辗转腾挪的机会。那么,如何把握尺度呢?

1）在原则性的问题上硬碰硬:做人应该有一些原则,做事应该有自己的底线。处理各种关系,在原则面前应分毫不让,严厉以待。

2）原则之外学会以柔克刚:老子在《道德经》里指出,"柔之胜刚也,弱之胜强也,天下莫不知"。在这里,老子认为"以柔克刚"是一种高超的处世之法。事物总有强大和弱小的情况,并且它们是相互转化的;从柔弱的一方来说,战胜强大的对手不是不可能,而且是事物发展的一个方向。善于把握双方的力量对比,掌握以柔克刚的技巧才是明智的。

（5）了解对方情绪,选择交往时机:每个人都有情绪糟糕的时候,在这种情况下做事,容易与人发生摩擦。与人交往时,要注意对方的情绪状态,要对各种形势有准确的判断。与人往来,要懂得大家的心理契约,掌握身边人的心理状态,唯有把握好火候,不冲撞他人,才容易被认可、被支持,才能成大事。

（6）学会调节自己的心情：在这个充满竞争的社会里，人们每天处在繁忙的工作中不得抽身，每天看到的都是忙碌的身影。因此，学会调节自己的心情，保持乐观的生活态度，才能不被沉重的压力击垮，从而灵活自如地应对各种关系，保持良好的人脉。具体的方法有以下几种。

1）意识控制：当我们发怒时要提醒自己应当保持理性，还可进行自我暗示——"发脾气既伤身也伤心，还伤朋友"。有涵养的人一般能做到控制情绪。

2）自我鼓励：每天告诉自己一次，"我真的很不错"。自娱自乐会使你的情绪好转。

3）环境制约：情绪压抑的时候走进大自然。大自然的奇山秀水常能震撼人的心灵。登上高山，会顿感心胸开阔；放眼大海，会有超脱之感；走进森林，就会觉得一切都那么清新。这种美好的感觉往往都是良好情绪的诱导剂。

4）转移注意：有意识地转移话题或做点别的事情来分散注意力，便可使情绪得到缓解。运动、听音乐、逛街等也有助于转移不愉快情绪。

5）情绪宣泄：伤心郁闷时，可以向知心朋友或亲人诉说出来或大哭一场，但发泄的对象、地点、场合和方法要适当，避免伤害别人。

6）幽默自勉：幽默感可使人们对生活保持积极乐观的态度。许多看似烦恼的事物，用幽默的方法应对，往往可以使人们的不愉快情绪荡然无存，立即变得轻松起来。

7）怀揣感恩：观察一下身边的朋友，有的人整天抱怨这个，埋怨那个，人际关系一团糟。问题出在哪里呢？一个重要原因是待人处世的心态不好，处理关系的角度不对。这些对生活充满抱怨的人，可能面对着很大的工作压力，或家庭生活中有不尽如人意的地方。问题是，他们没有以一颗感恩的心去面对，没有调节自己不良的心情，结果让抱怨充斥了内心，并宣泄到身边的人和事上，恶化了人际关系。

二、人际交往礼仪

"不学礼无以立"，礼仪教育是我们人生的第一课。而礼仪必须通过学习、培养和训练，才能成为人们的行为习惯。良好的人际交往礼仪素养一旦养成，必然会在社会生活中发挥重要的作用。

沟通案例

80 多名考生唯有她胜出

当年，顾某还是山东省某实验中学高三的学生，参加了某高校首次自主招生考试。面试结束以后，顾某走出考场。这时，两名门卫帮她拉开了大门。顾某很自然地向门卫点头致意，并说了声"谢谢"。

75

任务三 人际交往技巧的应用

恰巧,该校的教务处处长看到了这一幕。他走过来,对顾某说:"你很有礼貌,在今天下午已经结束考试的80多名考生中,你是第一个向门卫说谢谢的考生。"后来,顾某被成功录取。

一声善意的"谢谢",是个很小的举动,却向对方表达了应有的尊重。其他80多名考生,对门卫的服务熟视无睹,甚至心安理得;与顾某相比,他们自然会少许多印象分。而顾某充分展示了良好的个人形象和修养,由此在激烈的竞争中胜出。

(一)人际交往礼仪的意义

1. 礼仪是人际关系和谐的基础　社会是不同群体的集合,群体是由众多个体汇合而成的,而个体的差异性是绝对的,例如,性别、年龄、贫富、尊卑等。礼仪是社会交往的润滑剂和黏合剂,会使不同群体之间相互敬重、相互理解、求同存异、和谐相处。

2. 礼仪是个人美好形象的标志　专家研究指出,对一个人的印象仅7秒钟就已经产生。个人形象有3个方面,自然形象、修饰形象和行为形象。行为形象表现为"三出",即出面、出手、出口。个人形象折射出一个人的内在素质,内在修养可通过外在形象具体体现。一个人的美好形象是被收纳、被认可的重要方面。

3. 礼仪是社会文明进步的载体　鲁迅先生曾说:"中国欲存争于天下,其首在立人,人立而后凡事举。""立人"的意思便是要完善人的思想和文明修养,这就是古人所说的"格物、致知、诚意、正心、修身"。完善个人道德修养,便有了推进社会公共文明的基础。人的文明修养并不是与生俱来的,而是靠后天不断完善的。

4. 礼仪是社会化和各项事业发展的关键　人际交往是个人社会化的必经之路。个人社会化,即个人学习社会知识、技能和文化,从而取得社会生活的资格。如果没有其他个体的合作,个人就无法完成生活必需的知识技能。学会与人平等相处,才能自立于社会,取得社会认可,成为一个成熟的社会化的人。在专业分工越来越细的前提下,相互协作变得越来越重要,时代呼唤团队合作精神,时代需要人人相互信赖、相互尊重和相互协作。真诚地接纳他人,真诚地与他人合作,讲究礼仪就可以帮助人们实现理想、走向成功,可以增强人们的交往和竞争实力,从而推动各项事业的发展。

5. 礼仪有助于提高自我认识和自我完善水平　人的自我认知和自我完善的过程是在一定的文化环境中,通过个人和他人相互作用、相互认知从而认识自我、完善自我的过程。具体地说,就是指从他人对自己的评价和态度,从和他人关系中认识自我形象,从与别人的比较中认识自我,即我们常说的以人为镜。正确认识自己和周围的环境,才能形成良好的自我形象,塑造完美的人格。同时,恰当的自我认知,既能使人避免夜郎自大,又能使人摆脱自卑感,从而发挥自己的最大潜能。

6. 礼仪是家庭美满和睦的根基　常言道:"父子和而家不败,兄弟和而家不分,乡党和而争讼息,夫妇和而家道兴",可见"和"是关键。这个"和"用今天的话来解释,也就是相互谦恭有礼的意思。家庭礼仪在现代社会生活中发挥着重要的作用。简单地说,家庭礼仪是维持家庭生存和实现幸福的基础,家庭礼仪能调节家庭成员之间达成和谐的关系,使夫妻和睦、父慈子孝、家庭幸福。家庭礼仪也有助于社会的安定、国家的发展。

7. 礼仪有助于学习知识和开发智力　在当今的信息时代,大学生在交往过程中获得的信息对学习会起到积极的作用。书本上的知识毕竟是有限的。人际交往是获取新知识的有效途径。同时,人际交往中的信息交流有利于启迪思维,开发智能。由于知识的局限,加上社会经验不足,大学生看问题难免陷入僵局。而在与老师、同学的交往中,畅所欲言,思维撞击,就会产生新的思想火花,使自己茅塞顿开。

8. 礼仪有利于身心健康　通过人际交往体现人与人之间的爱护、关怀、信任与友谊,是精神需要得到满足的重要内容。在彼此的交往过程中,相互倾诉各自的喜怒哀乐,进行感情交流,获得心理上的满足感,增进彼此之间的亲密感。通过交往能满足生理、心理上的需要,培养良好的情绪、开朗的性格和乐观的生活态度,促进身心健康。

（二）人际交往礼仪的种类

人际交往礼仪是指在日常社会生活中人与人之间基于某些客观需要而发生的思想、情感、语言和行为等方面的相互影响和作用,它受历史、文化、宗教、时尚等多种因素的影响,表现为一种丰富多彩的文化现象,是每一个社会成员所必须掌握的基本常识。

1. 问候礼仪　见面问候是我们向他人表示尊重的一种方式。见面问候虽然只是打招呼、寒暄或是简单的三言两语,却代表着我们对他人的尊重。

（1）问候的形式:① 直接式。直接式问候就是直接以问好作为问候的主要内容。它适用于正式的交往场合,特别是在初次接触的陌生环境及社交场合,如"您好""同仁们好""晚上好"等。② 间接式。间接式问候就是以某些约定俗成的问候语,或者在当时条件下可以引起的话题来替代直接式问候,主要适用于非正式、熟人之间的交往。比如"好久不见,您精神好多了""见到您很高兴"等。

（2）问候的态度:问候是敬意的一种表现,应做到"三要":要主动、要热情、要大方。

（3）问候的次序:在正式场合,问候一定要讲究次序。① 一对一的问候。一对一,两人之间的问候,通常是位低者先问候位高者。② 一对多的问候。遇到多人时,特别在正式会面的时候,既可以笼统地加以问候,比如说"大家好";也可以逐个加以问候。当一个人逐一问候多人时,既可以由尊而卑、由长而幼地依次而行,也可以由近而远依次而行。

问候的禁忌

1. 不要随便在路上问候"吃了没有?""上哪去?"
2. 和人问候打招呼不要把手放在口袋里。
3. 不可在很远的距离外大喊对方的名字。
4. 不可以碰及他人身体的方式打招呼问候。
5. 在别人故意躲避时不可上前问候打招呼。

视频:称谓
礼仪

2. 称谓礼仪　称谓是指人们在日常交往应酬中彼此之间的称呼语。在我国,深厚的礼仪底蕴决定了对称呼的礼仪要求。比如,在护理工作中,用床位编号替代患者的称呼,不仅仅影响护患关系,还可影响患者的心情和治疗效果。生活中不称呼或乱称呼对方,都会给对方带来不快。在人际交往中,掌握称谓礼仪非常必要。

（1）常用称呼:一般性称呼、职衔及职业称呼、他人及家人称呼和姓氏称呼。

（2）称谓注意:① 称呼对方时忌用绰号,不用小名,慎用昵称,禁用蔑称。称呼别人不管用几个字,都是对别人身份的肯定和最起码的尊重。只要与人说话就不能乱称呼别人。更不能用"哎""喂""那个谁"来代替名字。② 不可称呼自己为"某先生""某小姐"。这样称呼听起来很堂皇,却是错误的。中国人向来奉行谦恭的态度,称呼自己为"先生"或"小姐",显然是违反传统礼仪的。③ 在非正式场合也不要随意称呼别人。在职场上对别人称呼要得当。如初入职场,跟着别人叫同事为"小毛",其实他比你大3岁且资格老,这种"自然熟"的称呼一定会令对方反感。④ 称呼别人要尊重个人习惯。有的人不喜欢在他姓前加"老"或"小";有的女性朋友不喜欢别人称她为"美女";有的人喜欢别人对他以职称或职务相称。要是不知道别人喜欢怎么称呼,你可以主动询问。⑤ 称呼别人要注意自己的声音。应音量适当,声调和缓,节奏适中,不卑不亢,大方热情。

视频:握手
礼仪

3. 握手礼仪　握手礼是一个并不复杂却十分微妙的问题。做得不好会显现负面效应。

（1）基本原则:遵循国际上通用的"尊者决定"的基本原则。一般来说,由女士、长辈、上级、已婚者先伸手。

（2）握手的注意点:① 不要用力久握异性的手,最好不要双手握异性的手。② 不用左手或同时与两人握手,避免死鱼式握手,握手时保持手的清洁,不戴手套与人握手(除地位较高的女性或军人),握手时应该取下戴着的墨镜(眼疾者或眼部手术者除外)。③ 握手时间不可过长,一般以3~5秒为宜;握手力度应适中。④ 握手时应起立,除非你是身份较高的女性,或起身不便者。握手不要一只手插在口袋里,

嘴里不应有食物、香烟等。⑤ 不可无故拒绝握手。⑥ 握手要选择场所,在餐桌上、厕所里及别人有事在身时不要与之握手。

4. 介绍礼仪　在人际交往活动中,经常需要在他人之间架起人际关系的桥梁。介绍是人际交往中与他人进行沟通、增进了解、建立联系的一种最基本、最常规的方式。

（1）介绍的分类:介绍一般分为自我介绍、他人介绍和集体介绍。① 自我介绍是将自己介绍给他人,在初次见面的时候应主动地进行自我介绍,以使他人能很快地认识自己,利于更好地开展工作。② 他人介绍是经介绍者为彼此不相识的双方引见、相识的一种交际方式。③ 集体介绍是他人介绍的一种特殊形式,被介绍者一方或双方都不止一人。大体可分两种情况:一是为一人和多人作介绍;二是为多人和多人作介绍。

（2）介绍的原则:每个人都有义务把身边的人介绍给他人认识。在介绍双方认识的过程中要遵守"尊者在后"的原则(国际惯例)。介绍相识的顺序见表2-8。

表 2-8　介绍的顺序

先介绍	后介绍	备注
男士	女士	
年轻者	长者	
职务低者	职务高者	
主人	客人	个人
晚到者	早到者	
家人	同事	
规模小、级别低	规模大、级别高	集体

（3）介绍的方法:介绍时面带微笑,注视对方,手眼协调。

知识链接

介绍礼仪的技巧

1. 为他人介绍时要注意时机,当气氛较融洽,被介绍者有空闲时间且有心情时或精神状态较佳时为宜。

2. 将某人介绍给别人之前要事先征求其允许。

3. 作介绍时要强调重点,应从被介绍者的优点和特点入手,介绍其职业、爱好等主要方面,也可以突出双方共同点。

4. 介绍时要把握体态语言,做到亲切自然、姿势端庄、手势得体等。

5. 社交场合要主动自我介绍。自我介绍不可过于夸大;自我介绍切忌长篇大论,时间控制在 3 分钟以内为宜。

5. 名片礼仪　名片是涵盖个人身份信息,经过精心设计,便于人际交往的一种媒介,担负着保持联系和介绍身份的重要作用。

（1）递交名片的顺序:若在递交名片时不止一人,通常是多人之间交换名片。应讲究先后次序,可选择由近至远送出名片,也可以采取先尊后卑的方式发放名片,不过后者可能因不清楚某些人地位的高低而造成误解。

（2）递收名片的方法:① 递名片时,面含微笑,起身双手或右手送出名片的正面,也就是方便对方阅读的一面对着接收名片者,同时可以说:"这是我的名片,以后多联系,谢谢您。"② 收名片时,面含微笑、起身接收,双手或右手接过;要表示感谢:"认识您很高兴,以后我会多向您请教的。"收到名片以后要看几秒,以示尊重,或读出名片上的名字和头衔。要把名片收藏到名片夹、上衣口袋或皮包里。收到名片后要回敬名片给对方。

（3）使用名片的要点:① 名片上的头衔不超过 2 个。② 不可乱发名片,对陌生人或自己不想交往的人不必主动发名片。③ 收到名片后不要迅速收入名片夹。④ 切忌在别人的名片上胡写乱涂,要妥善保管。⑤ 不宜在用餐时交接名片。⑥ 交换名片时讲究顺序,按身份、地位的高低依次交换。⑦ 不可无故拒绝别人索要名片的要求。

6. 电话礼仪

（1）拨电话的礼仪(发话人):① 拨打电话的时间。打电话时要遵守的重要礼仪之一就是避免在对方休息时间打电话。如有紧急情况需要在别人休息时间通话,可以先道歉,然后说明情况。拨打电话的时间为周一至周五 8:00—11:30,14:30—17:00,19:00—22:00;周六至周日、节假日9:00— 11:30,14:30—17:00,19:00—22:00。打手机、发短信的时间也应如此。② 礼貌问候自报家门。通话之初,向对方问好:"您好! 我是×××。"然后再言其他。③ 打错电话要道歉。④ 打电话要说清楚目的和要求。⑤ 电话结束前先说再见,然后再挂断,不能突然挂断电话。

（2）接电话的礼仪(受话人):① 话铃不过三声就要接听电话。② 受话人要自报家门:"您好,这里就是×××,请问您有什么需要帮助的吗?"不可用"说"或者"你找谁呀"作为开场语。③ 接电话要重复要点。④ 未经主人首肯不可贸然替别人接电话;如果得到委托代接电话要做记录并及时转告,未经同意不得透露同事个人情况。不可随便请别人代接电话,特别是预约电话。⑤ 受话人不先挂断,等待发话人先挂断电话,自己再放下电话(长辈、职位高者可以先挂断电话)。⑥ 不要责骂打错电话的人。⑦ 处理抱怨电话时要认真对待,特别是值班护士应该注意。⑧ 不宜在会客时长时间接电话。

7. 微信礼仪　微信现在已经成为我们生活和工作中的重要沟通工具和"网络名片"。使用微信交流,会聊天、懂礼仪,也成为我们需要掌握的基本技能和必备素养。

（1）添加好友的礼仪:添加好友时记得自我介绍,表达清楚自己的目的。这样既方便对方认识你,也有助于给对方留下一个良好的印象。

（2）微信聊天礼仪:① 能发文字尽量不发语音。发语音是为了方便自己,而打字是为了方便别人。在发语音之前最好问一下别人是否方便,不要不经询问发一长串语音。② 及时回复。应及时回复他人信息,来不及回复时要解释清楚,不能不了了之,这是对对方的基本尊重,切忌不回消息却发朋友圈。③ 巧妙利用表情包。表情包的应用能够巧妙地调节气氛,但需要注意使用场景,应避免用错表情包造成歧义。④ 注意发消息的时间。与电话礼仪的时间要求一样,发微信消息也应注意时间节点,尽量不打扰别人休息。

（3）发朋友圈礼仪:① 发朋友圈要适可而止,避免刷屏。不要跟风发一些没有依据的内容,不要随便煽动别人的情绪,远离谣言。② 看朋友圈时不要不看内容就点赞,比如对方遇到不好的事情时,点赞就不合适。评论时应多用正面的、积极的、肯定的话语。

8. 位次礼仪　位次礼仪是指在社交、商务、官方或传统活动中,对于参与者座位、站立位置及行进顺序等进行有序排列的一种行为规范,旨在体现尊重、礼遇与等级秩序。位次礼仪一般遵循前排为尊、以右为尊、居中为尊、面门为尊、远门为尊的礼仪原则。

（1）行走位次礼仪:① 引领来宾时,走在客人的左前方 1.5 m 处。② 上下楼梯时客人走在高处。③ 进入电梯时,有电梯值班员时客人先行入内;无电梯值班员时主人先行进入。④ 进入房门时,主人打开门后站在左侧请客人先入内;光线暗淡时,主人先行进入开灯后请客人入内。⑤ 三人平行走时,请客人走在中间;三人纵向行进时,让客人走在前面。

（2）谈判、签字位次礼仪:双边签字仪式座次排列方式一是横桌式,二是竖桌式。① 横桌式主方背门,客方对门。双方陪同人员分列主谈人员身后一侧。② 竖桌式客方居右。③ 双方主谈人员右侧可坐副手。涉外谈判时右侧为翻译的位置。

（3）国旗位次礼仪:① 同时需要摆放多国国旗时,应按照参与各方代表的地位和与东道主方之间的关系来依次安排。② 同时悬挂或摆放两面国旗时,应将客方国旗置于本国国旗同等高度的右侧。③ 在轿车、广场等任何场合摆放国旗、悬挂国旗,都应奉行以右为尊的原则。

（4）乘车位次礼仪:① 公务用车,从尊至卑依次为司机后排的右侧、左侧、中间,副驾驶位。② 社交用车,主人开车时,由尊至卑依次为副驾驶位,后排右侧、左侧、中间位。③ 从安全角度,司机后面是最安全的位置。

（5）餐桌位次礼仪:① 应按照礼宾次序安排座次,如按照宾客的职位高低、与主人的关系亲疏等。② 重要客人安排在中间桌子,面门的位置,远离大门的桌子上。③ 桌子通常以距离主桌的远近来判断高低,右高左低。桌数较多时,通常第一排或

视频:乘车
位次礼仪

视频:餐桌
位次礼仪

最中间的桌子为主桌。④ 排桌子时,各桌之间距离应该相等,不要太远或太近。⑤ 宴会在三桌以上时,应在每张桌子上安排一位主宾。⑥ 安排座次时应考虑来宾的身份,来宾之间的关系,来宾的性别、年龄、性格。

思考与实践

1. 人际交往技巧在改善人际关系中的作用是什么?

2. 你是如何应用人际交往策略,化解人际关系矛盾的?

3. 对照人际交往礼仪内容和要点,回顾自己在交往礼仪中有没有需要完善和改进的。尝试制订修正计划。

4. 聆听在人际交往中的意义何在?请回顾自己与人交往中聆听的修养如何,谈谈自己对聆听与建立良好沟通意识的关系的认识。

5. 案例分析

在人才招聘会上,小王有幸接到某单位的面试通知。这一天,小王兴高采烈地来到面试现场。进了门大声向早到者寒暄。考官一出现他马上主动与他们一一握手;还向对方索要名片,接到名片以后立刻就放到了书包里。迫不及待地问考官还有多久开始面试。主考官不假思索地对他说:"面试已经结束了,你可以离开会场了。"小王目瞪口呆、面红耳赤地说:"为什么啊,还没有开始就结束了?"

分析:

(1)小王面试前的表现与交往礼仪有相悖之处吗?请把他不符合礼仪的表现一一列举出来。

(2)假如你面试,你将如何做面试前的准备,如何以礼相待?请设计符合交往礼仪规范的言行举止。

【实训指导】

实训 交往技巧训练

1. 目的 通过训练让学生们完成任务三所学的知识、技巧及人际交往的策略、礼仪内容。

2. 时间 30分钟。

3. 步骤和要求 根据所学人际交往礼仪开展礼仪训练。自由组合,2~3人或3~5人一组,训练中要会应用交往礼仪的要点和温馨提示,完成训练。

4. 内容

(1)五病室住着4位患者,1床李某,2床张某,3床胡某,4床陈某。护士小黄来到病房发药。请运用问候礼仪、称谓礼仪完成训练。

（2）蔡总参与了医院医疗器械改革项目，这一天他要来医院谈合同。办公室小李和小王到医院大门迎接蔡总。请自行设计台词完成握手礼仪、介绍礼仪和名片礼仪。

（3）完成电话礼仪训练：① 值班护士电话咨询出院患者的病情。② 患者赵某因骨折入院，体格检查：血压 190/100 mmHg……医嘱请会诊。护士小海打电话请外二科马医生会诊。③ 门诊收治阑尾炎患者一人，26 岁，女性，同事陪同入院，接待护士如何接待患者入病区（六楼）。请按位次礼仪的要求完成训练。

（4）完成乘车礼仪训练：① 外出参观，院长、秘书、随行人员 2 人。② 假期郊游，由护士长亲自驾车请大家到陆门寺游玩，同行护士 3 人，其中年长者 1 人。

5. 考核　交往技巧训练考核评估见表 2-9。

表 2-9　交往技巧训练考核评估表（自我评价或他人评价）

项目	分值	考核要点	得分
称谓礼仪	5	尊重对方习惯的称谓	
	5	态度热情、表情自如、面含微笑	
	5	语调平和、音量适中	
	5	未用小名、昵称、不尊敬的称呼等	
握手礼仪	5	尊者决定是否握手	
	5	面含微笑、身体前倾、注视对方	
	5	把握距离、力度、时间	
	5	护士在岗时不与他人握手	
电话礼仪	3	应用敬语	
	3	自报家门	
	3	重点突出、表述准确、语言流畅	
	3	受话人不先挂断电话	
	3	礼貌再见	
介绍他人礼仪	5	介绍之前事先要征得双方同意	
	5	先介绍卑者，后介绍尊者	
	5	手势正确，身体前倾，面含微笑	
	5	音量适当、声调和缓、节奏适中、大方热情	
名片礼仪	5	双手递或右手递、接名片	
	5	正面递出（方便对方阅读）	
	5	默念 30~60 秒或读出声音	
	5	妥善保管名片，不得放在下衣口袋或随手放置	
综合能力	5	表情自然、运用熟练、应变能力强、语言流畅	
合计	100		

注：优秀（100~90 分）；良（89~80 分）；中（79~70 分）；差（69 分以下）。

小 结

在线测试：
项目二

语言沟通是以自然语言为沟通手段的信息交流方式，有口头语言沟通和书面语言沟通两种形式，能起到信息交流、心理保健、协调和改善人际关系、工具性和社会整合的作用。护理人员与患者交往的过程中，应遵循语言沟通的原则，综合采用解释性、指导性、劝说性、鼓励性等护患交谈常用语言与患者进行语言沟通，并注意准确运用倾听、核实、提问、回应、阐释、移情、沉默等语言沟通技巧，以达到沟通与交往的目的。非语言沟通是指除语言之外的沟通方式，具有真实性、情境性、广泛性、组合性、持续性等特点，能表达情感、验证信息、调节互动、显示关系，在护患交往中有着非常重要的意义。常用的非语言沟通形式有客体语言（包括仪容、服饰），体态语言（包括手势语、首语、触摸、身体姿势），表情语言（包括目光、微笑），环境语言（包括人际距离、界域语），副语言（包括类语言、辅助语言）。护理人员应该掌握非语言沟通技巧，用真诚的态度，把握尊重患者、适度得体、因人而异等应用策略，有效地应用非语言沟通行为，达到沟通与交往的目的。人际交往的技巧即如何赢得他人的尊重、批评的技巧、使自己受欢迎的技巧等，人际交往的策略包括感情移入、以礼相待、以情感人、拉近距离等。人际交往礼仪的种类包括问候礼仪、握手礼仪、介绍礼仪、称谓礼仪、电话礼仪、名片礼仪、位次礼仪等。

（谢琳娜　李海莲　闵　捷）

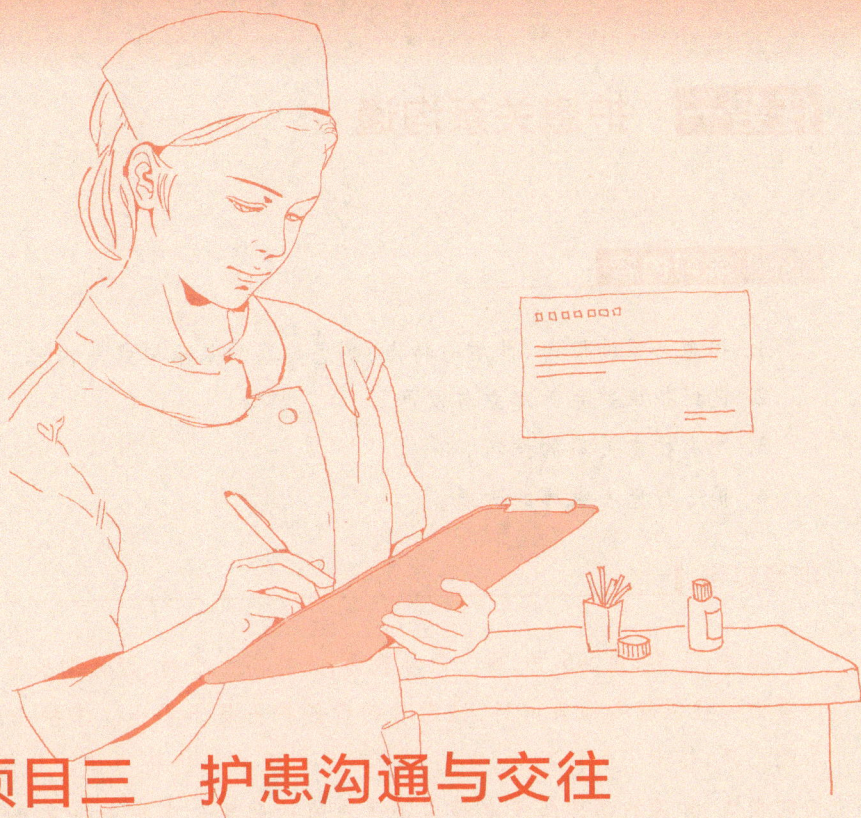

项目三 护患沟通与交往

学习目标

【知识目标】

1. 掌握护患关系的概念、性质与特点、基本模式和内容。

2. 掌握治疗性沟通的概念、目的与原则。

3. 掌握健康教育的内容、组织形式及方法。

4. 掌握护患冲突的概念、分类和发生原因、防范措施、处理技巧。

5. 熟悉良好护患关系的作用,良好护患关系的建立与发展过程。

6. 熟悉治疗性沟通的分类、步骤、影响因素。

7. 了解患者家属的角色特征及护士与患者家属的关系冲突。

【技能目标】

1. 能运用发展护患关系的技巧与患者建立良好的护患关系。

2. 能运用相关的沟通策略与患者家属进行良好的沟通。

3. 能按治疗性沟通的步骤与患者进行相关沟通。

4. 在护理操作中和健康教育中能运用治疗性沟通技巧。

5. 能运用护患冲突的处理技巧积极解决护患冲突。

【素养目标】

1. 在护患沟通与交往中具有与患者建立良好护患关系的能力。

2. 在护患沟通与交往中具有治疗性沟通的能力。

3. 在护患交往中,能严格规范自身的言行举止,避免护患冲突的发生。

4. 具有处理突发的护患冲突事件的能力。

任务一　护患关系沟通

学习内容

1. 护患关系的概念、性质与特点,护患关系的基本模式与内容。
2. 良好护患关系的建立与发展。
3. 发展护患关系的技巧。
4. 护士与患者家属的沟通。

典型案例

　　患者,王某,男,45岁,高三数学教师,患有高血压病,因近期头晕、头痛、血压升高加重而收住医院心血管内科,该患者的责任护士是李护士。李护士通过阅读患者的入院记录,初步了解情况后,来到病房与患者王老师进行交谈。初次见面,李护士亲切的表情、和蔼的话语给王老师留下了良好的印象。李护士也从交谈中了解到王老师以前从未住过院,对病房情况一无所知,感觉陌生且新奇,王老师由于教学任务繁重,一直没能得到很好的休息,学生还有1个月就要高考了,他很挂念自己的学生,对于本次入院非常不情愿。

问题导向

　　如果你是李护士,面对这样一位患者,你需要与其建立一种什么样的关系? 又如何有意识地去建立与患者的良好关系? 在与其建立关系的过程中,可以运用哪些技巧?

一、护患关系概述

　　护士在从事护理工作过程中,由于其工作性质、职能范围等特点,涉及多方面的人际关系,而其中最重要的是护士和服务对象(包括各种身心疾病患者及患者家属)之间的人际关系,即护患关系。护患关系是一种特殊的人际关系,是人际关系在医疗情境中的一种特殊形式;护患关系也是健康服务过程中最重要、涉及范围最广泛、影响因素最复杂的一种人际关系。了解护患关系的性质、内容、特征及发展过程,对促进护患沟通,建立和谐护患关系具有重要的意义。

(一) 护患关系的概念

护患关系有狭义与广义之分。

1. 狭义的护患关系 护士与患者及其家属在医院特定环境及时间段内互动所形成的一种特殊的人际关系。这种关系的本质是服务与被服务的关系，在角色扮演上有明确的界限划分，即护士与患者。

2. 广义的护患关系 包括护士（专业角色）向周围人群传播健康知识或进行社区护理时与服务对象形成的一种人际关系。

（二）护患关系的性质与特点

护患关系是双向的，是护士与患者以治疗疾病为目的而建立起来的一种特殊的人际关系，这种关系除具有一般人际关系的共同特点外，还具有其自身的性质和特点。

考点提示：护患关系的性质与特点

1. 护患关系的性质

（1）护患关系是帮助系统与被帮助系统的关系：帮助系统包括医生、护士、检验人员、医院行政人员和后勤辅助人员等，被帮助系统包括患者、患者家属及同事、朋友等。护患关系的实质是护士帮助患者，一般发生在患者无法满足自己基本需要时；其中心是帮助患者解决困难，通过执行护理程序，减轻患者痛苦。

（2）护患关系是一种专业性的互动关系：护士利用自己所掌握的护理专业知识和专业技能为患者提供有针对性的服务，解决患者生理、心理、社会等方面的问题，满足患者各方面的需要，这是一种专业性的人际关系。

同时，护患关系的建立是需要护士与患者以互动为基础的，护患双方都有各自的知识、感觉、态度、社会文化背景、健康与疾病等特殊经验，护患关系开始，双方即围绕患者康复而相互接触、相互影响，形成互动过程。

（3）护患关系是一种工作性关系：建立和发展良好的护患关系是护理工作的需要，是护士职业的要求。护士与患者的交往是一种职业行为，有一定的强制性。护士不论面对何种身份、地位、性别、年龄、职业、素质的患者，也无论与患者之间有无相互吸引的基础，都应努力与患者建立良好的护患关系。

（4）护患关系是一种治疗性关系：护士在为患者实施各种注射、输液、止血、包扎、治疗、饮食配制、心理疏导等具有治疗意义的护理操作过程中，与患者所形成的关系都是治疗性的护患关系。治疗性的护患关系不是一种普通的关系，它以患者的需要为中心，护士通过有组织、有计划的护理程序来满足患者的需要，帮助患者恢复健康。

2. 护患关系的特点

（1）护患关系是独特的：它发生在特定的时间段内、特定的环境下和特定的人物之间。

（2）护患关系是相对的短期关系：护患关系是在患者治疗期间所维持的，患者与护士构成的一种暂时性的人际关系。

（3）护患关系是有目的性的：护患关系的建立，其最终目的是促进患者的健康。

（4）护士在护患关系中处于主导地位：护士的责任是帮助患者，因此护士是护患关系的主体，是关系后果的主要承担者。多数情况下，护患关系出现扭曲，护士应负主要责任，其行为在很大程度上决定着双方关系的好坏。

（三）护患关系的基本模式和内容

1. 护患关系的基本模式　根据护患双方在共同建立及发展护患关系过程中所发挥的主导作用的程度不同、各自所具有的心理差位、主动性及感觉性等因素的不同，可以将护患关系分为以下3种基本模式（表3-1）。

表3-1　护患关系的3种基本模式

模式名称	模式特征	护士的作用	患者的作用	适用范围	模式原型
主动-被动型	为患者做什么	为患者做事	接受（不能反对或无作用）	新生儿，全身麻醉、昏迷、休克患者	父母-婴儿
指导-合作型	告诉患者做什么	告诉患者做什么事	配合（服从）	神志清醒、急性、较严重患者	父母-儿童
共同参与型	与患者商量做什么	帮助患者自助	参与决策、实施（利用专业人员的帮助）	慢性病、轻症或恢复期患者	成年人-成年人

（1）主动-被动型模式（纯护理型）：这是一种传统的护患关系模式，是以生物医学模式及以疾病护理为中心的护理模式为指导思想。其特点是护患之间单向发生作用，模式特征是"护士为患者做什么"，模式关系的原型是父母与婴儿的关系。此时，护理人员处于主动和主导地位，患者处于被动地接受护理的从属地位。护患双方的心理为显著的心理差位关系。

这种模式主要适用于难以表述自己主观意志的患者，如意识不清、休克、全身麻醉、有严重创伤、痴呆及精神障碍者。此类患者部分或完全失去正常的思维能力，需要护士有良好的护理道德、发挥积极能动作用,使患者在这种单向的护患关系中早日康复。

（2）指导-合作型模式（指引型）：这种模式以生物-心理-社会医学模式及以患者为中心的护理模式为指导思想,其特点是护患之间是微弱的单向作用,模式特征是"护士告诉患者做什么",模式关系原型是父母与儿童的关系。护患双方在护理活动中都是主动的,但护士仍占主导地位,护患双方的心理为微弱的心理差位关系。但是护患双方的主动性不同,护士决定护理方案及护理措施,患者主动配合,患者可向护士提供有关自己疾病的信息,同时也可以对自己的护理及治疗提出意见。

这种模式主要适用于急性病患者和外科手术恢复期的患者。此类患者病程短,病情较重,意识清醒,对疾病的治疗及护理了解少,需要依靠护士的指导以配合治疗及护理,患者能发挥一定的主动性和积极性,对提高护理效果有促进作用。

（3）共同参与型模式（自护型）：这种模式以生物-心理-社会医学模式及以健康为中心的护理模式为指导思想,其特点是护患之间是双向发生作用,模式特征是"护士与患者商量做什么",模式关系原型是成年人与成年人的关系,护患双方的关系是以平等关系为基础的,双方的心理为心理等位关系。护患双方具有相等的主动性,彼此都有促进健康恢复的共同愿望,协商治疗疾病的方案和措施。

这种模式主要适用于慢性病患者和受过良好教育的患者,此类患者意识清醒,对疾病的治疗及护理比较了解,把自己看作战胜疾病的主体,有强烈的参与意识。护士尽可能地调动患者的积极性,帮助患者自护,使患者在功能受限的情况下有较高的生活质量。

不同的护患关系模式都有各自适用的患者群体。3种模式中,护士在患者疾病过程中的作用与地位是有很大差异的,护士对患者的"主导性"或"控制"作用逐渐削减,患者在自己疾病恢复中的作用逐渐加大。在护患互动过程中,对于有能力参与护理过程的服务对象,护士应追求"共同参与模式",充分调动患者的积极性,加强与患者沟通。

2. 护患关系内容　护患双方由于生理、心理、社会文化、环境、教育、经济等多种因素的影响,在实施各种护理的过程中,会形成不同内容的护患关系,可概括为技术性关系和非技术性关系两个方面的内容。

（1）技术性关系：是护患双方在进行一系列护理技术活动过程中建立起来的行为关系。技术性关系的内容是护患关系的基础,也是维系护患关系的纽带,离开了技术性关系,就不能产生护患关系的其他内容。如果护士没有扎实的护理知识、良好的护理技能,无法满足患者在疾病的治疗及护理方面的需要,则不可能建立良好的护患关系。

（2）非技术性关系：是护患交往中,由于社会、心理、教育、经济等多种因素的影响,在实施护理技术过程中所形成的道德、利益、法律、文化、价值等多种内容的关系,主要是护士服务态度和服务作风等方面的内容。

1) 道德关系:是一种固有的基本关系,是非技术性关系中最重要的内容。在护理活动中,由于护患双方所处的地位、教育、文化素质、道德修养及职业等多方面的影响,对待护理活动及行为方式、效果有不同的理解,因而会产生一些矛盾。为了协调和处理好这些矛盾,双方都必须遵循一定的道德规范和原则,来约束自己的行为,尊重对方的人格、权力和利益。

护患交往中,患者往往表现为心理弱势,因此社会对护士的道德要求明显高于患者。道德关系虽然是双向且平等的,但护士的道德修养起着主导作用。护理行为不仅仅是护士出于责任而服务于患者的一种义务,也是患者的需要和应该享有的一种权利。护患双方权利与义务的对等是护患关系的实质,患者权利的享有靠护士的帮助和社会所能提供的医疗来实现。因此,明确护患双方的权利与义务,有利于护患双方的理解与沟通,有利于建立和谐的、双向的护患关系。

2) 利益关系:是护患双方在互动过程中发生的物质和精神方面的利益关系。护患关系是一种等价有偿的关系,有权利与义务的对等性及其价值的相当性。患者的利益表现在支付了一定的费用后满足了解除病痛、恢复健康等切身利益的需要。护士的利益不仅表现在付出劳动后得到工资等经济利益,还表现在因患者康复而得到了精神上的满足。救死扶伤、治病救人是医务人员的天职,这种职业道德的特殊性决定了护患之间的利益关系不能等同于一般的商品交换,而必须在维护患者健康及利益的前提下进行。

3) 法律关系:是指护患双方在护理活动中各自的行为和权益都受到法律的约束和保护。在护理过程中,虽然护患双方并没有签署正规的法律文件,但护理实践的基本原则是建立在法律基础上的信任关系。具有这种关系的任何一方一旦认为对方不能够认真有效地履行这种法律关系,就会采取法律手段以约束对方的行为。因此,护患双方都必须承担各自的法定责任与义务,时刻以法律为自己的行为准则。

4) 文化关系:护理活动是以文化背景为基础的,在一定的文化氛围中进行,因此,护患关系也是一种文化关系。由于护患双方所具有的文化水平、语言、素质修养、宗教信仰及风俗习惯等文化背景的差异,可能会产生矛盾或误解。因此,在护理活动中,护士要尊重患者的宗教信仰及风俗习惯,时刻注意自己的语言、举止及表情,对不同文化背景的患者应用不同的沟通方式,以建立良好的护患关系。

5) 价值关系:护患双方在护理过程中的相互作用及相互影响体现了人的社会价值。护士通过运用自己的护理知识及技能为患者提供护理服务而实现自己的人生价值。患者在恢复健康后又重返工作岗位,以实现为社会做贡献的人生价值。

非技术性关系影响着技术性关系的发展,良好的非技术性关系有利于护士有效地开展护理工作,有利于技术性关系的建立与发展,护士应积累多方面的经验,把握好多方面的关系,使护患在整个疾病治疗过程中相互配合,和谐护患关系。

(四)良好护患关系的作用

护患关系随着患者进入医院寻求帮助开始就已经建立,护患双方能否很好地进行沟通,直接影响着护患关系和患者接受治疗、护理的效果。良好的护患关系对于提高护理质量、减少护患纠纷、强化整体护理具有重要的现实意义。

1. 有助于实施护患交流 在护患关系满意的情况下,护士在患者心目中具有一定的威信,护士的要求、承诺和解释易为患者所接受,从而保证了对患者评估的顺利进行和采集资料的可靠性。

2. 有助于营造良好氛围 对于患者来说,不仅能调动护患交往的积极性,更有利于转移、解除患者与家属的消极心理,增强康复信心。对于护士来说,也可以促进护士的心理健康。

3. 有助于提高护理质量 良好的护患关系可增强护理人员的责任感,提高道德修养,自觉更新知识,不断丰富与护理有关的人文、社会和行为科学知识,学习有关的护理专业知识,并提高护理质量和水平,减少和化解医患纠纷。

4. 有助于适应医学模式转换 良好的护患关系,能促使护理工作从整体上为患者、亚健康及健康者服务,保证社会人群的身心健康,积极适应医学模式的转变。

二、护患关系的建立

(一)良好护患关系的建立与发展

护患关系的建立既遵循一般的人际关系建立的规律,又与一般的人际关系的建立与发展过程有一定的区别。护士与患者的交往,从患者入院建立护患关系开始,经历患者住院治疗到康复出院整个过程。这个过程是一个连续的、不断变化的过程。一般可分为3个阶段,各阶段的长短取决于护患间的相互作用及其目的。

1. 观察熟悉期 亦称初始期,是护士和患者从第一次见面开始,由素不相识到相互了解及相互熟悉,此期主要任务是建立护患的相互信任和确认患者的需要。一方面,护士向患者介绍病区的环境及设施、医院的各种规章制度、与治疗及护理有关的人员等以取得患者的信任。另一方面,护士初步收集有关患者的生理、心理、社会文化及精神等方面的信息及资料,书写护理病历,找出患者的健康问题,为以后开展工作做好准备。患者在此期,通过观察护士的言行,确定对护士的依赖程度。因此,护士与患者交往中所展现的良好的仪表、言行及态度都将对这种信任关系的建立产生决定性作用。

患者曹某,68岁,退休。因腹痛、腹泻伴发热入院,诊断为急性胃肠炎。责任护士邱某接到急诊室通知,先了解患者年龄、病情、姓名、职业。患者到达病房,护士起身迎接患者。此期是护患关系发展的哪一期? 护士怎样与患者建立护患关系?

提示:护士应先了解患者的姓名、年龄、病情、职业等,为迎接患者时准确、礼貌地称呼打下基础。热情的迎接,真诚的态度可以赢得患者的信任。一句"您先躺下休息片刻,医生就到"的话既安抚了患者,又轻松、自然地进入护理过程,这样的入院接待可以消除患者的畏惧和紧张感。

2. 相互合作期　也称为工作期,这是护患关系中重要的阶段,此期的主要任务是应用护理专业知识和技能解决患者的各种身心问题,满足患者的需要。因此,护士要与患者协商制订护理计划,与患者及有关人员合作完成护理计划,并根据患者的具体情况修改和完善护理计划。在此阶段,护理人员的知识、能力及态度是保障良好护患关系的基础。

3. 终止评价期　也称为结束期,当患者出院、转院或因护士休假、外出学习、调动工作时,护患关系就到了终止期,如果患者需要其他护士的继续帮助,将形成新一轮的护患关系。此期的主要任务是总结护理工作经验,保证护理工作的连续性,并圆满结束护患关系。护士应在此阶段为患者做好准备,并进行有关评价,如患者对自己目前健康状况的接受程度及满意程度,对所接受的护理是否满意等;护士也需要对患者进行有关的健康教育及咨询,并根据患者的具体情况制订康复计划,以保证护理的连续性,预防患者由于健康知识缺乏而出现某些并发症。护士在此期应该为患者的康复而高兴,并愉快地终止护患关系。

知识链接

护患交往小提示

在建立和维持帮助关系中,除了应以患者的利益为中心,充分尊重患者以外,还应注意以下问题。

(1) 了解患者的感受。

(2) 应用沟通交流技巧,仔细聆听患者的心声。

(3) 以真诚的态度和正确的同情与移情取得患者的信任。

(4) 注意不同患者的文化、伦理背景。

(5) 尊重患者的权利和隐私。

（6）最大限度地调动患者参与护理的积极性。

（二）发展护患关系的技巧

1. 语言沟通技巧

（1）提问技巧：包括封闭式提问和开放性提问。

1）封闭式提问：是一种将患者的应答限制在特定范围之内，可以用"是"或"否"作为预期回答的提问。其优点是能直接坦率地做出回答，使医护人员能迅速获得所需要的和有价值的信息，节省时间。其缺点是在使用这种提问方式时，回答问题比较机械死板，患者得不到充分解释自己想法和情感的机会，缺乏自主性，医护人员也难以获得提问范围以外的其他信息。

2）开放性提问：能导出一个探寻的范围，不过分限制或聚焦回答的内容，允许患者自由发挥。其优点是有利于诱导患者开启心扉、发泄和表达被抑制的感情，患者可以自由选择讲话的内容及方式，有较多的自主权。护理人员可以从中获得较多的有关患者的信息，更全面、深入地理解患者的想法、情感和行为。其缺点是需要较长的交谈时间。

护患沟通中的提问技巧，我们提倡从开放到封闭的圆锥体（open-to-closed cone）的提问技巧。这种技巧是从开放性问题开始，然后逐渐过渡到封闭性问题，称为从开放到封闭的圆锥。护士可以先采用开放性提问技巧，获得从患者角度所见问题的总体概述。然后，仍采用开放性问题提问技巧，但逐渐锁定于特定的问题。最后，采用封闭性问题提问技巧，以引出患者可能忽略的细节。

（2）倾听技巧：当患者在讲述自己的经历时，护士需要专心倾听，尽量不打断。仔细倾听包括主动和精湛的技术性，护士在倾听时要注意以下技能。

1）对待时间：在交谈中，护士常会因为关注自己想了解的问题而忽略患者在说些什么，也可能因过于关注思考组织下一个问题，而分散倾听患者信息的注意力。有时，护士会打断患者，未能留给患者足够的时间来回答问题。诸多研究结果提示，在护患沟通中，当患者需要回答某个问题时应允许其进行片刻思考，这对整个交谈的开展十分有价值。因此，如果护士在交谈中能有效地使用等待时间，允许患者有思考时间，不打断患者，让患者提供更多叙述，那么护士就会有更多倾听和思考的时间，沟通也会更自如。

2）促进性应答：尽可能地避免或不打扰患者的陈述会对交谈产生积极的影响。除了默默点头、面部表情，护士在仔细倾听时还应使用鼓励性语言来提示患者继续叙述他们的经历。护士可以运用以下鼓励性语言："嗯""对""是/就是""继续""我明白"。

你有在听吗?

"倾听"有时被误认为"坐着无所事事",被称为一种被动而非主动的沟通方式。正如伊根在《技能助手》一书中提及,很多时候我们会被别人抱怨:"你根本就没有认真听我说话!"此时,我们会很不舒服,我们会说:"我在听,我能把您说的东西全部复述出来!"

事实上,人们所寻求的关注和倾听并不是对方复述的能力。在人际沟通中,人们要的不只是这种"身体到位",他们需要的是对方能达到"心理、社会及情感到位"。

(3)辅助性回应技巧:在会谈中,运用沉默或停顿的技巧,可以促使患者贡献更多有价值的信息。如果患者在表达上出现困难,或者看起来陷入某种情绪困境时,更长时间的沉默也是恰当的。更长时间停顿的目的是鼓励患者表达出他们正在思考的内容或感受。应用重复的技巧,即重复患者所说的最后几个字会鼓励其继续讲述,如患者说:"护士,我儿子身体也不好,如果他的问题再严重的话,我真不知道该怎么应对。"护士:"您怎么来应对呢?"(重复)。还可应用复述的技巧,即护士用自己的语言重复患者表达的信息背后潜藏的内容或感受。复述可以帮助护士检验对患者真正意图的解读是否正确。如患者说:"我似乎觉得我现在的情况和我爸爸当年是一样的。所以,我想自己会不会是这个病。"护士可用重复来回答:"您担心是癌症(复述内容)?"患者:"嗯,因为我的同事都说,癌症是会遗传的。"又如,患者说:"体力没有问题,可是如果他24小时都需要我怎么办呢?"护士可用重复技巧:"也就是说,您担心您无法照顾好您的儿子(复述感受)。"另外,护士还可应用阐释技巧,即以患者的陈述为依据,提出一些新的看法和解释,以帮助患者更好地面对或处理自己的问题。

2. 非语言沟通技巧　护士需要像关注语言表达一样关注患者非语言互动的效果。沟通研究表明,当语言信息与非语言信息两者不一致或相互抵触时,非语言信息会压倒语言信息。护士要从患者的说话方式、面部表情、身体姿势和情绪中识别出非语言的弦外音。同时,也要意识到自己的非语言行为,包括如何恰当地运用目光接触、位置、姿势、举动、面部表情和声音等,这些都会影响沟通的成功。

3. 创造和谐的沟通氛围

(1)接受:在护患交往中,护士需要探知患者的想法,包括他们的见解、顾虑和期望,以及他们的感受。但得知了患者的想法和感受之后,护士的第一反应是什么?美国学者布里格斯和巴纳汉提出"接受"这一概念,建议护士对患者表达看法后的最初反应不应是立即安慰、辩驳,甚至同意,而应是对于患者的表达给予"接受性反应"。

接受性反应也称为"支持性反应"或"认同性反应",接受性反应提供一种实用且特殊的方式,非评判性地接受患者所说的内容、承认患者拥有自己的想法和感受的合理性及重视患者的作用。无论患者的想法或情绪是什么、出自何处,接受性反应所强调的是承认并接受患者的情绪和想法。值得注意的是,这里所说的接受并不意味着护士必须同意患者的想法,而是去倾听并且承认患者的情绪及表达。沟通初期就不加评判地接受患者的想法和感情可能并不容易,尤其是当护士的认知与患者的想法不一致时。但护士可通过承认和重视患者的观点,而不是立即用自己的意见反驳,给患者以支持并增进与患者的关系。该沟通技能的核心是承认患者有权力拥有自己的想法和感受。这种方法对于建立护患关系很有效,因为它通过对患者看法的理解而建立了一个护患之间信任的基础。接受是信任之源,而信任是护患关系成功的基石。

沟通案例

接受性反应的沟通技能

患者:"我想我可能得了癌症。最近我肚子胀得很难受。"

护士甲:"所以,你担心你胃肠胀气是由癌症引起的。"(通过命名、重申或总结,承认患者的想法)

护士乙:"我能理解你想搞清楚这到底是怎么回事。"(通过使用一些合适的点评,承认患者有权利这样感受或思考)

护士丙:当患者停顿时,使用耐心的沉默和恰当的非语言行为,制造一个空间,使患者表达更多。

患者:"是的,护士小姐,你知道吗?我的母亲40岁时死于肠癌,我记得她经常肚子胀气,所以我很害怕也得这个病。"

（2）移情:也称为同理心。按心理学家罗杰斯的观点,移情是指能体验他人的精神世界,如同体验自身精神世界一样的能力。移情是能够理解和分担对方精神世界中各种负荷的能力,要求护士能够进入患者的精神世界,就如同进入自己的精神世界一样,以期更好地理解需要帮助的个体。移情的关键不只是具有敏感性,而且要明白地向患者表明这种敏感,以便患者能意识到护士的理解和支持。护士仅仅设身处地地去想是不够的,还必须表现出来,通过向患者表达移情能缓解患者在患病时的孤独感。移情的表达胜于千言万语。在回应患者的感受时,护士对面部表情、距离靠近、抚触、语调或者沉默的运用,都能清楚地向患者表明,护士对他们的处境是能敏感理解的。常见的移情表达有:"我看得出,您丈夫记忆的丧失让您难以接受""我能体会到要您谈这个话题有多困难""我能感受到您对自己的疾病有多烦恼""我能看得出您被疾病搞得非常心烦""我能理解,知道疼痛还可能不断反复,您一定很害怕"。

怎样表达移情？

庞女士是一位 27 岁、结婚 2 年还没有生育的患者，在最近的体检中发现患有子宫内膜癌，需要做子宫全切手术。手术的前一天下午，护士到王女士的病房去探望她。当护士走进病房时，发现王女士独自躺在病床上，紧闭双唇，两眼看着天花板，眼泪顺着脸颊流下来。目睹这一切，护士判定王女士内心充满了悲伤的情感。此时，护士可以通过运用恰当的沟通技巧来帮助这位内心痛苦的患者。护士说："我知道明天你要做子宫切除手术（让患者知道护士了解患者所发生的事情），我能理解做这么大的手术您一定会很焦虑的，而且心理负担也是很重的（让患者知道护士了解她此时此刻的心理感受），我现在刚好有时间，如果您愿意的话，我非常想听一听您的想法（让患者知道护士愿意倾听她的讲述），也许我可以帮助您，我也非常愿意尽我最大的努力去帮助您（让患者知道护士愿意为她提供帮助）。"

（3）支持：① 护士向患者表达关心、理解、协助的意愿。如"您的胳膊现在由绷带固定着，我担心今晚您回家后，一些生活琐事可能无法处理""我当然理解您对于医院取消了您的手术有多生气""如果还有什么我能为您做的事情，请告诉我""虽然我们不能治愈癌症，但我可以帮您处理癌症引起的症状。所以，如果发生任何事情，请立即告诉我"。② 认可患者付出的努力和恰当的自我照护。如"我认为您在家里处理得很好，尽管还有一些专业问题需要帮助"。③ 与患者建立合作性的护患关系。

（三）护士与患者家属的沟通

患者家属是患者病痛的共同承受者，是患者的心理支持者、生活照顾者，也是治疗护理过程的参与者，同时也是护士沟通和联络患者感情、调整护患关系的重要纽带。因此，护士不仅要与患者建立良好的人际关系，还要与患者家属保持良好的人际关系。

1. 患者家属的角色特征

（1）患者原有家庭角色功能的替代者。

（2）患者病痛的共同承担者。

（3）患者的心理支持者。

（4）患者治疗护理过程的参与者。

（5）患者生活的照顾者。

2. 护士与患者家属的关系冲突

（1）要求陪护与病室管理要求的冲突。

（2）希望探视与治疗护理工作的冲突。

（3）经常询问与护理工作繁忙的冲突。

3. 护士与患者家属沟通的策略　护理人员与患者家属的关系，实际上是护患关系的一种延伸，是团结协作共同为患者服务的关系。护理人员在与患者家属的交流与沟通时应发挥主导性作用。

考点提示：护士与患者家属沟通的策略

（1）热情接待探访者：护理人员要主动热情地接待患者家属，向其介绍医院环境和有关规章制度，并嘱咐探视中的注意事项，耐心听取患者家属意见，对提出的问题给予相应的解释，对他们的困难提供有效的帮助。

（2）正确评估与指导：护理人员通过与患者家属沟通了解患者生病后家庭成员角色功能的调整情况，评估其存在的问题，并给予必要的指导，指导患者家属积极参与，使他们更好地起到照顾和支持患者的作用。对年幼、年老、残疾患者应指导家属协助患者恢复自我照顾能力。

（3）尊重患者家属的知情同意权：患者有权了解有关自己疾病的所有信息，重视、满足患者和患者家属的知情同意权是尊重患者基本权利的体现，护理人员应理解患者家属的心情，主动向患者家属介绍病情、治疗护理措施、预后等内容，取得患者家属的配合。

（4）耐心听取患者家属的情况反映：患者家属出于对患者的关切，对患者病情的观察往往很仔细，会发现一些护理人员难以察觉的变化，认真倾听家属的意见，对治疗和护理会有所帮助。

（5）主动提供心理支持：少数患者家属由于长期照顾陪伴患者，自身疲惫不堪，正常的生活秩序被打乱，加之出现经济、财产等难以应对的问题，难免会产生厌烦、冷漠的心理并可能在患者面前流露出来。护理人员应耐心细致地做好家属的思想工作，减轻患者家属的心理负担，共同稳定患者情绪，使其能配合医护工作。

思考与实践

1. 护患关系的性质是什么？

2. 护患关系包括哪些内容？

3. 护患关系的建立与发展包括哪几期？

4. 请你试着与同学沟通时应用提问技巧及倾听技巧，看看是否能达到沟通所预期的效果？

5. 请你试着与同学沟通时运用技巧创造良好的沟通氛围，看看效果如何？

实训　护患关系的建立

1. 目的

（1）学会与不同的患者进行恰当的沟通，建立并发展良好的护患关系。

（2）能运用发展护患关系的技巧与患者建立良好的护患关系。

（3）通过沟通加深对护患沟通与交往的认识，提升护士与患者间沟通、交往的素质。

2. 步骤

（1）分小组，以小组为单位进行角色扮演，模拟护士与患者建立护患关系的场景。

（2）每组给予不同的案例情境，以根据不同情境进行角色扮演，各组设计护患沟通与交往场景。

（3）实训案例举例：

1）患者，陈某，男，47岁，高中文化程度。患者发现血压升高数年，近1周来无明显诱因下感头晕加重，感视物旋转，来我院就诊。为进一步治疗，以"高血压病3级（极高危）"收入院，患者是门诊步行入院的，入住心血管科病房。

2）患者，杨某，男，60岁，大学文化程度。患者患慢性乙型病毒性肝炎30余年，近6个月来发现腹水，体温近1个月来维持在37.3℃左右，并感觉乏力，皮肤表面有出血倾向。为进一步诊治，以"慢性乙型病毒性肝炎、肝硬化、腹水"收入院，患者从门诊步行入院，入住消化内科病房。

3）患者，吴某，女，25岁，高中文化程度。患者活动中突发心悸，自觉心率偏快，自测脉率180次/分，并伴有胸闷、气促，休息后症状无好转，持续7~8小时后到医院就诊。心电图示：室上性心动过速。为进一步诊治，以"心律失常，阵发性室上性心动过速"收入院，患者从门诊步行入院，收治心内科病房。

3. 考核　护患关系沟通实训评分标准见表3-2。

表3-2　护患关系沟通实训评分标准

项目	分值	考核要点	得分
素质要求	5	服装鞋帽整洁、仪容仪表大方 举止端庄，语言柔和、恰当 态度和蔼可亲	
沟通前准备	15	评估患者的需要	
		确定本次沟通所要达到的目标	
		沟通环境准备：安静，私密	
		患者：舒适体位、适宜体位	

项目	分值	考核要点	得分
开始沟通	10	问候患者,自我介绍	
		交代目的、所需时间	
进行沟通	45	倾听患者问题,适时给予回应	
		分享个人的想法和判断,帮助探讨发生的问题	
		应用沟通策略、技巧(语言和非语言技巧等)	
		沟通高峰,沟通双方的情感达到默契,共鸣,是沟通的理想阶段	
结束沟通	5	询问患者的感受	
		感谢患者的合作	
理论提问	20	护患关系的性质	
		护患关系的基本内容	
		护患关系的基本模式	
合计	100		

（瞿晓萍　李　燕　毕　静　杨　倩）

任务二　治疗性沟通

学习内容

1. 治疗性沟通的概念、目的与原则。
2. 治疗性沟通的分类及步骤。
3. 治疗性沟通的影响因素。
4. 护理操作中的人际沟通。
5. 护理健康教育中的人际沟通。

素养养成案例:做一个有温度的护士

典型案例

患者,杨某,男性,67岁,文盲。反复咳嗽、咳痰、气喘20余年,近2周来胸闷、气促加重。门诊以"慢性肺源性心脏病"收治入院。入院后血气分析提示缺氧伴二氧化碳潴留,即给予化痰、平喘、止咳、抗炎等治疗,并给予吸氧治疗。

护士带着准备齐全的吸氧用物来到床边:"杨伯,您好,您觉得怎么样? 感觉胸闷吗? 我给您吸点氧气,吸点氧气您会舒服些。"

患者费力地点点头。

护士非常熟练地完成了吸氧治疗操作:"杨伯,氧气给您接上了,您感觉好些没?"

患者:"氧气开得太小!"

护士:"哦,杨伯,您可能不是太了解。根据您的病情,您需要低流量吸氧,我已经给您调节好流量了,您可不能自行调节哦。您先休息,过会儿我再来看您。"

1小时后,护士来到床边,发现患者面色潮红,多语,氧气流量已被调至 8 L/min。

护士:"杨伯,您怎么啦?"同时,尽快把氧气流量调低至原来的刻度。

患者喘着粗气:"我感觉更难受了。"

护士:"您的氧气流量可不能调高呀。因为您目前的呼吸主要是通过缺氧来反射刺激的。如短时间内吸入过多氧气,由缺氧引起的这种反射刺激会减弱或消失,导致呼吸受到抑制。因此,我必须给您施行的就是控制性氧疗,这样既可避免呼吸抑制,又可纠正您的缺氧和二氧化碳潴留。我这样解释,您理解吗?"

患者:"哦,我不是很明白。但我再也不会自行调节了。"

问题导向

案例中,护士把控制性氧疗的目的、原理与患者做了一些沟通。这种沟通属于什么沟通? 案例中,护士之前因为没有告知患者控制性氧疗的目的,而导致患者的不配合,由此可见这种沟通非常重要。这种沟通在护患交往中如何实施? 沟通时应注意些什么?

视频:治疗性沟通的概念、目的、原则

一、治疗性沟通概述

治疗性沟通是一般性沟通在护理工作中的具体应用,在治疗性沟通中信息发出者是护士,信息接收者是患者,要沟通的信息属于护理专业范畴。它与一般性沟通交流是有区别的,在治疗性沟通中需要护士有计划地引导、影响患者,这样才能提高患者对护理操作和治疗的满意度,以确保护理工作顺利进行。

(一) 治疗性沟通的概念、目的和原则

1. 治疗性沟通的概念　治疗性沟通是护患双方围绕患者的健康问题而进行的有目的的、高度专业化的沟通,是可以起到治疗作用的沟通行为。治疗性沟通是收集患者的健康资料、进行健康宣教的重要方法,它要求护士对沟通的时间、地点、目的、内容及形式进行认真的组织、安排及计划并实施,最后评价沟通的效果。

2. 治疗性沟通的目的　治疗性沟通是为了了解患者的情况,确定患者的健康问题与各种需求,对患者进行健康教育,其主要目的包括以下几个方面。

(1) 建立并维系一种积极的、开放性的护患关系。

（2）收集患者的健康资料。

（3）和患者共同探讨护士已经确认的护理问题。

（4）和患者协商并制订一个共同期望的、目标清晰的护理计划。

（5）向患者提供信息和指导。

3. 治疗性沟通的原则

（1）沟通有特定的目的和特定的专业内容。通常治疗性沟通是为收集患者的资料以了解患者的问题所在和解决患者所存在的问题而进行的，因而沟通内容应围绕这个主题。

（2）沟通需要运用心理、社会学知识。治疗性沟通应根据患者不同的年龄、职业、文化程度、社会角色等来组织不同的沟通内容和运用不同的沟通方式。

（3）在沟通过程中应注意建立和不断加强良好的护患关系。

（二）治疗性沟通的分类及步骤

1. 治疗性沟通的分类

（1）指导性沟通：指由护士解答患者提出的问题，或由护士围绕患者的病情阐明观点、说明病因、解释与治疗护理有关的注意事项及措施等。

（2）非指导性沟通：属于商讨问题式的沟通。护患双方地位平等，患者有较高的参与程度。但需要较长时间，工作繁忙时较难开展。

2. 治疗性沟通的步骤

（1）准备与计划阶段：护士在每次沟通前都应该进行细致周到的准备工作，以确保沟通的有效和成功。① 全面了解患者的有关情况。阅读患者的病历以了解患者病情和既往史，必要时可以向其他医护人员询问有关患者的健康资料。② 明确沟通的目的和内容，即为什么要进行沟通、要完成的任务是什么。③ 选择合适的时间。根据患者的病情及入院的时间选择沟通时间，通常选择护患双方均感到方便的时间进行沟通。此外，应根据沟通的目的计划会谈时间的长短。④ 根据设定的目标确定具体的沟通的内容，并列出提纲。⑤ 布置好沟通环境。首先，保证环境安静，减少环境内会造成患者注意力分散的因素，如关掉收音机和电视机。其次，要为患者提供环境上的"隐私性"，如关上门或挡好床头屏风，可能的话最好要求其他人暂时离开沟通的地方。再者，沟通期间应避免进行治疗和护理工作，同时也要谢绝会客。⑥ 提前通知患者沟通的时间，使患者在良好的身心条件下沟通。⑦ 护士的自身准备：护士在沟通前要做好身体上和心理上的准备。护士应仪表端庄，态度和蔼可亲，言谈得体，让患者产生信任感。

（2）沟通开始阶段：与患者沟通开始，护士应尊重患者，有礼貌地称呼对方，使患者有相互平等、相互尊重的感觉；主动介绍自己，告诉患者自己的姓名及职责范围，使

视频：治疗性沟通的步骤

患者产生信任感；向患者说明沟通的目的、沟通所需要的大概时间；创造一个无拘束的沟通气氛，建立信任和理解的气氛以减轻患者的焦虑，有利于患者思想情感的自然表达；帮助患者采取适当的卧位。

（3）沟通进行阶段：在护患相互熟悉之后，护士应根据沟通的目标及内容，应用交谈技巧。沟通时采用不同的语言表达技巧，如沉默、集中注意力、倾听等沟通技巧以加强沟通的效果。注意非语言沟通，保持合适的距离、姿势、仪态及眼神接触。观察患者的表现，及时反馈。

在此阶段，护士一方面要按原定目标引导谈话围绕主题进行；同时要尽可能地创造和维持融洽气氛，使患者无顾忌地谈出真实思想和情感。交谈中针对新发现的问题及时调整或改变原定的主题。

（4）沟通结束阶段：在沟通结束时，护士应根据实际情况和预期计划控制沟通时间，结束时不提新问题。正式的专业性交谈（特别是治疗性沟通）要有记录。如果需要在交谈中边谈边记，则应向患者做必要的解释，以免引起患者不必要的紧张和顾虑。记录要注意保护患者隐私。简单总结交流内容，核实记录的准确性。预约下次交流的时间和内容，最后对患者表示感谢，并安排患者休息。

（三）治疗性沟通的影响因素

1. 护士方面的因素

（1）职业情感：职业情感是指从业者在职业活动时所产生和确立起来的内心情绪和体验，是从事这个职业的人应具备的情感。护士的职业情感是护士本人对护理职业的态度及决定自己职业行为倾向的心理状态，主要包括对职业的热爱度、责任心和对其社会地位的自我评价和改行倾向等方面的认知。

（2）专业知识与技能：护士扎实的理论功底和娴熟的操作技能是完成护理工作的基础和保障。专业知识欠缺或技能水平较差可能会增加患者痛苦，也会使护患关系陷入困境。

（3）沟通技巧：护士良好的沟通技巧可以增加护患间的情感交流并建立亲密关系。

2. 患者方面的因素

（1）疾病程度：患者病情的轻重程度是影响护患沟通的主要因素之一。

（2）个人经历：患者的患病经历对护患沟通会产生一定的影响。

（3）文化程度：文化程度高、素养好的患者容易沟通；而文化程度低的患者，由于其理解能力的限制可能会出现理解偏差。

（4）心理状态：患者病情好转或趋于稳定时，心理状态好，就愿意与人交谈，护患沟通效果就好，反之会影响正常的沟通。

（5）生活习惯:患者入院后其生活习惯会发生相应的改变,易产生心理不适应,引起情绪低落,继而影响护患之间的沟通。

二、治疗性沟通的应用

治疗性沟通是一个不断发展的复杂过程,它需要护士树立与患者及家属沟通的意识,并在护理实践中不断应用、提高自己的沟通技能,同时,还要对自己的沟通情况进行客观的评价。在护理工作中,护士为患者进行各项护理操作及提供健康教育中经常会应用治疗性沟通。作为一名护士,只有掌握好治疗性沟通,才能与患者建立起良好的护患关系,最终达到为患者提供优质的、适应个体需要的身心整体护理,使患者达到理想的健康状态。

（一）护理操作中的人际沟通

1. 操作前的沟通（图3-1）

（1）亲切、礼貌地称呼患者,并做自我介绍,让患者感到护士热情、友善。

（2）向患者讲解本次操作的目的和意义。

（3）讲解简要方法及在操作过程中患者会有什么感觉,以提高患者对护理操作的知情程度,是减轻患者焦虑心理的重要手段。

（4）真诚地向患者承诺,使患者相信,护士将用熟练的护理操作技术,最大限度地减轻患者不适,征得患者同意后再准备用物。

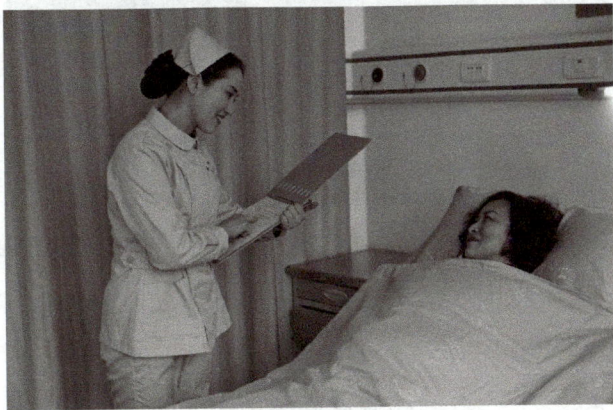

图3-1　护理操作前的人际沟通——静脉注射前的沟通

2. 操作中的沟通（图3-2）

（1）在护理操作过程中,询问患者有无不适,仔细观察患者的反应,对于患者的感受予以重视,并视情况做出相应调整。

（2）使用安慰性语言，转移其注意力，也可围绕患者最关心的问题进行交流。

（3）使用鼓励性语言，增强其信心。

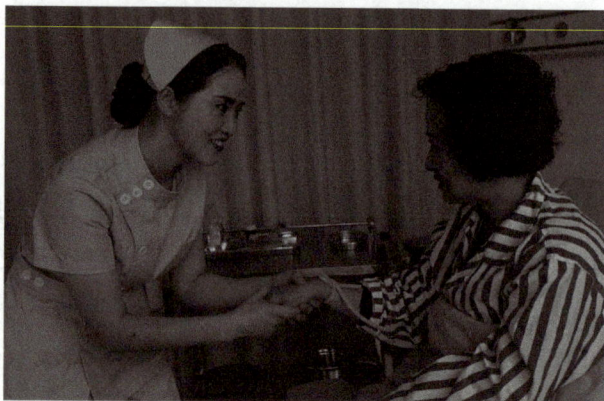

图 3-2　护理操作中的人际沟通——选择静脉时与患者沟通

3. 操作后的沟通（图 3-3）

（1）询问患者的感觉，是否达到预期目标。

（2）交代应注意的问题。

（3）感谢患者的合作，并询问患者有无其他需要。

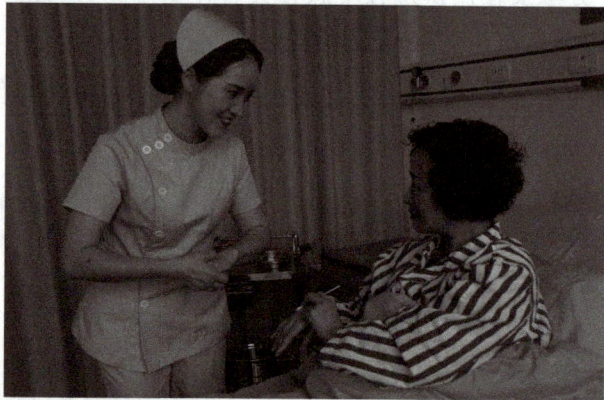

图 3-3　护理操作后的人际沟通——静脉注射后与患者沟通

沟通案例

输液操作的沟通

　　患者，邱某，女，47 岁，教师。门诊拟诊"子宫肌瘤"收治入院，入院后完善相关检查，并在全身麻醉下行"全子宫切除术＋双附件切除术"治疗，术后使用头孢替安 2 g 静脉滴注，Q12 h×3 d，以防止感染发生，现术后第 3 日，护士为邱老师进行静脉输液。

　　1. 操作前沟通

　　"邱老师，早上好，昨晚睡得好吗？现在感觉怎样？今天您的体温已经有所下降了,不过我还要给您再输一天液体,还是头孢类抗生素,以巩固疗效,防治术后感染。输液时间比较长,您需不需要去一下卫生间?一会儿输液进针时会有点痛,不过我会尽量小心,请您放心。"

2. 操作中沟通

"邱老师,我准备打这根血管,可以吗?"

"邱老师,准备进针了,请您握拳。"

"好,请松拳。邱老师,您现在还是要多休息,以恢复体力,您可以吃一些清淡、易消化的稀饭、面条。"

3. 操作后沟通

"邱老师,液体已经给您输上了,谢谢您的配合。现在您有什么不舒服吗?输液速度已经调好,请您不要随意调节,您的手活动时要小心,以免药液外渗。"

"您还有什么需要吗?我把呼叫器放在您手边,如果有事请按呼叫器,我也会常来看您的,请您安心休息。"

(二) 护理健康教育中的人际沟通

健康教育是护理实践的重要组成部分,是护士的职责之一。护士有针对性地向患者讲解有关疾病的发病原因、治疗方法、护理和保健知识,其目的是使患者获得自我保健和疾病转归的信息,使他们掌握一些基本的自救知识,调整心理适应能力,加强预防保健的新观念。

1. 健康教育的概念　健康教育是通过有计划、有组织、系统的教育活动,促使人们自愿地改变不良的健康行为和影响健康行为的相关因素,消除或减轻影响健康的危险因素,预防疾病,促进健康和提高生活质量。

关于健康教育的概念有多种。如世界卫生组织健康教育处原处长莫沃菲(A. Moarefi)博士在 1981 年提出:健康教育是帮助和鼓励人们达到健康的愿望,指导怎样做好本身或集体应做的努力,并知道必要时如何寻求适当的帮助。国际健康教育联合会、世界卫生组织和联合国儿童基金会(UNCIF)于 1988 年 8 月召开的第十三届健康教育大会上提出:健康教育是一门研究以传播保健知识和技术,影响个体和群体行为,预防疾病,消除危险因素,促进健康的科学。它重点研究知识传播和行为改变的理论、规律和方法,以及社区教育的组织、规划和评价的理论与实践,通过大众传播和教育的手段,向社会、家庭和个人传播卫生保健知识,提高自我保健能力,养成健康行为,纠正不良习惯,消除危险因素,防止疾病的发生,促进人类健康和幸福。

2. 健康教育的目的　其广义目的是消除或减轻影响健康的危险因素,预防疾病和提高生活质量。健康教育的核心是通过卫生知识的传播和行为干预来改变人们的不健康行为,提高人们的健康水平,侧重于那些有改变自身行为愿望的人群,教育的目的是实现健康的促进。

住院患者健康教育的目的是让患者达到"知、信、行"。知:让患者知道所患疾病的一般知识、治疗的目的及护理要点。信:护士用丰富的知识帮助、指导患者,让患者感到护士可信,并形成信念,知识一旦变成信念,就支配着人的行动。行:利用护士的影响力指导患者将健康知识付诸行动。

3. 健康教育的程序　护理健康教育程序是科学的思维方法和工作方法,是确保患者健康教育效果的重要保证。实施过程中以指导性沟通为主,注重调动患者维护自身健康的潜能,激励患者积极参与促进康复的护理过程。具体过程:评估教育需求、确定教育目标、制订教育计划、实施教育计划和评价教育效果五个步骤。

(1)评估教育需求:评估教育需求是患者健康教育程序的第一步骤。通过调查分析,评估教育需求旨在了解教育对象需要学习的知识和掌握的技能,为确定教育目标、制订教育计划提供依据。

1)评估内容:评估教育需求主要从以下 4 个方面考虑。① 患者对疾病或健康问题的知识水平;② 患者对健康教育的态度;③ 患者的学习能力;④ 患者的环境因素。

2)评估方法:评估教育需求的方法主要包括直接评估和间接评估。① 直接评估,通过与患者的接触、谈话直接获得;② 间接评估,通过阅读患者的病历、分析病史及其健康影响因素获得。

(2)确定教育目标:确定教育目标即明确患者及其家属的教育目标,为制订教育计划奠定基础,是护士为达成预期教育目标选择健康教育措施的基础。设立教育目标是健康教育中的一项重要内容,教育者应根据教育对象的不同情况、学习动机及愿望、学习条件等制订一系列的行为目标,目标设立应当是明确、具体和可测量的。

健康教育的总目标是帮助教育对象了解健康知识,充分发挥自己的健康潜能。社区护理的健康教育目标主要是为了使社区群体了解有关健康的信息及知识,识别有害健康的因素及行为,培养良好的生活方式。临床健康教育目标是帮助患者学习有关自己健康与疾病方面的知识,正视自己的健康状况,根据健康的需要做出理智的选择,有效地参与自己的治疗、护理及康复活动。

(3)制订教育计划:教育计划是进行健康教育活动的指南,是健康教育实施和评价的基础,所制订的教育计划必须有针对性,提出解决问题的具体方案和相应的教育措施,要求措施依据正确、切实可行,并能体现个体化教育原则。教育计划主要由教育时间、场所、内容、人员及方法和教具 5 部分组成。

1)教育时间:从患者入院到离开医院期间,均为健康教育时机。

2)教育场所:患者健康教育应在适宜的场所进行,以免使患者或家属感到不安或尴尬。

3）教育内容：教育内容应根据患者的具体情况决定，确保其针对性。

4）教育人员：患者健康教育是一个完整的教育系统，医院内的工作人员应根据患者和家属的需求，提供相应的健康教育。

5）教育方法和教具：根据患者的特点，选择恰当的教育方法和教具，以增进教育的效果。

（4）实施教育计划：实施教育计划是将健康教育计划中的各项教育措施落实于教育活动中的过程，是将健康教育计划付诸实践。主要内容包括实施前的准备、选择实施方法、时间的合理安排、实施过程中的记录等。在实施教育计划过程中，教育者应灵活机动，注意教育对象学习需求的变化，外界环境的干扰可能影响原有教育计划的实施。健康教育应遵循教学原则，因人、因时和因地制宜，及时了解学习者对教育结果的满意程度，以便及时调整教育方法，获得更佳的教育效果。健康教育计划的实施，使教育对象能有效地改变在健康观念和行为方面存在的问题，帮助其树立科学的健康观念和正确的健康行为。为确保计划的顺利实施，应特别注意以下4点。① 注重信息的双向传播。② 适当重复重点内容。③ 采取多种教育方法和方式。④ 注重教育者的态度。

（5）评价教育效果：评价是教育的重要环节，是对预期教育目标的达成度和健康教育活动取得的效果做出客观判断的过程。评价的目的是及时修正原有计划，改进工作。教育效果的评价可以通过评价教育需求、教学方法及教育目标的实现程度得以体现。

1）评价教育需求：评价以往患者教育需求的评估是否准确、完整。

2）评价教学方法：评价教育方法是否恰当、教育者是否称职、教材是否适宜。

3）评价教育目标的实现程度：目标有不同的层次，前一层次的目标往往是下一层次目标的基础。评价时，应参照计划目标，在活动的不同时期进行不同的评价。

4. 健康教育的内容

（1）一般健康教育：帮助公众了解增强个人及人群健康基本知识，内容包括个人卫生、营养方面的知识，疾病防治方面的知识，精神心理卫生方面的知识。

（2）特殊健康教育：针对特殊的人群或个人所进行的健康教育，包括妇女健康知识、儿童健康知识、中老年预防保健知识、特殊人群的性病防治知识、职业病防治知识、学校卫生知识等内容。

（3）卫生法规的教育：帮助个人、家庭及社区了解有关的卫生政策及法规，促使人们建立良好的卫生及健康道德，提高居民的健康责任心和自觉性，使他们自觉遵守卫生法规，维护社会健康。

（4）患者的健康教育：包括门诊及住院患者的健康教育。

门诊患者的健康教育内容主要包括以下3个方面。① 就诊前的健康教育：分诊护士主动热情接待患者，介绍门诊就医流程，通过候诊区分时段流动宣讲、橱窗展板

视频：新入院患者的教育

视频：住院中患者的健康教育

考点提示：健康教育的内容

任务二 治疗性沟通

宣传、制作发放口袋手册等方式开展健康教育。② 就诊中的健康教育：各专科门诊护士针对疾病的饮食护理、用药指导、检查治疗的注意事项等相关知识开展健康教育。③ 离诊时的健康教育：在患者诊疗结束离开医院前向其交代回家后的注意事项，告知复诊时间、方法及医院目前开放的预约挂号方式。

住院患者的健康教育内容主要包括以下几个方面。

1）新入院患者的教育：建立规范的接诊服务流程，对新入院患者实施健康教育。内容包括病区环境介绍，病区规章制度介绍，患者和家属的安全教育，病区主管医生、责任护士、主任、护士长的介绍，饮食指导、标本采集及注意事项，填写健康教育卡及健康教育处方及一日清单的发放等。

2）住院中患者的教育：责任护士从床头交接班、晨间护理、各项治疗性操作、级别护理等过程中及时向患者及家属循环讲解有关疾病的治疗、预防、注意事项，各项检查的目的、注意事项，检查的结果，一日清单的各项费用情况，术前准备（图 3-4）、术中配合、术后指导等内容，循环评价，直至患者及家属掌握有关知识。

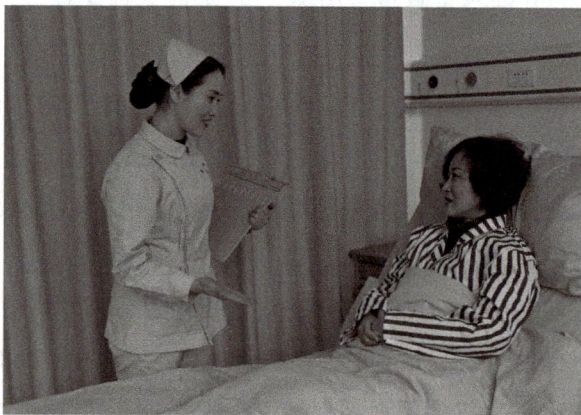

图 3-4　健康教育中的人际沟通——对手术前患者实施健康教育

3）当日或第 2 日出院患者的教育：责任护士负责对患者及家属进行出院指导，包括定期复诊、功能锻炼、合理膳食、健康的生活方式、按时服药、防止疾病复发和意外情况的发生，并使患者了解应急情况的处理方法等。

4）出院后 1 周患者的教育：护士电话随访出院患者，包括患者的用药指导、疾病恢复情况、提醒复诊时间等。

在健康教育过程中，注意内容详略得当，使健康教育具有可操作性。对疾病的发生机制及治疗方案等患者不易感知的内容可少讲、略讲，对发病原因、诱因及注意事项等确实需要患者配合的内容则要详细讲解，以引起患者注意，发挥其主观能动性，使其积极配合，主动改变过去不健康的行为习惯，养成良好的健康行为习惯。

健康教育中的沟通技巧

患者,许某,女,54岁,已婚,高中文化,退休。因出现多饮、乏力、夜尿多、消瘦等症状来院就诊,来院查血糖为 23.26 mmol/L,拟诊"2 型糖尿病"收治入院,经过 2 周的积极治疗,血糖已控制在正常水平,患者缺乏自我保健和护理知识,担心回家后血糖再度升高,王护士及时给予健康教育。

患者晨起,吃过早餐。

护士:"许女士,您好! 气色不错啊,医生说明天您就可以出院了。"

患者:"是啊,可是我担心回去后又控制不好。(面带忧色)我听说糖尿病是终身性疾病,需要长期治疗,可我又没耐心,你们跟我讲饮食控制,可我还是不知道该怎么办。"

护士:"您身材偏胖,因此控制体重是关键,要少吃馒头、大米、水果,多吃蔬菜。如果控制得好,血糖就容易维持在正常水平。一会儿我会根据您的具体情况,为您拟订一份饮食计划,同时送您一份糖尿病膳食搭配资料,您回去后按上面的要求去做,应该没问题。"

患者:"你说我一点水果也不能吃了吗?"

护士:"苹果、橙子、梨等含糖量较高,只能吃一两片解解馋。如果每日吃 1~2 个中等大小的水果,就需要减少一定量的主食。"

患者:"护士,那你一会儿把你说的资料给我一份,我先看看,有不懂的再问你。"

护士:"好啊。许多糖尿病的知识您回家进行自我护理时都用得到,我会把资料拿给您,有问题咱们再沟通。"

患者:"太谢谢你了!"

护士:"不客气,一会儿见!"

进行健康教育时,护士应通过循序渐进的叙述、解释等,配以相关书籍和教育手册,并运用恰当的语言,使患者能理解,能做到最大限度的自护。

视频:健康教育中的沟通技巧

109

5. 健康教育的组织形式

(1)一对一教育(图 3-5):护士针对患者的具体情况进行教育指导,护士要了解患者生理、心理、社会、文化等各方面情况,评估患者健康知识情况,对其健康知识不足之处,进行有的放矢的教育与指导,这种方式有利于鼓励教育对象参与学习,针对患者的个人能力与需要,有效地实现教育目标。

(2)小组式教育(图 3-6):适用于专科病房。将同一种疾病的患者组织起来,针对其共同需要了解的问题进行教育指导,组织患者进行讨论,解答患者提出的问题。这种方式因患者之间可以互相提醒、交流、讨论、提问。因此,可以达到较好的教育效果。

考点提示:健康教育的组织形式

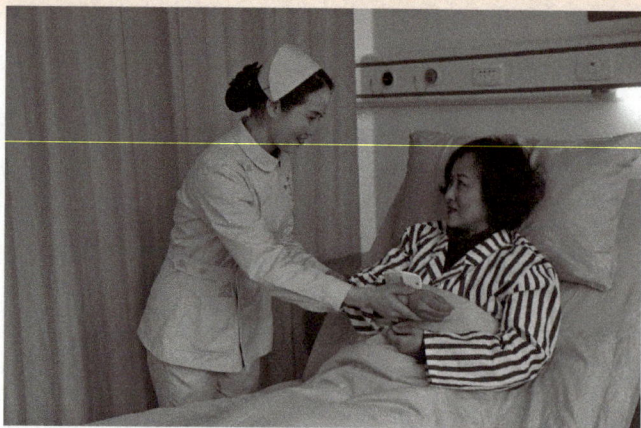

图 3-5　健康教育中的人际沟通——一对一教育

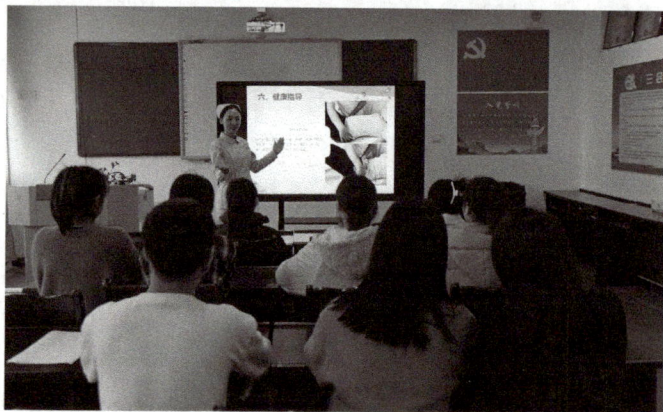

图 3-6　健康教育中的人际沟通——小组式教育

（3）患者座谈会：这是一种可以发挥护理骨干、护士长健康教育潜能的形式，利用患者座谈会，进行本科室常见病及其他健康知识宣教。

6. 健康教育的方法

（1）口头讲解：是最基本的，也是最主要的教育形式。

1）主动讲解：护士要根据患者的具体情况及动态变化，主动向患者进行宣传教育。如食管癌、肺癌患者术后呼吸道管理很重要，术前需要患者练习腹式深呼吸及有效咳嗽，护士要主动向患者讲解练习的目的、意义及方法，使患者了解其重要性，以引起重视并主动配合。

2）被动讲解：由患者提出问题，护士有针对性地做出回答，以此来进行健康教育。

3）随时讲解：护士可利用床头交接班，做治疗护理的同时抓住点滴时间对患者进行健康教育。如协助术后患者下床活动时，可一边扶患者下床，一边向其讲解早期活动的意义，使患者积极配合。

4）与患者交谈：体现在护患关系上是一种帮助与被帮助的关系。如癌症患者在得知自己的病情后，往往难以接受严酷的现实，极易产生悲观、恐惧等不良心理反应。护士要关心同情患者，深入了解患者对疾病的认识程度，强调手术效果和治愈希望，向患者介绍抗癌成功的病例，增强患者战胜疾病的信心。

（2）图文宣传：利用健康教育小册子、画册等书面形式，将教育内容交给患者自己阅读，或将教育内容制作成大幅图片，张贴于院内或病房适当位置供患者及家属观看阅读。这种形式适用于有一定文化程度的患者，此方式教育内容全面，又节省时间，是健康教育的一种较好方式，对于接受书面教育的患者，护士要给予必要的解释，使患者正确理解教育的内容。

（3）视听材料：利用电视、幻灯及广播进行宣教，适合于宣传带有共性的健康教育内容。直观性强，能将抽象的、难以理解的内容具体化、形象化，有利于患者接受和理解，是值得提倡的一种教育形式。这种教育形式适用于慢性疾病，如对高血压、糖尿病患者，每周将患者集中组织起来，观看教育影碟或幻灯图片，学习1~2次后，护士结合患者的具体问题进行讲解。

（4）示范训练（图3-7）：此种方法用于与操作姿势和自护技能有关的教育内容，护士先示范，然后让患者模仿训练，护士应在患者训练时加以指导和纠正，直到符合标准为止。

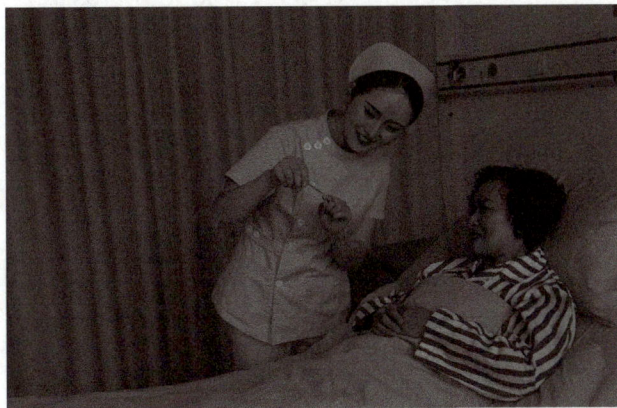

图3-7　健康教育中的人际沟通——示范训练

沟通案例

健康教育中的示范技巧

患者张女士，59岁，因"尿毒症"而收入泌尿科，需行腹膜透析术（简称腹透）。

护士："张阿姨，您好。根据您目前的病情您需要做腹透。通过腹透使透析液中的有用物质进入您的体内，同时将您体内的代谢废物等随透析液排出体外，达到治疗的目的。您知道这种方法吗?"

患者:"知道一点,刚才医生跟我说过,说是要在腹部开一刀,然后放上一根管子。"

护士:"是的,这个手术叫腹透管置管术。这种手术只要在局部麻醉下就可以做了。在您的腹部做一个 3~4 cm 的切口,将一根长约 41 cm 的硅胶管放入腹腔内,腹壁外留出一小段,然后外接一根短管,手术结束后即可透析。"

患者:"唷! 我听了心里有点害怕。"

护士:"我知道您会有顾虑。请您跟我一起到示范室去,我将在模拟人身上为您演示整个手术和腹透的过程,让您有一个全面的了解。"(在示范室示范)

患者:"噢,现在我有点明白了,害怕的感觉减少一点了。那么做腹透需要一直住在医院里吗? 是每日做一次还是几日做一次呢?"

护士:"腹透作为肾脏的终身替代疗法每日都需要做。一般一日做透析 3~4 次,每次一袋透析液(2 000 ml)在腹腔内保留 3~4 小时。在医院内我们会对您和您的家人进行相关知识的培训。等你们完全掌握该操作后,可以出院在家自行透析,您还可以从事力所能及的活动。在腹腔内的透析管一直留在腹腔内,外接的短管一般 2~3 个月更换一次,如果您准备做进一步的治疗,如肾移植,到时可将腹透管拔除。"

患者:"护士小姐,我现在只能吃一些蔬菜,那么做腹透以后饮食上要注意什么,还有,我能不能洗澡?"

护士:"由于腹透后每日从透析液中要丢失一部分蛋白质,因此要注意补充优质高蛋白饮食,如牛奶、鸡蛋、瘦肉等,还要补充维生素。水分一般不必限制,因此饮食不再像以前一样限制,但要注意卫生,避免腹腔感染。洗澡时要将腹透管保护好,可用 3 M 敷贴或造口护理袋,一般可淋浴,禁止盆浴。"

经医护人员和患者的共同努力,患者腹透顺利。2 周后已掌握相关知识,能自行操作。目前在家透析,生活完全自理。

护士用示范性操作配合谈话来说明腹膜透析的手术过程,引导患者获得感性认识,形成正确的印象,学会自我护理的方法,达到有效教育的目的。

7. 健康教育的注意事项

(1)根据不同的对象选择不同的方式:① 与文化层次较高的患者交流时,可结合其工作职业特点适当应用医学术语,也可用数据、统计资料予以说明,做到理由充分,说明透彻。② 与文化层次较低的患者进行交流时,语言应通俗易懂,尽量避免医学术语。③ 与性格外向、开朗的人交流可以直截了当;而对性格内向、疑虑较重的人则应避其敏感点,以间接的方式疏导。④ 新入院患者易产生恐惧、焦虑情绪,应耐心听取或诱导患者诉说,多关心患者,取得患者的信赖,通过正确有效的健康教育使患者消除顾虑。长期住院久治不愈的患者易悲观,护士应多用肯定性的语言,鼓励患者战胜疾病。

（2）正确把握沟通时机:患者入院后由于病痛、环境和人际关系改变等,情绪往往不稳定,交流易受情绪影响,而且不同的患者在住院的各个时期对健康教育的需求也不一样。如新入院患者最想知道主管医生是谁,对患者有什么具体要求;重症患者往往想知道治疗效果怎样。护士应把握时机,根据患者的需求和心理状态进行单独交谈或采用其他有效方式交流。

（3）恰当运用非语言沟通方式:使患者产生信赖感和安全感,树立起战胜疾病的信心。

（4）心中有患者:重视患者的反应,恰当运用沉默与重复技巧,可以调节交流气氛,强化交流内容,提高交流效果。

（5）护士人格力量的影响:在与患者交往过程中,开朗、沉着、高度负责的护士,始终感染着患者,使患者对恢复健康充满信心,认真思索生活的意义,达观地对待生命。

知识链接

健康教育中的"十要"和"五不要"

十要:

（1）第一次接触患者时,要介绍你的姓名和职称,使他明确你将负责他的护理及健康教育。

（2）要询问患者的想法,以澄清一些错误的观点,并有助于满足患者的需求。

（3）要对患者提出的问题给予反馈。

（4）要掌握声音的大小和语调,说话清晰。

（5）要使用清楚、简洁、朴素的语言与患者交谈。

（6）要尽可能地使患者了解自己的病情及注意事项。

（7）要用患者能够明白的方式对他进行健康教育。

（8）要提高倾听技能,积极、专心地倾听患者的心声。

（9）见到患者时,要给予他坦诚友好的微笑,以表达你对他的关心和尊敬。

（10）要控制你的非语言交流所传达的信息,不要给患者带去消极的情感,因为最有力、最真实的信息是由非语言信息来表达和传递的。

五不要:

（1）不要因为知道疾病的基本过程,就理所当然地认为你了解患者的需求,否则你会给自己和患者帮倒忙。

（2）不要使用患者不熟悉的医学术语和词语。

（3）不要与患者发生口角，假如患者刺伤了你的自尊心，不要当着患者的面抗辩。

（4）不要让患者做事而又不告诉他为什么要做和如何做。

（5）不要在患者面前对治疗小组中的医务人员品头论足。

思考与实践

1. 什么是治疗性沟通？

2. 治疗性沟通包括哪些步骤？

3. 请你以班级同学为教育对象，以如何防治流行性感冒为教育内容，按照健康教育的程序模拟一次健康教育。

4. 请你试着为全班同学进行口腔卫生知识的健康教育。

5. 请全班同学共同参与制作一份常见病的图文宣传板报。

【实训指导】

实训一　护理操作中的护患沟通

1. 目的

（1）学会在为患者实施具体的护理操作时，能有意识地给予恰当的沟通。

（2）学会在护理操作中使用护患沟通的技巧。

（3）通过沟通加深对护患沟通与交往的认识，提升护士与患者间沟通、交往的素质。

2. 步骤

（1）以小组为单位进行角色扮演，模拟护士与患者进行各项操作中的人际沟通。

（2）每组给予不同的案例情境，以根据不同情境进行角色扮演，各组设计各项操作中护患沟通的场景。

（3）实训案例举例：

病例1　测量血压

病例：张某，男，65岁。高血压病史20年，2周前因突然昏迷，急诊收治入院，现意识已恢复。医嘱：测血压，每日4次。

病例2　口腔护理

病例：李某，女，62岁。持续性高热，每日需进行口腔护理。

病例3 大量不保留灌肠

病例:冯某,男,54岁。4日未解大便,感觉腹胀不适,使用其他通便方法均无效,现遵医嘱实施0.2%肥皂水1 000 ml大量不保留灌肠。

病例4 女性患者导尿术

病例:王某,女,47岁。阑尾切除术后8小时不能自行排尿,感到下腹部胀痛。体格检查:耻骨上膨隆,扪及囊样包块,叩诊呈浊音。采用多种诱导排尿方法均无效,现遵医嘱给予导尿。

病例5 鼻饲法

病例:张某,男,45岁。口腔手术后无法进食,医嘱:插鼻饲管。

病例6 皮内注射

病例:陈某,女,26岁。上呼吸道感染,医嘱:青霉素80万U静脉滴注,每日2次。

病例7 肌内注射

病例:宋某,男,23岁。急性化脓性扁桃体炎,咽部充血,扁桃体Ⅱ度肿大,医嘱:林可霉素0.6 g,肌内注射,每日2次。

病例8 静脉输液

病例:董某,女,70岁。因冠心病收治入院,医嘱给予静脉输液治疗。

病例9 T形管护理

病例:孔某,女,57岁。胆总管结石入院,2日前在全身麻醉下行胆囊切除术+胆总管切开取石+T形管引流术,手术顺利。

病例10 手术区皮肤准备

病例:黄某,男,33岁。慢性阑尾炎,择期手术,拟于明日做阑尾切除术。

3. 考核 操作中的护患沟通评分标准见表3-3。

表3-3 操作中的护患沟通评分标准

项目	分值	考核要点	得分
素质要求	5	服装鞋帽整洁;仪容仪表大方;举止端庄;语言柔和、恰当;态度和蔼可亲	
操作前沟通	2	问候患者,自我介绍	
	3	讲解操作的目的和意义	
	3	真诚地向患者承诺将用熟练的护理操作技术,最大限度地减轻患者的不适	
	2	征得患者同意后再准备用物	
用物准备	5	按不同操作准备用物	

项目	分值	考核要点	得分
操作中沟通	5	询问患者有无不适	
	5	仔细观察患者的反应,重视患者的感受	
	10	使用安慰性语言转移其注意力	
	20	应用沟通策略、技巧,围绕患者最关心的问题展开沟通	
操作后沟通	5	询问患者的感受	
	5	交代应注意的问题	
	5	感谢患者的合作	
整理	3	床单位	
	2	用物处理	
理论提问	4	治疗性沟通的原则	
	4	治疗性沟通的分类	
	12	治疗性沟通的步骤	
合计	100		

实训二 健康教育中的护患沟通

1. 目的

(1) 学会为不同患者实施健康教育:入院宣教、疾病相关知识宣教、饮食宣教、相关检查宣教、用药宣教和出院指导等。

(2) 学会为患者进行一对一及小组式健康教育。

(3) 学会在健康教育过程中应用不同的方法。

(4) 学会在健康教育中使用护患沟通的基本方法、技巧。

(5) 通过沟通加深对护患沟通与交往的认识,提升护士与患者间沟通、交往的素质。

2. 步骤

(1) 以小组为单位进行角色扮演,模拟护士与患者进行健康教育。

(2) 每组给予不同的案例情境,以根据不同情境进行角色扮演,各组设计健康教育沟通的场景。

(3) 实训案例举例:

1) 内分泌病房,张某、王某、李某等5位患者,均为2型糖尿病患者,经过一段时间的治疗,血糖基本控制在正常范围内,都即将出院,于是该病房的护士小徐将这几位患者集中起来对他们进行疾病健康教育。

2）患者陈某，男，47岁，发现血压升高数年，近1周无明显诱因感觉头晕加重，视物旋转，以"原发性高血压3级极高危组"收治心血管科病房，患者在其妻子的陪同下办理住院手续，入住心血管科病房。如果你是该病房的护士小张，请你对患者实施入院宣教。

3）患者陈某，男，47岁，发现血压升高数年，近1周无明显诱因感觉头晕加重，视物旋转，以"原发性高血压3级极高危组"收治心血管科病房，入院后积极监测血压变化，测量血压每8小时1次，并予以以下药物控制血压：氨氯地平5 mg，每日1次，口服；马来酸依那普利（依苏）2片，每日1次，口服；氢氯噻嗪25 mg，每日1次，口服；0.9%氯化钠溶液250 ml＋硝酸异山梨酯10 ml，静脉滴注。如果你是患者陈某的责任护士，请你对他实施疾病相关知识的宣教及用药宣教。

4）患者陈某，男，47岁，发现血压升高数年，近1周无明显诱因感觉头晕加重，视物旋转，以"原发性高血压3级极高危组"收治心血管科病房，入院后积极监测血压变化，测量血压每8小时1次，并予以以下药物控制血压：氨氯地平5 mg，每日1次，口服；马来酸依那普利（依苏）2片，每日1次，口服；氢氯噻嗪25 mg，每日1次，口服；0.9%氯化钠溶液250 ml＋硝酸异山梨酯10 ml，静脉滴注。经过1个月的用药调整，血压已基本控制至146/80 mmHg，患者将于近期出院。如果你是患者陈某的责任护士，请你对他实施出院指导。

3. 考核　健康教育考核评分标准见表3-4。

表3-4　健康教育考核评分标准

项目	分值	考核要点	得分
素质要求	5	服装鞋帽整洁；仪容仪表大方；举止端庄；语言柔和、恰当；态度和蔼可亲	
沟通前准备	2	选择合适的时间	
	3	评估患者的学习需求	
	2	确定本次健康教育的目标	
	5	准备健康教育的资料	
	3	沟通环境准备：安静	
开始沟通	5	问候患者，自我介绍	
	5	交代目的、所需时间、意义	
进行沟通	10	根据患者情况对患者实施各种健康教育	
	10	教育内容科学，全面，通俗易懂	
	5	健康教育方法恰当	
	20	应用沟通策略、技巧（语言和非语言技巧）	

项目	分值	考核要点	得分
结束沟通	2	询问患者的感受	
	5	总结教育内容	
	2	评价患者的掌握程度	
	1	感谢患者的合作	
理论提问	4	健康教育的定义	
	4	健康教育的程序	
	7	健康教育的方法	
合计	100		

（瞿晓萍　王　珊　王　菠）

素养养成案例：脱口而出的"误会"

任务三　护患冲突的防范和处理

学习内容

1. 护患冲突的概念、分类和发生原因。
2. 护患冲突的防范和处理原则。
3. 护患冲突的防范措施。
4. 护患冲突的处理技巧。

典型案例

周某，男，84 岁。诊断为"病毒性感冒合并肺炎"，住院多日。周某脾气急躁，爱较真，说话絮叨，听力减退。某日，护士小张来为他进行常规血压测量，周某见到小张就大声说："是小张啊，你说我都住院这么多天了，怎么就不见好呢……"小张打断了周大爷，说道："安心住院吧，那么大岁数了，能那么快好吗？一个老慢病……"还没等小张说完，周大爷惊讶地瞪大了眼睛："你说什么？你的意思是我的病治不好了？我不量血压了，还有什么用啊！"小张继续说道："你怎么那么多心啊！安心养着得了。"正在这时，护士长推门走了进来，微笑着来到周大爷床前，一边为大爷整理床铺，一边说："周大爷，这次您住院是因为感冒引起的，肺部又起了炎症，想要完全康复，时间是要长一些的。连棒小伙子也扛不住呢！您儿子多次找我们咨询您的病情，您有这么孝顺的儿子，真是有福气啊！"护士长边说边摆手，让护士小张退出了病房。

假如护士小张对周大爷的心理困惑没有正确引导,简单化处理问题,会引起什么后果?护士小张在与患者沟通时哪些言行不合适?护士长运用了哪些技巧化解了这起护患矛盾?

从上述案例中,我们看到在护患交往的过程中,冲突的发生不仅影响良好护患关系的建立,而且还会影响正常医疗护理工作的进行及患者的康复。那么,什么是护患冲突?哪些原因会导致冲突的发生?在护患交往中怎样避免冲突的发生?护士应该掌握哪些应对突发护患冲突的处理技巧呢?

一、护患冲突概述

随着社会的发展、医学模式的转变和法制的健全,人民群众的健康意识、维权意识和消费观念不断地提高与转变,人们对医护人员的职业道德、技术水平及服务质量提出了更高的要求。护患交往过程中,护士如果法治观念淡薄、服务意识不强或护理职业行为不当,就会加剧护患双方对人性化服务供需的矛盾,导致护患冲突的发生。

(一)护患冲突的概念

护患冲突指护患双方在医疗护理活动中,对治疗方案、医学理论的认知、治疗后果等产生分歧,从而引起双方情绪过激,产生矛盾与误解,甚至上升为医疗纠纷的社会现象。护患冲突是人际冲突的一种,是影响护患关系健康发展的因素之一。

(二)护患冲突的分类

1. 医源性护患冲突　即由护理人员的过失行为或服务缺陷等原因而引发的冲突,如由护理技术水平、服务态度、沟通技巧和职业道德等方面的问题引发的冲突。

(1)道德性冲突:这类冲突主要由于护理人员的职业道德问题引起。随着社会的发展,患者及家属对医务人员的服务质量要求越来越高。然而,少数护理人员受社会负面因素的影响,自觉社会地位低下,待遇不高,工作缺乏主动性,服务态度生、冷、硬,言语不温和。在与患者或家属沟通中不注意说话的语气,不讲技巧,面无表情,对患者的提问不予理睬或不耐心解答,甚至出现冷嘲热讽、恶语伤人的现象,让患者与家属感到护理人员缺乏同情心和安全感,造成护患之间的不信任,引起患者不满,从而引发冲突。由于护理人员服务态度生硬导致护患矛盾的发生是目前产生护患纠纷的主要原因。

(2)技术性冲突:指由于护理人员专业知识不扎实、技术不娴熟、对突发事件缺乏应对能力、不能及时观察和发现患者的病情变化,导致患者及家属对护士的工作不信任、不满意或造成患者非正常死亡、功能受损等不良后果而引起的冲突。此外,由于患者及家属希望得到护士专业、热情的服务,往往对护理人员抱有很高的期望,都希望护理操作一次成功,一旦护士操作失误,很容易导致护患冲突,甚至医疗纠纷。

(3)责任性冲突:指护理人员工作责任心不强,工作作风不严谨,在治疗和护理工作过程中,由于疏忽大意而违反操作原则(如未严格"三查七对"、未严格无菌操作、未认真履行交接班制度、护理记录书写不规范、执行医嘱失误等),造成患者非正常死亡、伤残、病情加重等不良后果,并承担主要责任的冲突。如果护士能够自觉、严格地规范自己的行为,就可以杜绝责任性事故的发生,避免护患冲突。

沟通案例

输液室里的故事

某日,在某医院的小儿输液区,当班护士叫道:"44 号'刘力',到小儿穿刺室进行头皮穿刺"。然而,49 号座位的患儿母亲听成是自己小孩的名字,抱起 2 岁的儿子'林立'推开穿刺室的大门,走了进去。穿刺前,护士忽略了患儿姓名的再次查对,没有问其母亲。穿刺完毕后,当患儿母亲向当班护士询问"输的什么液体"时,护士仍然没有再次核对药品,并用不耐烦的口气说:"消炎类药!"

当巡回护士带患儿回座位时,才发现他是 49 号患儿,巡回护士立刻关闭输液管并拔除。由于两名患儿输注的液体相同,以及巡回护士的及时发现,避免了输液事故的发生。当班护士向患儿家属真诚道歉,家属在气愤地批评了该护士几句之后,没有继续追究。

以上案例充分说明护士缺乏责任心,违反了查对制度并欠缺护患沟通技巧,造成了护患冲突。此案例提示,在护理工作中,责任心至关重要。

(4)观念性冲突:指护理人员法治观念淡薄,在工作中忽视患者的权益,侵犯了患者的隐私权,从而引发矛盾冲突。患者有了解自身疾病的诊断、治疗、处置及病情预后等权利,有权要求医护人员对此做出通俗易懂的解释。为患者保守医密,实行保护性医疗,不泄露患者隐私与秘密,是每个护理人员的义务和责任。护理人员不尊重患者,随处谈论、散播与患者有关的医疗护理资料是违法行为。

(5)需求性冲突:目前,许多医院中临床一线的护理人员数量明显不足,未能达到规定的床护比标准 1∶0.4;而且在医院工作中,护理人员还要完成工作范围以外的任务,如取药、记账等,增加了护理人员的工作量。因此,护患比例严重失调、护士工作任务繁重,而长期处于严重工作压力下必会产生工作疲惫感,导致工作效率降低,情绪差,这些原因均导致护士没有足够的时间和精力与患者沟通,提高了冲突的发生率。

2. 非医源性护患冲突　由患者或社会等原因而引发,如患者缺乏医学护理常识、不良的经济动机、对现行医疗制度不满等方面的问题。

（1）认知性冲突:指患者及家属由于对医院的规章制度及医学专业知识了解甚少,对正常的护理工作程序不理解,对疾病的治疗、护理过程出现的问题存在不同的认识,而对护理人员的工作横加干涉或指责,甚至提出不符合医学护理规律的要求,使护士十分为难,患者由于需要无法满足,从而引起冲突。比如,当患者的疾病不能明确诊断或患者对疾病治疗效果不满意时,便会质疑护理质量,将情感发泄迁怒在护士身上;医院为维护病区秩序,制订了探视制度、作息制度、病区管理制度等,各种规章制度需要在护士的监督与管理下执行,有些制度不易得到患者及家属的理解和认同,当护士按规定进行管理时,容易导致护患冲突的发生。

（2）经济性冲突:在市场经济环境中,患者的维权意识不断增强,经济冲突的案例日益增多。主要表现:质疑医院收费机制,不按时缴费,故意拖欠、逃避缴费,恶意索赔等。此外,医院为防止患者逃欠医药费用,如患者未能及时补足预交金,就会停止用药,患者多数会将矛头指向护士,把不良情绪发泄在护士身上,引发护患冲突。

（3）偏见性冲突:由于部分患者受到某些媒体对医护人员的负面报道影响,对医务人员缺乏起码的信任。比如,全程监督医疗护理操作、无端怀疑加药剂量、违反操作制度和原则等。信任的缺失给医疗护理工作带来不便,同时严重影响护理人员应有的职业及人格尊严,使医护人员产生反感的对立情绪,引发护患冲突。

（4）恶意性冲突:部分患者或家属对突发疾病或创伤意外感到焦虑、悲伤或恐惧,而迁怒于护理人员,甚至发生过激行为。极少数患者或家属为达到个人目的故意纠缠医院而无理取闹,寻衅滋事,引发护患冲突。

（三）引起护患冲突的原因

护患冲突是护患双方交往过程中的产物,是影响护患关系健康发展的客观状态。因此,了解护患冲突产生的原因,才能为有的放矢地调控护患关系提供指南。

1. 期望与现实的冲突　"白衣天使"是人们对医务人员的高度赞誉。许多患者对护士职业素质的期望值较高,并在不知不觉中完美了护士的群体形象,确立了护士形象的社会知觉主观"定势",用较高标准衡量每个护士个体。当个别护士的职业行为与患者的期望值距离较大时,患者就会产生不满、抱怨等表现。此外,当患者对疗效的期望值过高,而现实的疗效与预期不相符甚至病情恶化时,患者及家属不能理解,认为应该药到病除,否则就是误诊或护理人员没有尽心服务,因而可能向护理人员发泄怨气。表现为对护患关系冷漠,不合作态度,甚至还可能出现过激的言行。此时,若护士不能充分理解患者的期望,不寻找自身存在的问题,认定患者过于苛求、挑剔,表现出完全对立的情绪,就易引发护患冲突。

2. 需求与满足的冲突 疾病给患者带来了痛苦,患者非常渴望得到护士的关心和精心护理。但是我国的床护比目前仍未达到配置要求,护士很难满足患者的一切要求。当患者的迫切需要和护士的工作安排发生冲突时,就容易引发患者因其需求未得到及时解决而对护士产生不满与指责。个别护士也可能因为忙累状态对患者失去耐心,产生抱怨。此时,导致护患冲突的关键在护士。

3. 健康与伤残的冲突 部分患者对自身丧失健康的自卑及对他人强健体魄的渴望,使其内心产生激烈冲突,特别是躯体严重伤残(如毁容)的患者,在与健康者交往时往往有自卑心理,情绪冲动、易怒,常常难以自控地把伤残的恼怒发泄至与其交往最频繁的护士身上。患者往往陷入病痛不能自拔,对护士的善意劝说、耐心解释不能细心感受,甚至产生逆反心理,通常表现为拒绝配合护理工作。护士若不能体恤患者的心情、不能理解患者的冲动行为而强行实施护理计划,则极易出现互不相让的对立状态,引发较激烈的护患冲突。

4. 内行与外行的冲突 患者过度关注自身的疾病,迫切希望了解与自身疾病相关的所有诊治、护理过程中的细节,常常询问护士,因为缺乏医学常识,并习惯"打破砂锅问到底"。护士长期在医院,天天面对病患,容易造成习惯性麻痹,不能设身处地地体谅患者渴望康复的迫切愿望,缺乏耐心,对患者的提问简单敷衍或不予理睬患者,也易引发护患冲突。

5. 独立与依赖的冲突 此类冲突常发生在疾病恢复期,患者发生了角色强化。部分患者甚至产生心理障碍,不愿回归其社会角色,表现为在其躯体恢复健康的同时,反而对护士的依赖显著增强。此期,护士应该积极帮助患者重建自信,增强独立意识,提高社会适应性。解决此冲突,关键在于护士能否耐心地正确引导,若护士不能有效沟通,不仅良苦用心不被患者理解,反而容易引起误解,导致护患冲突。

6. 价值与偏见的冲突 社会各层次的患者,受其自身环境、文化等因素影响,对护士职业价值的看法不一。有些患者受社会负面信息影响,把对护士职业的社会偏见带入护患交往,交流中常流露对护士职业的曲解;而部分护士长期受职业价值困惑,面对患者的消极评价特别敏感、抵抗,极易与其当面发生争执,导致护患冲突。

7. 制度与现实的冲突 医院制订了各项规章制度,以保证诊疗的有序进行。当医院制度(如医院探视、陪护制度)与患者个人意愿相冲突时,护士一方面作为制度的直接执行者,受到患者及家属的不满;另一方面护士还受上级管理者的要求,执行工作任务,如患者及家属不能理解与合作,往往使护士受到双重压力,若不能很好地调节自己的情绪,则易导致冲突的发生。

二、护患冲突的防范和处理原则及技巧

　　护患双方受到以上各种因素影响,在交往过程中可能会发生护患冲突。护患冲突的发生会严重影响护理工作质量与患者的疾病康复。护理人员应该掌握护患冲突的防范与护理技巧,在工作中严格规范自身言行、设身处地体恤患者的心情,运用护患冲突的处理技巧与患者达到有效沟通,更好地为患者提供服务。

🔒 考点提示:
护患冲突的防范和处理原则

(一)护患冲突的防范和处理原则

　　1. 患者第一原则　护理人员应有高尚的道德情操,要理解、尊重和关心患者,自觉维护患者的基本权益,并尽一切可能满足患者的合理要求,建立融洽的护患关系。当面对护患冲突事件时,护士应首先让自己冷静,再设法让对方控制情绪。在心平气和的基础上以合情合理的方式解决问题。时刻把患者的身心健康放在第一位。

　　2. 倾听为主原则　当患者投诉时,情绪有可能不稳定。护士应先了解事件发生的全过程,耐心倾听患者内心的不满,才能发现实质性的原因。倾听时护士应与患者保持目光接触,不要做出漠不关心或嘲弄的表情,并适当地重复,确认患者提出的问题,避免与其发生争辩。

　　3. 换位思考原则　漠视患者的痛苦是与冲突患者沟通时的大忌。护理人员应站在患者的立场上去思考问题,将心比心,诚心诚意地对患者表示理解和同情,让患者感觉到护士的理解和关怀。

　　4. 积极处理原则　护理人员应体恤患者的心情,面对冲突事件应根据情况立即行动,向患者解释或提供解决方案。如果问题不能立即得到解决,要告知对方解决问题的步骤,并和患者保持联系,直到问题被解决为止。

　　5. 防微杜渐原则　处理的冲突问题都应详细记录,便于管理者检查。同时,也可以作为今后工作时的一面镜子,防微杜渐,不要再出现类似的问题。

案例启发:
被占用的病床——化解冲突的沟通

🔒 考点提示:
护患冲突的防范和处理技巧

(二)护患冲突的防范和处理技巧

　　1. 护患冲突的防范措施

　　(1)加强职业道德建设:在护患冲突的诸多因素中,沟通不当、服务态度差是导致护患冲突常见的"激惹因素"。护理人员必须树立"以患者为中心"的整体护理服务理念,不断强化优质服务意识,改善服务态度。在交往中注意沟通技巧,语言行为要讲原则、讲感情、讲场合。双方交谈时,应谨言慎行,口带敬言,态度诚恳;对患者及家属提出的问题及时、耐心解答;遇到特殊情况应随叫随到;情况复杂时,须分清轻重缓急,努力避免出现护理质量问题。在工作中,始终以关心、理解、尊重的态度与患者

建立感情,避免冲突,建立良好的护患关系。

(2)加强业务学习和技能训练:丰富的专业知识和娴熟的操作技能是建立护患关系的核心问题。患者最关心的就是自身的疾病能否得到最好的治疗和护理,而精湛的护理技术与丰富的专业知识正是护士为患者提供的最佳帮助,在培养良好护患关系中发挥着不可替代的作用。护理水平的提高需要护理人员不断地学习和充实专业知识,不断地提高业务技术水平。只有以一流的护理服务为患者减轻痛苦,促进康复,才能赢得患者及其家属的信赖。

(3)加强责任心建设:医疗行业制订的规章制度可以规范护理人员的行为,保证医疗、护理安全,确保患者的康复。护理人员应加强责任心,自觉严格地执行医院的各项制度。对患者进行操作时,严格执行各项技术操作规范(如"三查七对"制度、急危重症患者的床头交接班制度等),防止护理差错事故的发生。

(4)尊重患者权利:在护理工作中,护士应尊重患者的权利并尽力维护患者的权利。首先,尊重患者的知情权,即对患者的诊断、治疗、护理等问题做到有问必答,让患者心中有数。其次,尊重患者的消费同意权,即让患者明明白白地自愿消费,如必须使用昂贵的药品或进行收费较高的检查时,要向患者及家属讲明其必要性,征求患者的同意并请其签字确认。此外,护士也应尊重患者的隐私权,注意为患者保密,防止泄露患者的隐私。当然患者还有许多别的权利,护理人员在工作中均要尽力维护,并为患者代言。

(5)增强法治观念:法律是人们行为规范的准则,随着社会法制的健全和知识的普及,患者和家属的维权意识不断增强,护患冲突随之增加。护理人员应自觉学习《护士条例》《医疗事故处理条例》等有关法律知识,增强法治观念和职业责任感,积极主动地运用法律手段维护护患双方的合法权益。做到知法、懂法、守法、用法,才能避免护患冲突的发生。

(6)合理进行人力资源配置:通过增加护理人员的配置、减少护理人员的工作量,使护理人员合理休息,保证充足睡眠,保持愉快、平和的心境与患者进行有效的沟通,及时发现患者的心理误区,进行疏导和解决,以促进患者早日康复,同时建立良好的护患关系。

(7)合理公开收费:护士应配合医院做好收费工作,严格按照物价局规定的收费标准收费。同时,做好各项收费的解释工作,让患者明白各项治疗的收费情况,对于价格较高的项目,应向患者及家属说明。许多医院需要临床护士为患者坚持发放一日消费清单,发放时要询问患者是否有疑问,做好解释。

(8)加强医院管理:建立科学严谨的医疗体系,提高医院管理者的素质。医院管理者应加强管理,即系统化、标准化、规范化、科学化、制度化。在工作中,完善各项护理工作制度,制订各种应急预案与流程,加强护理质量的环节控制,增强护理人员的安全意识与责任意识,认真履行工作职责,防范护患冲突的发生。

（9）重视患者投诉:患者住院期间难免会遇上不满意的事情,护士要细心观察,及时发现问题,主动做出解释、说明,将矛盾消灭在萌芽阶段。发生矛盾时,护士应该沉着冷静,以倾听为主,无论受到患者怎样的误解,都不要急于辩解、争执,更不能发生冲突,待患者情绪稳定后再与其沟通;或及时与护士长联系,请管理者出面协调;必要时还可请医生协助,共同处理、化解矛盾,避免扩大事态。

2. 护患冲突的处理技巧

（1）先稳定情绪,后处理事件:面对护患冲突事件,护士作为护患关系的主导者,应从责任与义务的角度,去体谅、理解患者不稳定的心态与情绪,切忌以受伤者的心态对待患者的非理智行为。可运用以下技巧稳定情绪。① 深呼吸法:处理冲突最忌讳冲动情绪,而深呼吸可达到快速控制情绪的效果。② 换位思考:从患者角度理解其不满。③ 转移法:若患者的不满并非真正针对护士,而是把不满情绪宣泄于护士,护士不能针锋相对。可仔细询问患者不满的原因,是否是由住院环境、就医时长、个人因素、家庭因素、疾病因素等外部情况引起的,护士针对其中能改善的因素进行调整,并积极反馈,引导患者将矛盾转移至问题本身而非护士。④ 冷处理法:有时患者因受疾病折磨而情绪不稳定,对护士发火。此时,护士宜采取冷处理方式,待患者冷静后,耐心分析、解释其情绪不稳定的原因和后果,通常可有效地避免同类冲突的再次发生。

视频:护患冲突的处理技巧

知识链接

转移矛盾小技巧

某日中午,一位患者因对医院膳食不满意,把饭菜往值班护士旁边重重一放,恼怒地说:"你们医院只知道赚钱,太黑了,根本不管我们死活!"此时,护士巧妙地运用矛盾转移法,心平气和地说:"对不起,这饭菜可能不合您的口味,我一定替您向膳食科反映,让他们改善质量,多谢您的宝贵意见!"（既让患者感觉受到了尊重,也使患者感到自己迁怒于护士是不对的,反觉得不好意思、平和了心绪。）

（2）巧化阻力为助力:护士面对不同类型的患者宜采用不同的方式妥善处理冲突,缓解冲突局面。

1）当患者愤怒时:此时患者情绪最易激惹,护理人员应学会"以柔克刚",应先安抚患者保持冷静,待对方心平气和后,再讨论问题所在。语言可以用"您先消消气,生气不利于您的身体康复!"

2）当患者不合作时:护理人员切忌一味指责患者或者强制进行护理工作,可选择合适的时机沟通,如患者午睡后,情绪稳定。根据患者性格采取相应的沟通方法。若患者性格直爽,则不妨开门见山,直接提出疑问;若患者性格内向,护士则应注意察言观色,循循善诱。

3)当患者冷漠时:患者对护士态度冷漠,交往缺乏主动性时,如果排除感官沟通障碍,则通常有以下三种可能:① 患者注意力不集中,忽略了护士的存在。此时,护士可以帮助患者解决或思考患者所想的问题,也可以暂时离开给患者留下私人空间。② 患者对护士的言行不满意。此时,护士如果有所察觉,应该立即反省,可即刻给予一些澄清或做出接受的反应,避免误会。③ 患者病情恶化或有其他严重顾虑时,可能会情绪低落。此时,护士应主动询问患者并理解、体贴患者,为患者做好各项治疗和护理,动作应轻柔,操作尽可能集中。

总之,正确处理或避免发生护患冲突,是护士优秀职业素养的体现,也是其高超人际沟通能力的体现。

思考与实践

1. 根据护患冲突的分类,谈谈如何避免护患冲突。
2. 护患冲突产生的原因是什么?
3. 与冲突患者的沟通技巧有哪些?
4. 试着根据本章开篇的经典案例,思考如果自己是护士小张,该如何与周大爷沟通。

【实训指导】

实训 防范护患冲突的沟通技巧

护理人员在与患者交往过程中,往往会遇到患病不同、性格不同、文化素质不同等各类患者,在交往中遇到这样或那样的难题,许多时候更需要护士心平气和地去关心、理解、引导患者。

1. 目的 通过实训让学生充分理解护患冲突的防范和处理原则,并能充分运用护患冲突的防范和处理技巧避免或解决护患冲突事件。

2. 步骤

(1)采用情境模拟演示方法,将学生分为若干组,每组6人。

(2)给出题目供学生参考,也可自拟题目。参考题目如下。① 催促欠款患者及时补交住院费(中年男性患者,下岗,脾气急躁)。② 为科室的一位肾移植术后患者输液(长期住院,血管弹性差,不信任年轻护士与实习生)。③ 一位患者身患癌症,其家属22:00还在病房停留,想办法劝其离开(年轻女性患者,家属是其未婚夫,长途跋涉来看未婚妻)。④ 说服不愿多次抽血的患者抽血检查(常规抽血,老年男性患者,小学学历,认为血液对于人体非常重要,多次劝说无效)。⑤ 输液操作失误,说服患者再次穿刺(夜班,患儿2岁,监护人在场)。

（3）通过学生互评和教师评价选出获胜队伍与最佳沟通技巧运用者。

（4）组织学生讨论，每组派一名学生代表，总结各自在沟通中的优点、缺点。

（5）教师点评：总结获胜队伍在处理护患冲突事件中的沟通技巧。

3．要求　每组同学演示时，其余同学站在四周静观，保持安静，注意观察各组的表现。

4．考核　防范护患冲突的沟通技巧考核评估见表3-5。

表3-5　防范护患冲突的沟通技巧考核评估表

项目	分值	考核要点	得分
主题贴切	10	护患交往中，此类冲突事件频繁出现，可操作性强	
沟通难易程度	10	角色个性鲜明	
服务态度与修养	15	仪表端庄，服装整洁，态度严肃认真	
语言沟通技巧	30	合理应用提问、阐释等技巧	
非语言沟通技巧	25	合理应用倾听、沉默、触摸等技巧，缩短护患心理距离	
心理素质	10	随机应变，达到沟通目的，缓解护患冲突	
合计	100		

小　结

护患关系主要是指护士与患者及其家属之间的一种特殊的人际关系，是一种帮助性、专业性、工作性和治疗性的人际关系。护士根据患者的不同情况而采取主动-被动型模式、指导-合作型模式或是共同参与型模式。护患关系主要包括技术性关系和非技术性关系。护患关系的建立与发展一般分为观察熟悉期、相互合作期和终止评价期。治疗性沟通是护患之间围绕患者健康问题所进行的可以起到治疗作用的沟通行为，可分为指导性沟通和非指导性沟通。治疗性沟通的步骤主要包括准备与计划阶段、沟通开始阶段、沟通进行阶段和沟通结束阶段，护理操作中的人际沟通和健康教育中的人际沟通是治疗性沟通的直接应用。护患冲突是指护患双方在医疗护理活动中，对治疗方案、医学理论的认知、治疗后果等产生歧义，从而引起双方的情绪过激，产生矛盾与误解，甚至上升为医疗纠纷的社会现象。引起护患冲突的原因很多，主要分为医源性护患冲突和非医源性护患冲突两种。护患冲突的防范和处理原则包括患者第一原则、倾听为主原则、换位思考原则、积极处理原则和防微杜渐原则。护患冲突的防范措施对避免发生冲突事件有着非常重要的指导意义。护理人员应该掌握护患冲突的处理技巧，提高自身综合素质，以严谨的工作态度、精湛的护理技术，通过全方位的优质服务，提高患者的信任和满意度，减少护患冲突的发生。

（马青华　杨雪艳　伍静薇）

在线测试：项目三

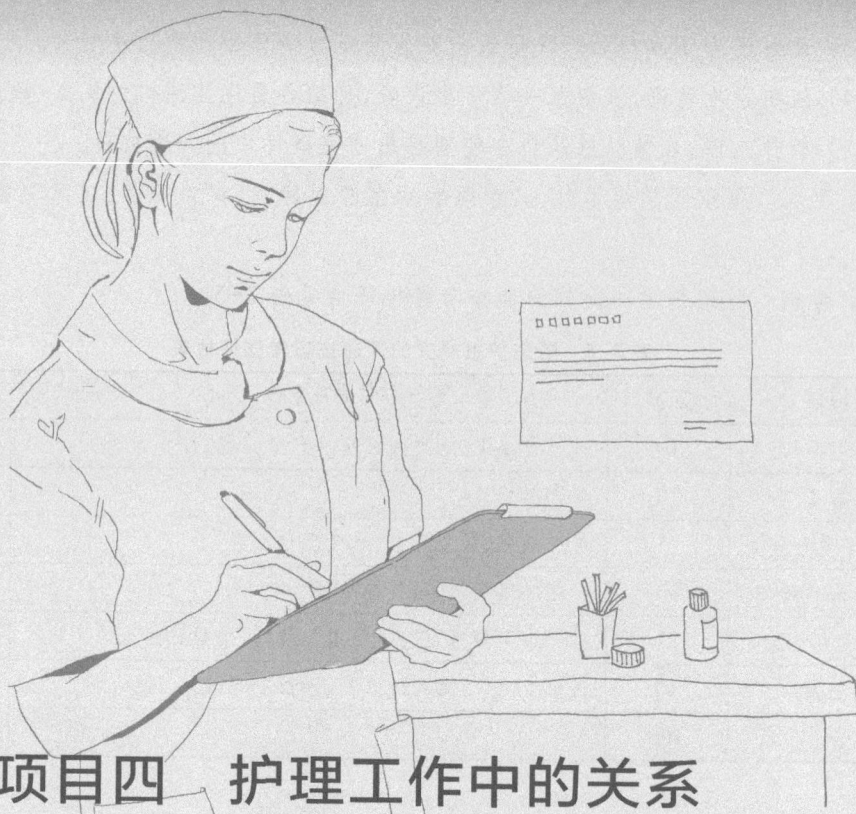

项目四　护理工作中的关系沟通

学习目标

【知识目标】

1. 掌握团队建设的基本概念和方法。

2. 掌握护际关系建立的影响因素和建立良好护理团队协作关系的技巧与策略。

3. 掌握新型医护关系模式与特点。

4. 掌握医护关系建立的影响因素和建立良好医护关系的技巧与策略。

5. 熟悉护士长与护士建立良好关系的技巧与策略。

6. 熟悉实习护生与带教老师的沟通技巧。

7. 熟悉护士与其他医务人员建立良好关系的技巧与策略。

8. 了解护士与其他医务人员之间的沟通障碍。

【技能目标】

1. 能将建设团队的方法和护际沟通的策略应用于护理实践之中。

2. 能够与医生及其他医务人员有效沟通并建立良好的关系。

【素养目标】

能够在团队协作中保持良好的合作关系。

任务一 护理团队协作关系的建立

素养养成案例:护士小彭的抗疫故事

学习内容

1. 护理团队建设的基本概念和方法。
2. 护士与护士的沟通。
3. 护士长与护士的沟通。
4. 实习护生与带教老师的沟通。

典型案例

"5·12"护士节前夕,某省举办护理比赛,有来自 10 个学校代表队的 276 名学生参加比赛。某职业学院有 20 名学生参赛,其中有 2 名学生在护理技能操作比赛中分别获得一、二等奖,有 3 名学生在护理"三基"知识竞赛中分别获得一、二、三等奖,有 4 名同学在演讲比赛中分别获得二、三等奖,有 50% 的学生被评为"优秀选手",有 1 名学生被评为"优秀组长"。

问题导向

请你评价这支团队,如果你身在其中,会扮演一个什么角色?

以上的案例,彰显了团队协作精神的力量,该职业学院的学生以杰出表现为学院树立了良好的社会形象。目前,团队的建设对创建护理服务品牌、提升窗口服务形象等均起到较好的促进作用。那么,在日常护理工作中,如何进行护理团队建设呢?

一、护理团队建设

护士在工作中与同行的交往具有广泛性、直接性和连续性。护士的工作性质是三班倒,24 小时连续工作制,不仅在业务工作上需要沟通,生活上也需要帮助,护士的团队协作与配合是十分重要的。和谐的人际关系是开展各项工作的前提,明确目标,真诚相待,互相帮助,团队成员共同努力,才能促进各项工作的开展。

(一)护理团队建设的基本概念

1. 团队的定义　斯蒂芬·罗宾斯(1994)认为,团队是指为实现目标而相互协作的个体所组成的正式群体。

2. 群体与团队的异同点　团队必是群体，但群体未必是团队，二者有很大的区别（表4-1）。群体是两个或两个以上相互依赖的个体，为了实现某个特定的目标而结合在一起。在群体中，成员之间的相互作用是为了帮助每个成员更好地承担自己的责任。团队却是更高层次的群体，通过其成员的共同努力产生积极的协同作用，使团队的绩效远远大于个体成员绩效的简单几何综合，即1+1>2的结局。

表4-1　群体与团队的区别

区别点	群体	团队
成员特色	成员知识、技能、经验差异性小，不具相互依存性，成员可以自由决定或采取行动	成员具有不同的专长而互相依赖，任何成员的行动决定都会影响到别的成员
目标性质	目标与组织的目标相似，能为成员所辨识	被赋予特定的目标，目标为全体成员所认同
运作方式	有一位明确而强势的领导者，由领导者主导形成决策，指派或授权个人执行任务	成员共享领导权，轮流担任领导者；决策过程由全体成员参加，决策内容为全体成员所认同；任务的达成要成员彼此交换信息及资源，协调行动
成员评估	偏重个别成员的影响，工作成败由个别成员承担	以集体的工作成果为衡量标准，工作成败由全体成员共同承担

3. 团队的分型　团队有很多种类型，每种类型的团队都有明显的特征和要求。斯蒂芬·罗宾斯根据团队的存在目的，拥有自主权的大小，将团队分为以下3种类型。

（1）问题解决型团队：问题解决型团队一般由5～12人组成，团队成员每周都会用数小时的时间交换不同的看法，为解决问题提供建议。

（2）自我管理型团队：自我管理型团队是一种真正独立自主的团队，这种团队是为了弥补问题解决团队的某些不足而出现的，一般由10～15人组成。

（3）多功能型团队：多功能型团队是为了完成一项共同的任务，而由来自同一等级、不同工作领域的员工组成的团队。

名家经典

张艺谋的铁三角团队

《印象·海南岛》是"印象铁三角"历时2年、精心策划的最新篇章，也是三位艺术家张艺谋、王潮歌和樊跃继成功执导北京奥运会开闭幕式后的首部作品。这场演出的艺术表现形式不同于此前任何一部印象实景演出，节目形式更新颖、丰富，演出内容不拘泥于展现海南岛的民土民风，更注重娱乐性。奇特的时空交错感、轻松愉悦、梦幻浪漫的观演感受是这台演出的一个亮点。

张艺谋为"印象铁三角"团队的核心人物,在"共同目标、相互协作、优势互补"理念的指导下,他们不断学习、不断创新,提升了团队的整体素质,创造了一个又一个艺术奇迹。

4. 团队精神 团队精神的形成并不要求团队成员牺牲自我,相反,团队成员挥洒个性、表现特长更有利于共同完成任务目标,而明确的协作意愿和协作方式则产生了真正的内心动力。

(1)团队精神内涵:团队精神实际上反映的是团队成员与他人合作的精神和能力。

(2)团队精神概念:团队精神是大局意识、协作精神和服务精神的集中体现。

(3)团队精神基础:尊重个人的兴趣和成就。

(4)团队精神核心:协同合作。

(5)团队精神最高境界:全体成员具有向心力、凝聚力,反映个体利益和整体利益的统一,进而保证组织的高效率运转。

名家经典

只有在集体中,个人才能获得全面发展其才能的手段,也就是说,只有在集体中才可能有个人自由。

——马克思、恩格斯

5. 团队发展阶段 布鲁斯·塔克曼(Bruce Tuckman)的团队发展阶段(stages of team development)模型可以被用来辨识团队构建与发展的关键性因素,并对团队的历史发展给予解释(表4-2)。团队发展的5个阶段:组建期(forming)、激荡期(storming)、规范期(norming)、执行期(performing)和休整期(adjourning)。根据Tuckman理论,这5个阶段都是必需的、不可逾越的,团队在成长、迎接挑战、处理问题、发现方案、规划、处置结果等一系列过程中必然要经过上述5个阶段。

表4-2 团队发展阶段模型

阶段名称	团队任务	团队成员表现	团队领导
组建期	启蒙阶段,测试、辨识团队的人际边界及任务边界	个人较独立,表现出不稳定、忧虑的特征	"告知"式领导,建立互信、分享、共识
激荡期	形成各种观念激烈竞争、碰撞的局面	获取团队发展的信心,展现个性,表露不满	教练式领导,强调差异,相互包容
规范期	规则、价值、行为、方法、工具均已建立	团队效能提高,动机水平增加	参与式领导,允许团队有更大的自主性

阶段名称	团队任务	团队成员表现	团队领导
执行期	人际结构成为执行任务活动的工具	工作顺利、高效完成,积极工作、互助协作	委任式领导,允许团队自己执行决策
休整期	任务完成,团队解散	失落感,成员动机水平下降	分离式领导,为新的阶段介绍好点子

6. 团队角色　团队角色源自贝尔宾团队角色理论(Belbin team roles)。英国教授贝尔宾在1981年出版的《团队管理:他们为什么成功或失败》一书中提出了这套团队角色模型。其基本思想:没有完美的个人,只有完美的团队。只要团队拥有8种角色(表4-3),就可以称之为完美的团队。

表4-3　团队角色及功能

角色	功能
实干者	实干者不会根据个人兴趣,而是根据组织需要来完成工作;好的实干者会因为出色的组织技能和完成重要任务的能力而胜任高职位。由于实干者工作踏实,处理问题能力强,因此具有较强的影响力
协调者	擅长领导一个具有各种技能和个性特征的群体,其管理下属的能力稍逊于同级间的协调能力,善于协调各种错综复杂的关系,喜欢平心静气地解决问题
推进者	是行动的发起者,在团队中活力四射,尤其在压力下工作精力旺盛。推进者一般都是高效的管理者,他们敢于面对困难,并义无反顾地加快速度;敢于独自做决定而不介意别人的反对,推进者是确保团队快速行动的最有效成员
创新者	提出新想法和开拓新思路,通常在一个项目刚刚启动或陷入困境时,创新者显得非常重要;创新者通常会成为一个公司的创始人或一个新产品的发明者
信息者	调查团队外的意见、进展和资源并予以汇报,适合做外联和持续性的谈判工作,具备从自身角度出发获取信息的能力
监督者	监督者善于分析和评价,善于权衡利弊来选择方案,许多监督者处于单位的战略性位置,他们往往在组织的几个关键性决策方面谨慎决策和从不出错而最终获得成功
凝聚者	凝聚者善于调和各种人际关系,在冲突环境中其社交和理解能力会成为资本;有他们在的时候,人们能协作得更好,团队士气更高
完美者	对于那些重要且要求高度准确性的任务,完美者起着不可估量的作用;他们力求在团队中培养一种紧迫感,非常善于按照时间表来完成任务;在管理方面崇尚高标准,注重准确性,关注细节,坚持不懈而比别人更胜一筹

7. 团队基本特征

(1)明确的目标:团队的每个成员可以有不同的目的、不同的个性,但作为一个整体,必须有共同的奋斗目标。

(2)清晰的角色:有效团队的成员必须在清楚的组织架构中有清晰的角色定位和分工,团队成员应清楚了解自己的定位与责任。

（3）相关的技能：团队成员要具备实现共同目标所需的基本技能，并能够有好的合作。

（4）相互间信任：相互信任是一个成功团队最显著的特征。

（5）良好的沟通：团队成员间拥有畅通的信息交流，才会使成员的情感得到交流，才能协调成员的行为，使团队形成凝聚力和战斗力。

（6）合适的领导：团队的领导往往起到教练或后盾的作用，他们对团队提供指导和支持，而不是企图控制下属。

（二）建设护理团队的方法

1. 建设团队的基本要素　任何组织的团队，都包括 5 个要素，简称"5P"，即目标（purpose）、定位（place）、权限（power）、计划（plan）和人员（people）。这 5 个要素是组成团队必不可少的。

（1）目标：对于一个单位来说，自从打算在组织内部建设团队开始，就必须树立明确的目标，直至该团队完成使命为止。建立团队的原因是什么？希望团队能够为单位解决什么样的问题，完成什么样的任务？这些都是在建立团队之初就应该明确的。团队的目标还有更广泛和深远的意义。共同远大的目标可以令成员振奋精神，与单位的政策、行动协调和配合，充分发挥生命的潜能，创造超乎寻常的成果，从而在学习中体会工作的真正意义，追求心理的成长与自我实现，并与周围的世界产生一体感。

（2）定位：在单位的团队建设中，团队的身份确定，考察的重点不是外部的竞争环境。团队如何结合到现有的组织结构中，如何产生出新的组织形式是管理者们应该思考的问题。明确团队的定位是非常重要的，因为不同类型的团队有着极大的差异，它们在工作周期、一体化程度、工作方式、授权大小、决策方式上都有很大的不同。要审视组织自身的结构问题，给单位团队进行准确定位。

（3）权限：权限是指团队负有的职责和享有权力的大小。团队的权限范围必须和它的定位、工作能力和所赋予的资源相一致。调动团队的积极性，需要适当的、合理的和艺术的授权。对于复杂多变的情况，我们无法给出特定的解决方案，但是在解决权限问题时必须坚持这样一个原则：在考虑团队权限因素时，一定要分清轻重缓急。

（4）计划：团队应如何分配和行使组织赋予的职责和权限？团队应该如何高效地解决面临着的各种各样的问题？换句话说，就是团队成员应该分别做哪些工作，如何做？具体讲就是计划工作。需要强调的一点是：有些规模或结构相对简单的组织应当优先考虑人员问题，而不是职权和计划问题。

（5）人员：团队的最后一个要素是人员问题。无疑，它虽排在最后但却不是最不重要的。团队是由人组成的。确定团队目标、定位、职权和计划，都只是为团队取得成功奠定基础，最终能否获得成功取决于人。他们每个人的技能、学识、经验和才华要符合团队的目标、定位、职权和计划的要求，在选择和决定团队成员时必须认真了解。

知识链接

大雁飞行与人类的团队精神

秋天，当雁阵排成"人"字形或"一"字形飞过蓝天白云时，不知你是否想到这样一个问题：大雁为什么要整齐地列阵远翔呢？莫非，它们要向我们人类展示自己的飞行艺术？大雁并非要向我们表演它们的飞行技巧，采用"人"字形或"一"字形的阵式飞行，是大雁在长期飞行中所形成的最省力的群体飞翔形式。当雁群以上述形式飞行时，后一只大雁的一翼，能够借助于前一只大雁鼓翼时所产生的空气动力，使自己的飞行省力。当飞行一段时间、一段距离后，大雁们左右交换位置，是为了使另一侧翼也能借助空气动力以减缓疲劳。由于大雁既具有惊人的个体飞翔能力，又富有令人叹服的团队精神，因此它们的两翼似乎有了灵性，使它们能够轻松自如地在空中飞翔。

由此想到我们人类的团队精神。大雁飞行启发人类要充分发挥"领头雁"作用，综合运用团队协同、团队信心和团队凝聚力的作用才能事半功倍。

2. 护士长在护理团队建设中的作用

（1）建立组织——实现团队目标：建立一支训练有素、高素质的护理团队是提高护理工作效率、提升护理质量、实现优质服务的基本保证。作为护士长，应采取有效的策略，使广大护士认同这一目标，将制订的目标渗透到每名护士的心中，要求人人对照目标，不断自我检查和提高，并让所有护士意识到只有共同努力才能实现预期目标，充分调动其积极性和创造性，实现整个护理团队效率最大化。

（2）循循善诱——增强团队意识：通过建立共同的护理理念，从而规范护理行为。通过礼仪培训、规范着装及各科护理团队现场会等多种形式，使护士了解团队的地位与作用，熟悉团队文化，激发和增强护士的团队意识，使护士为团队而骄傲，对团队的发展充满信心，从而提高护士对团队的认同感和自豪感。

（3）以身作则——确立团队核心：护士长要以身作则，做一个团队的楷模。领导是组织的核心，一个富有魅力和威望的领导者，自然会把全体职工紧紧地团结在自己的周围。护士长要勇于创新，敢于管理，坚持原则，实事求是，能正确地对待别人的成绩和自己的缺点，养成宽容、大度的品质，将自己的学识水平、品德修养、工作能力、个人魅力贯穿于日常工作中，让正气始终占主导地位。

（4）善于引导——培养团队精神：团队精神是指团队的成员为了实现团队的利

益和目标而相互协作、尽心尽力的意愿和作风,它包括团队的凝聚力、合作意识及士气。要合理运用团队协作的机会,培养护士之间的信任和合作意识。当团队取得荣誉时要即刻表扬,集体庆祝,让护士为能成为其中一员而骄傲。同时,也要让护士有危机感,只顾自己而无合作精神的成员终将不被团队接受。

(5)因势利导——参与团队事务:鼓励护士参与团体事务,为组织的成功做出更多的承诺与奉献。护理管理者要鼓励护士通过各种途径积极参与团体事务,使每个护士对团体的决策都有充分的发言权。这样既有利于增加团体决策的民主性、科学性,也有利于激发护士的积极性和主人翁意识,增强他们的责任感和对团体的认同感及归属感。

(6)赏识教育——做好团队激励:护士长的激励工作做得好坏,直接影响团队的士气,最终影响团队的发展。激励是指通过一定手段使团队成员的需要和愿望得到满足,护士长要关心护理人员的各种需求,在工作上为护理人员提供公平的竞争机会,充分认识护理人员的价值,从而调动护理人员的积极性,激发他们最大的潜能,确保既定目标的实现。

3. 建设护理团队的常用方法

(1)培养团队核心,是建设团队的重点:对科室来说,护士长是团队的建设者,应通过组建智囊团或执行团,形成团队的骨干力量,再以少数员工带动多数员工,提高团队工作效率。加大人才竞争和流动的力度,保证核心人员的能力不下滑,使组织充满活力。护士长力图让不同能力的人互相搭配,形成一个最佳的能力结构或能力场,以达到能力优化组合。

(2)健全团队组织,保证工作规范的实施:通过确立目标、学习培训、实施、进行效果评估及反馈改进等程序的循环,经过自查和检查,达到强化服务意识、提高服务技巧、提升护理人员形象、增强团队精神和团队竞争力的目的(图4-1)。

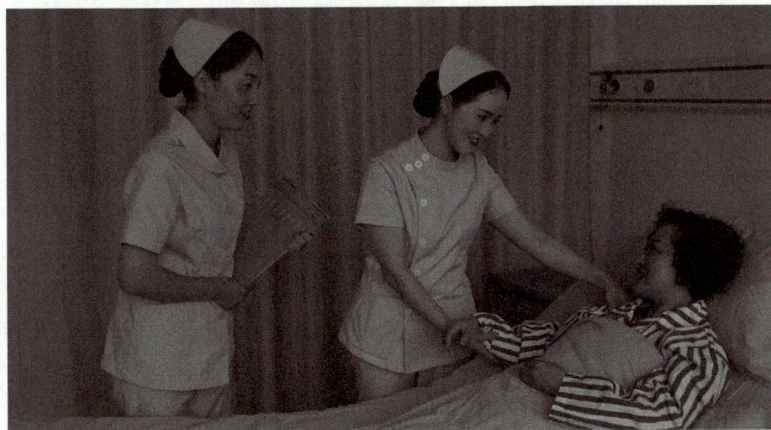

图 4-1 巡视病房

（3）确立团队目标，把握护理团队建设的总方向：护理团队的共同目标要以团队的整体利益为前提，目的是更好地为患者服务，提高护理质量，防范差错事故，以获取最大的经济效益和社会效益，使护理团队全体成员在自我目标的实现之中，增强使命感，充分发挥其内在潜力，自觉自愿地为实现目标而奋斗。目标必须体现明确性、可衡量性、可接受性、实际性和时限性。

（4）树立团队理念，建立融洽的工作氛围：让所有护士牢固树立同一理念："失败的团队中没有成功者，成功的团队中没有失败者"。全体护士的利益紧紧捆绑在一起，将目标体现在日常工作中，实现了一个个的目标，才会有每个人的利益。

（5）弘扬团队精神，鼓励互助和团结协作：培养每一位护士的团队精神，并使其发扬光大，同时增强信任、沟通和激励，为护理目标的实现创造平台，是护理团队精神建设和维护的重要内容。

（6）规范团队管理，保证活动深入地开展：护理人员的行为规范是护理人员在护理实践工作中所形成的一定礼仪关系的概括和反映，这种行为准则不断地支配和鞭策着护理人员在临床工作中的行为。护理人员行为规范应以效果、程序的快捷程度和护理人员个人特征为主要内容，对护理人员的仪容、仪表、仪态，护理服务中的礼仪及各类护理人员的服务、语言等多个方面进行训练，使其规范化。

（7）建立团队激励机制，调动护理人员积极性：医院护理管理者应从感情激励、需要激励、竞争激励、典型激励、机会激励、利益激励等方面去建立激励机制，尊重与理解护理人员，关心护理人员的生活及各种需求，充分认识护理人员的价值，为护理人员提供公平的竞争机会，从而激发他们的潜能。

（8）培育团体情感，营造良好的心理氛围：团体情感是联系团体成员的无形纽带，护士之间的情感直接影响团体情感，可经常定期组织开展丰富多样的集体活动，以使护士之间的关系更加融洽和密切。良好的心理氛围使护理团队中的每个护理人员都充满着关怀、信任、温暖、友谊和互爱的气氛，每个人都会为自己是团队中的一员而感到骄傲，能力得到更好的发挥，基本心理需要得到较好的满足。护理团队中的成员自觉地认同肩负的责任并愿意为此目标奉献。

二、护理团队协作关系的建立

（一）护士与护士的沟通

护际关系是指护士与护士在工作中相互交往的关系，是护士人际关系中的一种基本关系。护理人员是指从事护理工作人员的总称。护际沟通是指护理人员之间的交往与沟通。

1. 护士与护士关系建立的影响因素

（1）学历因素：由于护士学历的不同，其待遇可能有所不同。一些护士可能在心理上会产生不平衡感。管理者应因势利导，帮助护士排除心理困扰。

（2）年龄因素：① 少数新护士认为自己年轻、接受能力强、反应敏捷而看不起年长护士墨守成规，从而形成新老护士的沟通障碍。② 少数老护士认为自己临床经验丰富、吃苦耐劳、工作责任心强，看不起新护士在工作中挑三拣四、拈轻怕重。③ 个别青年护士之间竞争较强，因荣誉、学习进修、工作能力、技术水平等问题，不能正确地看待自己，不能客观地评价别人，产生嫉妒心理，影响彼此间的正常交往。④ 少数新老护士之间由于年龄、身体状况、学历、工作经历等方面的差异，相互之间缺乏理解、尊重，从而相互埋怨、指责，导致关系紧张。

考点提示：影响护际关系的主要因素

（3）编制不同："正式在编护士"与"聘用非在编护士"的身份及待遇有差异，导致不同编制护士之间交往障碍。

沟通案例

新护士与老护士

9病区40床的英国女性患者明天手术，主管护师王老师要向患者解释术前注意事项，又担心自己的英语口语表达不清楚。恰巧新来的小张护士从病房门口经过，听说小张已通过英语六级考试，王老师想请小张帮忙，小张闻讯乐意提供帮助。对话如下。

N："Good afternoon, Mrs Brown. You're scheduled to have an operation tomorrow. You're going to have a liquid meal for dinner and get pills at nine in the evening. You should absolutely have nothing after midnight."

P："I see. Thank you."

护士："下午好，布朗夫人。您明天要做手术。今晚您要吃流食，晚9：00时服安眠药。午夜后不能进食任何东西。"

患者："我知道了，谢谢。"

以上案例说明：各个年龄段的护士各有所长，大家优势互补有利于各项工作的开展。

考点提示：建立良好护理团队协作关系的技巧与策略

2. 建立良好关系的技巧与策略

（1）互学互尊、团结协作：要做到同行间互相尊重，尊重他人意见，尊重他人人格，相互支持、相互宽容、相互信任，不在背后诋毁同事，形成一种民主、和谐的人际氛围。

（2）以诚相待，分工合作：作为年轻护士，工作中应虚心求教，多讲奉献精神。作

为年长护士应多关心年轻护士的成长,以身作则,做好传帮带。不把难以解决的问题留给同事,不要故意挑剔和指责同事,发现同事工作中的失误要积极给予补救,确保患者安全(图 4-2)。

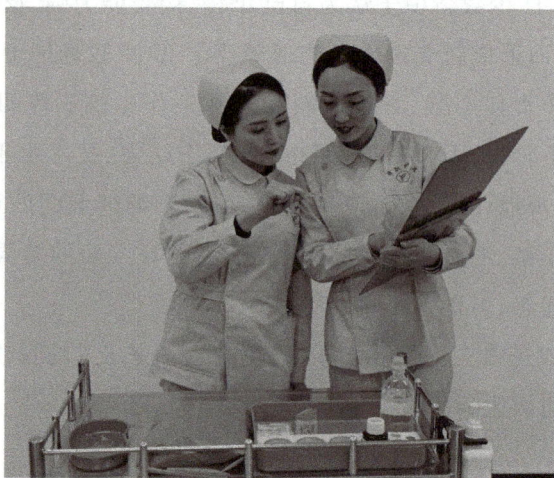

图 4-2　查对

(3)互助互勉、奋发进取:当同事遇到困难时,主动提供帮助。当同事取得成绩时,应将其当作一种鞭策自己的力量。正确对待工作中的差错,当同事出现差错时,应引以为鉴。

(4)淡化身份,同工同酬:用人单位应给予聘用非在编护士应有的尊重,在福利待遇、保险、晋升等方面免除他们的后顾之忧。淡化聘用制身份,重视工作业绩。

(二)护士长与护士的沟通

护士长既是护理管理的组织者和指挥者,又是护际关系的协调者,是护际关系沟通的关键和核心。管理者角色学派的代表人物亨利·明茨伯格(Henry Mintzberg)认为,管理者承担着 10 种角色,即领导者、联系者、陪伴者、监督者、传播者、代言人、企业家、资源调配者、调停者和协调者。

1. 护士长与护士关系建立的影响因素

(1)护士长方面:① 护士长的决策能力。护士长在处理有争议的问题时,有时采取回避的方式或者处事犹豫,难以及时评判和决断,缺乏解决问题的技巧。② 护士长的管理能力。护士长管理水平有限,影响护理团队成员的相互协作。科室管理,尤其在人才选拔过程中,机制不够透明,缺乏公正性。③ 护士长的协调能力。护士长在沟通过程中真诚度不够,并没有深入了解护士需求,在护士晋升、求学等关键时刻未能给予足够的关心帮助。④ 护士长的沟通能力。护士长与下属进行沟通的意识不强,沟通内容又多带有强制性。对下属多进行指令性沟通,工作中缺乏激励机制等。

（2）护士方面：① 护士是否能按要求完成护理工作。② 护士是否能支持科室工作、服从组织管理。③ 护士是否能顾全大局、处理好家庭与工作的关系。④ 护士是否有较好的身体素质，能否胜任繁忙的护理工作。

沟通案例

新来的护士长

某医院通过竞聘上岗选出一批德才兼备的年轻护士长。小吴从原来的急诊科调到肿瘤科。这个科室有年龄比她大的，有学历比她高的，她感到了前所未有的压力。突遇抢救患者，小吴护士长的过硬技术得到了充分运用，赢得大家的认可。她主动关心护士，设立护士排班要求本，护士事先填写，在不影响工作的前提下给予照顾，既解决了护士的后顾之忧，又稳定了人心。这一系列的举措为小吴护士长打开了工作局面。

以上案例说明，在人际交往中管理者的良好素质和真诚关心是最好的管理手段，也是护士长与护士建立良好关系的重要条件。

2. 建立良好关系的技巧与策略

（1）学会倾听——采纳合理建议：护士有新设想，只要有利于工作、有利于患者，都应该尊重，给予热情的支持，这样才有利于创造和保持良好的环境，使护理人员更加充分地发挥其聪明才智。

（2）真诚相待——讲究管理艺术：护士长应以"情感式"管理替代"专制命令式"管理，多给护士关爱和帮助，以自己的品德、才能、情感等去感染每一位护士。善于激励护士，发现问题时应讲究批评的艺术，选择合适的场合与时机，循循善诱，避免产生对立情绪。

（3）科学管理——公平公正公开：护士长遇事要同护士商量，鼓励他们发表自己的见解，欢迎他们提出建设性和批评意见。护士长尽可能地让护士知道自己对工作的想法和打算，让大家参与讨论与他们有关的计划和决定，增加透明度，调动积极性。

（4）实现承诺——注意言而有信：对护士的承诺或答应解决的问题，只要是正确的，而且条件允许就一定要兑现。若一时无法办到，则应当诚恳地向其说明原因，不能不了了之或丢到脑后。如果护士长言而无信，与护士的关系就会疏远或恶化。

（5）实事求是——敢于承认不足：遇到自己所不知或办不到的事情时，敢于向自己的下级示弱。只有这样才能让护士感到自己的上级是一个实实在在的人，乐于与其接近、交流，两者之间的关系也会随之融洽。

（6）人格平等——注重沟通交流：平易近人的谈话会使护士感到自己与护士长

有着平等的人格。在非工作场合,沟通是双向的、和谐的,洋溢着相互信任、相互尊重、相互敞开心扉的气氛。护士长应积极参与下属的活动,与护士的关系不仅仅是上下级关系,还是姐妹关系。

（7）互相尊重——营造和谐氛围:护士尊重护士长,学会换位思考,理解护士长的难处,尊重领导,服从管理。护士长爱护护士。对年轻护理人员要培养,引导她们以诚相待,识别好坏,对护理骨干要尊重,求得团结、支持,想方设法为她们解决后顾之忧,增强团队的凝聚力。

（三）实习护生与带教老师的沟通

临床实习是护理专业学生一个重要的学习环节。在实习期内,护生与带教老师的接触是非常密切的,带教老师是实习护生在临床实习中的一个关键人物。因此,找出实习护生与带教老师之间关系的影响因素显得尤为重要。

1. 实习护生与带教老师关系建立的影响因素

（1）环境适应不良:护生从学校到医院,学习环境发生了很大的变化,对医院的组织结构、科室设置、规章制度等都不熟悉,对自己的职责和工作流程不够清楚。面对全新的工作环境和人事环境,常常感到不知所措,产生紧张和焦虑情绪。

（2）角色认知不良:实习早期,护生不明白自己的角色已经发生了变化,不再是父母老师宠爱娇惯的孩子,而已经是一个需要对患者提供照护、教育、支持的准护士,是一个有责任和义务的成年人。个别护生不愿从事护理工作,不愿听老师的安排,不知道去主动适应变化了的角色。

（3）患者认可不良:患者维权意识增强,对医疗护理服务的期望和要求也越来越高。护生实习早期,举止胆怯、操作生疏常常招致患者的不信任,甚至拒绝,一定程度上增加了护生的心理压力,影响角色的适应。

（4）老师接纳不良:护生在实习期间发生差错或事故,除本人负责外,带教老师也要承担法律责任,严重影响了带教老师的积极性。带教老师可能由于工作繁忙忽略了护生的心理需求,个别老师过于严厉,对护生缺乏关爱,嫌弃护生笨手笨脚,都会使护生的心理预期落空,从而产生失落压抑情绪。

（5）沟通技巧不良:护生要面对陌生的护患、师生、医护等诸多关系,这些都是全新的人生体验。由于缺乏沟通交流技巧,存在胆怯、拘谨等心理,不能很好地与他人沟通交流,拉大了与患者和老师之间的距离,遇到问题时感到茫然无助,不能很好地进入角色。

（6）作息调整不良:为适应工作的需要,护生往往要改变在校的作息时间,三班倒工作形式,打乱了护生多年的生活习惯和作息规律,多数护生从未经历过如此繁重的工作,常常会感到劳累、体力不支,甚至病倒。

实习护生小钟的锦旗

清晨,病区的一切治疗护理工作正在井然有序地进行着。一位年轻人受父亲之托,拿着一面锦旗到处找实习护生小钟。有人说道:"给实习护生送锦旗实在太少见。"年轻人转达父亲的话:"这孩子对我好得连亲闺女都没法比。"大家帮助寻找仍未见实习护生小钟的身影,原来她送患者去放射科做检查了。于是请来她的带教王老师替她收下了锦旗,患者家属又感谢王老师培养了一位好学生,王老师非常高兴。12月,小钟和王老师分别被评为"优秀实习生"和"优秀带教老师"。

以上案例充分说明,实习护生得到大家认可的最佳途径是用行动证明实力。

视频:实习护生与带教老师的沟通技巧

2. 建立良好师生关系的技巧与策略 建立良好师生关系依赖于双方的共同努力,分别从两个方面进行阐述。

(1)实习护生方面:包括实习护生与带教老师、护理员和其他实习护生之间的沟通。

1)实习护生与带教老师:实习护生应理解老师、尊重老师、协助老师、模仿老师、请教老师。

学会换位思考——理解老师:在我国,护理临床带教老师多为女性,其角色繁多,要同时扮演护士、母亲、妻子、女儿等多重角色,要扮演好全部角色并非易事。临床带教老师在带教实习护生的同时,还承担着繁重的临床护理工作,双重的任务造成带教老师有时忽略临床教学工作,实习护生应给予理解。

注意礼节礼貌——尊重老师:实习护生应尊重带教老师,以礼相待。虚心向临床带教老师和其他护士学习。勤奋工作,勤学、勤思、勤看、勤动、勤总结。告诉老师想学什么,想要掌握何种操作技术,真诚地赞美老师娴熟的技能和丰富的理论知识,记住老师的名字,碰见时主动打招呼,如有意见可通过间接、婉转的方式表达。

端正实习态度——协助老师:在实习中要学得更多的知识和技能,通过多种途径、多种方法去学习,应多动脑、多观察、多交流、多动手、多练习、多跑腿。临床的任何一个活动都包含着知识,取药时可了解医院对药品的管理方法等知识,去供应室取送物品时可了解有关预防医院感染的知识,只要留心处处皆学问。

执行正规操作——模仿老师:能识别遵循操作原则的做法和违反操作原则的做法,主动请老师示范正规操作,规范执行操作流程。临床的护理操作有的要结合临床的实际情况,而与同学们在校的学习有所不同。但不管采用什么方法进行操作,都应不违背操作的原则。日常的护理操作中要高标准、严要求,主动请求老师督促自己。

理论联系实际——请教老师：深入病房，查阅病历，搜集临床资料。主动承担护理工作，虚心向老师求教。积极争取实践锻炼机会，注意理论联系实际，在实践中增长才干见识。工作之余多和带教老师进行沟通交流，与带教老师建立起的人际关系具有信任基础。

2）实习护生与护理员：随着实习时间的延长，有的护生出现指挥或指责护理员工作的现象，导致护理员产生对立情绪，影响和护生的合作。实习护生应尊重护理员，学会移情与换位思考，主动承担一些生活护理，这样既锻炼了自己基础护理的能力，又融洽了与护理员的关系。

3）实习护生与实习护生：同为护生，彼此对问题、角色能认同，处理问题的方式接近，工作中容易很好地合作。但是，学习中所接触工作的性质、带教老师态度、出科考试成绩等，都可能成为护生相互攀比的内容。带教老师对护生不能一视同仁，可能成为护生之间相互嫉妒的因素。正确的方式：大家应珍惜同在一家医院、同在一个科室实习的机会，互相尊重、互相信任、互相帮助、共同提高。要严于律己、宽以待人，学会换位思考、善待他人，与周围不同性格的实习护生和谐相处。

（2）带教老师方面：带教老师可运用以下几方面的技巧与护生建立良好的师生关系。

1）运用人格魅力——影响护生：选用德才兼备的护士任教，以身作则，要有严谨的科学学风、严格的工作作风和奉献精神，以一个合格护士的形象为护生做出榜样，使其树立爱岗敬业的思想。带教老师的行为可在临床实践中潜移默化地影响护生。

2）指导学习生活——关心护生：注意关心她们的生理、心理及社会问题，教育她们重新调整和安排学习、生活及工作时间，在紧张的实习中注意饮食、生活节奏调节及身体锻炼，尽其所能为实习护生创造一个和谐、舒适的休息与工作环境，帮助解决生活中的实际问题。

3）加强沟通能力——鼓励护生：注重对护生人际沟通技能的培训，请有经验的护理人员对她们进行交流技巧的专题讲座和训练，指导护生实际参与与各类患者的交流；鼓励护生注意自身沟通能力的培养，锻炼实习护生的语言表达能力，提高其与人交往的技能。

4）改进带教方法——赏识护生：运用目标激励法和榜样激励法，实习医院评选年度"优秀实习生"和"技术操作能手"，及时通知所在学校。带教老师以良好的行为、乐观的情绪、积极向上的工作态度影响护生。对护生正确的操作要给予肯定，提高护生自信心。

5）提供就业信息——帮助护生：要以真诚的态度，关心、理解、体贴和善待护生，保持并发展融洽和谐的师生关系，在实习将要结束之际，针对护生不安情绪，采取必要的干预手段,同时留取护生的通讯录,告知护生用人信息,使她们能以稳定的情绪投入到实习中去,严防护理纠纷、差错事故等不良事件发生。

思考与实践

1. 团队分为哪几个发展阶段?
2. 护士长与护士关系建立的影响因素有哪些?
3. 实习护生与带教老师建立良好关系的技巧与策略有哪些?
4. 在学校的集体活动中,尝试着运用团队协作精神夺取胜利。

【实训指导】

实训一 护理团队合作能力训练——角色扮演

1. 目的

(1) 运用角色扮演进行沟通能力的训练,使护士对角色定位更明确和准确。

(2) 互相理解,互相帮助,保持良好的同事关系。

(3) 培养学生的团队协作精神,促进学生职业素养的形成。

2. 步骤

(1) 建立虚拟病房仿真教学环境。

(2) 学生以小组为单位进行角色扮演。

(3) 自我评价。

(4) 同学互评。

(5) 教师启发引导。

(6) 师生讨论纠错。

3. 要求

(1) 鼓励学生参与教学活动、角色扮演,逼真模仿临床情境,锻炼学生的应急能力;使原本枯燥的内容丰富有趣;使学生体验到类似于真实的经历,能运用换位思考,培养学生人际沟通与健康教育的能力,便于在临床工作中更好地应用。

(2) 完成对话,设想如何与其他护理人员交往沟通才能建立良好关系。大家畅所欲言,充分发表自己的意见,总结正反两方面的经验教训,达到提高护患沟通技能的目的。

(3) 角色扮演法训练是为学生提供实践训练的重要方式,教师积极引导、提问、启发学生想象,更贴近临床,把科学性、知识性、趣味性巧妙地融入教学过程中。

4. 考核 护理团队合作能力训练——角色扮演考核评估见表4-4。

表 4-4　护理团队合作能力训练——角色扮演考核评估

项目	分值	考核要点	得分
仪表	10	仪表整洁、举止稳重、体态正确、距离适宜	
礼貌	10	恰当称呼、自我介绍、文明礼貌、微笑服务	
沟通	20	用心倾听、及时反馈、语言温和、效果良好	
	20	开放提问、交流顺畅、资料采集、全面有效	
	10	回答问题、通俗易懂、信息准确、解释清楚	
团队	20	互相尊重、团结合作、关注集体、鼓励他人	
评价	10	互相信任、真诚相待、细节温馨、大家满意	
合计	100		

实训二　实习护生与带教老师的沟通——角色扮演评分标准

1. 目的　通过实习护生与带教老师沟通能力的训练,灵活运用沟通技巧,保持良好的师生关系,使护生与带教老师的沟通顺利进行。

2. 步骤

(1) 将学生分成实验组和评议组,每组人数根据沟通时情境而定。

(2) 实验组学生进行角色扮演,评议组进行评议。

(3) 实验组与评议组互换角色,原评议组进行角色扮演,原实验组进行评议。

(4) 讨论总结。

3. 要求

(1) 班内同学进行分组,必须人人参与。

(2) 完成实习护生与带教老师对话,设想该如何与带教老师交往沟通才能建立良好的关系。

(3) 请同伴配合上台进行角色扮演。

(4) 评价包括:自我评价、同学评价、教师评价。

4. 考核　实习护生与带教老师的沟通——角色扮演考核评估见表4-5。

表 4-5　实习护生与带教老师的沟通——角色扮演考核评估

项目	分值	考核要点	得分
准备	20	准备充分、服饰得体、道具实用、环境安全	
参与	20	兴趣浓厚、参与面广、态度积极、理解深刻	
交流	10	情绪饱满、仪表端庄	
	10	能准确、清晰地解释要点和表达观点	
	10	注意关注并倾听他人观点,并做出积极回应	
	10	带教老师鼓励实习护生自行解决问题	
	10	实习护生遇到难题时带教老师帮助恰当	

项目	分值	考核要点	得分
评价	10	语言与非语言交流方向把握准确,交流技巧良好,师生交流平等轻松	
合计	100		

（吴　玲　洪　震　李　燕）

任务二　医护沟通与医护关系的建立

学习内容

1. 医护关系模式特点。
2. 医护关系的影响因素及角色期待。
3. 医护关系建立的技巧和策略。
4. 护士与其他医务人员之间的沟通障碍。
5. 护士与其他医务人员关系建立的技巧与策略。

素养养成案例:都是"假（钾）象"惹的祸

典型案例

　　患者,张某,男,50岁。因肺炎球菌性肺炎入院,体温39.5 ℃。根据患者病情,王医生准备为患者使用青霉素静脉输注治疗,医嘱:青霉素皮肤过敏试验。护士小刘行皮肤过敏试验前询问患者过敏史:"张先生,您以前用过青霉素吗?"患者答道:"没用过,1年前扁桃体发炎,社区护士给我做青霉素皮试,说是阳性,就换别的药了。"护士小刘立即和王医生沟通:"王医生,患者张亮1年前做过青霉素皮试,结果是阳性,按照护理操作规程要求,现在也不能做皮试,能不能换成其他的药?"王医生瞟了一眼小刘说:"现在新的用药指导原则出来了,可以做皮试的,你们护士就是不爱学习。"小刘说:"我们每周都在学习,新的指导原则中说得不是很具体,能不能先按照之前的操作要求来执行?"王医生说:"你怕什么,我有医嘱,出了事算我的。"小刘坚持:"青霉素过敏性休克可能发生在药物过敏试验过程中,我坚决不做这个皮肤过敏试验,换药吧!"护士长得知情况后,对他们说道:"你们双方坚持自己的原则可以理解,但应该好好沟通,相互理解和支持。"并善意地提醒医护双方要换位思考,注意沟通的方式和技巧。之后他们又一起对新的药物皮肤试验指导原则进行学习研讨,最终达成共识,执行了该医嘱。

问题导向

案例中护士小刘、护士长、王医生的沟通孰是孰非？临床上有哪些因素影响医护关系？通过哪些技巧和策略可以建立良好的医护关系？

从以上案例中可见，医院沟通无处不在，而医护沟通的好坏不但影响医护关系的建立，还会影响到患者的利益。

一、医护沟通

医院中，不同岗位的医务工作者需要互相沟通，共同承担恢复和维护患者健康的职责。护士作为其中一员，需要每日和医生或其他医务工作者密切接触，进行各项诊疗处置和辅助检查等治疗护理工作。医护关系协调的好坏将直接影响服务质量，影响患者的健康。良好的医护关系能带动医院人际关系的和谐，为医务人员创建一个愉悦的工作环境，达到事半功倍的工作效果；良好的医护关系能加强医护配合，提高医疗工作质量，受益的是患者；良好的医护关系必将加深医护沟通，加深医护专业的融合，促进医疗和护理事业的发展。所以，护理人员必须与医生及其他医务工作者建立起良好的合作关系，才能保持最佳的健康服务效果。

（一）医护关系模式及特点

随着生物医学模式向生物-心理-社会医学模式的转变，医护关系模式由早期的主导-从属型模式转变为现代的并列-互补型模式。两种医护关系模式各有其特点，在这里主要探讨新型医护关系模式特点。

1. 医护关系模式

（1）主导-从属型（domination-subordination model）：自然科学发展的早期，人们认识到疾病是由于病原体或外伤等因素所致，即"有病就是不健康，健康就是没有病"，因此一切医疗行为都围绕着疾病进行，形成"以疾病为中心"的医学指导思想。社会上普遍存在"重医轻护"现象，护理从属于医疗，护士是医生的助手，护理工作的主要内容是执行医嘱和各项护理技术操作，护士的主观能动性受到制约，这些因素导致医护关系形成支配与被支配的关系，形成主导-从属型关系模式。

（2）并列-互补型（parataxis-complementarity model）：随着医学模式的转变，护理学逐渐形成自己的理论和实践体系，成为一门独立的为人类健康服务的应用学科。护理工作模式也由以疾病为中心的功能护理向以人的健康为中心的整体护理转变，护士直接对服务对象负责，运用评判性思维，制订护理计划，实施护理措施，为服务对象提供全面的整体护理，充分发挥护士的主观能动性。医护关系模式也由传统的主导-从属型过渡到新型的并列-互补型模式。

2. 新型医护关系模式特点

（1）相互并列，缺一不可：医疗、护理是两个并列的要素，医生、护士各司其职。没有医生的诊断，护理工作就没有头绪。没有护士的具体操作与配合，医生的诊疗计划就难以得到落实。如肿瘤患者的化疗，只有医生明确的诊断和缜密的化疗方案是不够的，还要有护士的准确给药，专业的用药观察及化疗后护理，这样才能保证患者的治疗效果，保证医疗护理质量。

（2）相互独立，不能代替：医疗和护理是各自独立的学科。在医院里，医生、护士只有职责分工不同，没有高低、贵贱之分。在医疗工作中，医生起主要作用（查房、诊断、开医嘱、做手术），护士起辅助作用。而在护理工作中，护士是主体，护士根据病情和医生的治疗方案，对患者实施整体护理（评估患者、制订护理计划，实施护理措施等）。其中既包括医护协作，也体现医护各自的独立性。如医生为患者实施手术需要护士的参与，医生查房也需要参考护士提供的生命体征和病情观察的资料。手术和查房的过程又是护士所不能代替的。护士为患者制订整体护理计划需要参考医生的疾病诊断和治疗方案，护士为患者给药需要医生根据病情来开具医嘱。各种护理措施的执行也是医生所不能代替的。

（3）相互监督，互补不足：在诊疗过程中，医生、护士的工作独立与交叉并存，为监督对方的医疗护理行为提供了便利条件，通过医生、护士之间的监督和互补，可以及时发现和预防差错事故的发生，保证服务质量。如手术过程中，医生、麻醉师、巡回护士、器械护士、洗手护士各司其职，层层把关，严格执行查对制度，就能避免摆错体位、开错刀等事件的发生，避免纱布棉球、手术器械遗留体内等差错事故的发生。护士执行医嘱时也要核对、判断，为医生把关，保证患者准确用药。

沟通案例

新型医护关系

护士小王和医生小周值夜班，周医生查房时，患者李阿姨反映：3岁的孙子这些天出水痘，高热，痒得难受，再加上孩子的妈妈不在家，每日哭闹得很厉害。李阿姨住院却每日惦记孙子，无法安心养病，这1周来天天失眠，不能入睡，血压又升高了。周医生和李阿姨探讨了许多促进睡眠的方法，均无效，决定使用药物帮助李阿姨入睡。周医生医嘱：睡前肌内注射地西泮10 mg。临近睡眠时间，护士小王准备好药物，准时到病房处置。却见李阿姨折腾了好几日，实在累了，刚刚入睡。小王返回办公室，向医生汇报了这个情况，请周医生更改医嘱："周医生，您可不可以改成备用医嘱，把睡前肌内注射改成需要时注射吧。""我没想到李阿姨还睡着了，我现在就改。谢谢你，王护士。"

小王在医嘱有缺陷的情况下，既没有叫醒患者，机械地执行医嘱，也没有埋怨医

视频：新型医护关系模式与特点

视频：新型医护关系下的医护沟通

生的医嘱不严谨,害自己白跑一趟,而是真诚地请周医生修改为更合理的医嘱,起到了医护之间的监督、互补作用。

(二)医护关系的影响因素

在医疗护理活动过程中,医护关系的好坏将直接影响医疗和护理工作的配合,同时影响患者疾病的转归和医疗服务质量。建立相互依赖的并列-互补型医护关系模式,要充分考虑到诸多影响因素。

1. 角色心理差位(role psychological difference) 是指人际交往时双方在心理上处于不平等的上位或下位关系,如上下级关系、长幼关系。新型的医护关系模式应该是一种并列-互补型,是一种平等合作的关系即心理等位关系。由于长期以来受传统的主导-从属型医护关系模式的影响,部分护士对医生产生依赖、服从心理,在医生面前感到低人一等,自卑感较重,形成心理差位关系。明明医生医嘱有问题,还是深信不疑,一丝不苟地去执行。如非紧急抢救情况,碍于情面和固有的服从心理,没有原则地执行口头医嘱,为今后的医护纠纷埋下隐患。再如有患者提问时,不假思索地回答:"我们护士只管打针,其他的你问医生吧。"与之相反,也有部分高学历或高年资的护士过分强调护理专业的独立性与自主性,无视医生的工作地位,形成心理差位关系。例如,在手术室,经常会出现年轻医生或实习医生因不熟悉手术室规则、无菌观念欠缺,被护士呵斥的场景,使年轻医生对护士产生对立情绪。再如病房输液,护士不能做到一针见血时,医生在患者面前直接表达对护士不满意的现象也屡见不鲜,这样不但加重护士的紧张心理,还可能产生医护对立情绪,影响医护关系的建立与发展。

沟通案例

真正的友谊

梅护士和医生刘某、李某同一年从学校毕业来到医院工作,一直交情很深,中午经常一起去食堂吃饭,交流工作中的新鲜事。刘某:"今天上午累坏了,写了两个住院病历。"梅护士:"辛苦了,这会儿好好补充营养吧。"李某:"我也没闲着,昨天来一个乳腺,今天收一个甲状腺,下午参加一个癌症根治术。"刘某:"我的是一个胃,一个肛门。"梅护士:"你们作为医生,要深入研究疾病的发生和治疗,这么称呼患者我能理解,患者能理解吗?"李某:"跟患者哪能这么叫,我们称呼患者姓名。"梅护士:"习惯成自然,你信不?再说,我们现在对患者实施整体护理,关注患者的生理、心理、社会各个方面,将患者看作一个整体的人。你们医疗专业还是局限在疾病的治疗吗?"刘某:"也不是,我们也有新的医学模式,只是说话习惯了。"李某:"小梅说得有道理。"梅护士:"假如我们是患者,别的医生这样称呼我们,你感觉好吗?"李某:"肯定不好受,我有姓名呀。"刘某:"小梅提醒得好,我们以后要改掉这个习惯,大家互相监督呀。"

以上对话可以看出,梅护士和医生刘某、李某之间没有高低、贵贱之分,是平等的心理等位关系。有了这种良好的关系,就有了彼此的信任和接受,梅护士的建议很容易被两位医生采纳。

2. 角色压力过重　医生和护士在为患者提供健康服务的过程中都有自己独立的角色功能,并在不同的岗位承担不同的责任。如果分工合理,医护之间的关系就容易协调,否则易导致医护关系紧张。

（1）不少医院的一些现状令人担忧:病床与护士的比例不达标;临床护士三班倒,长期超负荷运转;医护人员比例严重失调;护理岗位设置不合理;"正式工"医生和"合同工"护士待遇悬殊等,这些都极易导致护士心理失衡、角色压力过重(role stress overweight),心理和情感变得脆弱、紧张和易怒。

（2）个别医生自命不凡、自高自大,不理解和体谅护士的辛苦,觉得护士的价值不过是简单的处置而已。如忽略患者的病情变化,将"一级护理"的医嘱,从患者入院持续到出院,这不仅人为地增加了护士的工作量,而且易使护士感到受轻视,认为自己的劳动缺乏价值感。

（3）随着人们健康意识的增强,人们对医疗护理质量的期望要求也越来越高,医院的护理管理、护理质量监控力度也随之提高,岗位要求越来越严格。这些都容易造成护士的心理失衡和角色压力过重,一点小事都可能激发护士情绪的爆发。

沟通案例

孰 是 孰 非

林阿姨,60 岁。因"高血压病"入院,按医嘱输入扩血管药物治疗。第二天刘医生查房:"林阿姨,您的检查结果出来了,各脏器都正常,各项指标也正常,只有肝功能下降,转氨酶高出正常好几倍,可能和您长期服用降压药物有关,给您用点保护肝脏的药吧,再加一组输液,您看行吗?""行,既然来住院,就彻底给我治治。""您等着吧,接着输液就行。"一个多小时过去了,输液快结束了,林阿姨告诉前来拔针的宋护士:"我还有一瓶,刘医生说给我加一组保护肝脏的药。"宋护士:"医嘱只有一瓶降压药。"林阿姨:"刘医生早上说的,你去问问刘医生吧。"宋护士到办公室却也没找到刘医生。"我们按医嘱用药,只能给您拔针了,医生都是大忙人,嘴上说了,转身就忘,这都中午了,还没见到他的医嘱。"下午,刘医生来病房道歉,原来查房之后,另一个做冠状动脉造影的患者家属来了,交代病情,签订知情同意书耽搁了时间。宋护士只好给林阿姨重新穿刺输入保护肝脏的药物。

以上案例看出,医护之间对对方专业的工作程序缺乏理解,同时还存在着角色压力过重的情况,一点小事都可能引发不满情绪,最终受到伤害的是患者。

3. 角色理解欠缺　医护双方对彼此专业、工作模式、特点和要求缺乏必要的了解,也会影响医护关系,导致角色理解欠缺。例如,夜班医生频繁地被护士叫起来查看患者情况并处理,护士认为这是患者病情的需要,医生认为护士工作能力差,小题大做,对患者的病情看法不一致。护士要求医生及时补写口头医嘱,而医生忙于检查患者,护士感觉医生有意拖延,医生认为护士不近人情,不支持医生的工作。这些表面现象的实质是医护之间缺乏对对方专业性质的理解和沟通,是影响正常医护关系建立的潜在因素。

4. 角色权利争议　医护根据分工,各自在自己的职责范围内承担责任,但在某些情况下,有时会因为工作职责和权利义务的协调与沟通不良而引发矛盾。医护常常会觉得自己的自主权受到对方的侵犯,从而引发角色权利争议(role rights disputes)。如手术前护士按护理计划为患者进行术前护理,包括回答患者关于手术的一些提问,对此医生认为大可不必,术前交代是医生的责任,护士的解答可能会与医生交代的侧重点不一致,引起患者的疑惑,带来不必要的麻烦。此外,在医嘱执行过程中,也容易发生角色权利争议。如有的医生认为医嘱对错是医生的事情,护士尽管执行便是,但是护士是患者给药的直接人,出现给药差错事故,给患者带来伤害,护士也有不可推卸的责任。因此,护士会运用评判性思维,对医嘱进行核对、更正,由此种种都会带来医护之间的角色权利争议。

（三）医护角色期待

角色期待是指团体中多数成员期望或要求某个或某些成员做出的一些应有的行为方式。角色期待是他人或社会的希望,只有当角色执行者自己领会并按照这种希望去行动时,才能产生一定的效果。在医疗服务行业,医护人员是以一种特定的工作方式为患者服务的,两者之间都有角色期待。随着医学模式的转变,这种医护角色期待(role expectation)越来越被医护工作者所重视。

1. 医生对护士的角色期待

（1）知识丰富:护士不但要有全面的护理知识和熟练的操作技巧,还要具备一定的医学基础知识,这样就能对诊断、治疗提出意见和建议,真正建立医护平等合作关系,共同为患者提供优质服务,保证医疗护理质量。

（2）能动地执行医嘱:绝大多数医生都希望护士不盲目地执行医嘱,如果发现医嘱有误,能主动地向医师提出意见和建议,协助医生修改、调整。在执行时能正确地向患者解释医嘱,并有能力处理出现的问题等。

2. 护士对医生的角色期待

（1）良好的修养:修养是一个人综合素质的表现,指人的行为和涵养,与人的性格、心理、道德、文化等有密切关系。对医生来讲,良好的修养主要表现在医院岗位上医护沟通、医患沟通等方面。如平易近人,尊重、理解护士;和蔼可亲,爱护、善待患者;在患者面前注意维护护士的威信,理解并支持护士参加医生查房、病例讨论等医疗活动。

（2）业务能力强:知识全面、经验丰富、敬业,对病情能做出准确的诊断并采取恰当的治疗手段,有良心、有医德,有救死扶伤的人道主义精神。

（3）医嘱严谨:医嘱是医护工作最主要的连接,连接不恰当易引发矛盾和冲突。护士希望医生的医嘱是准确的、及时的、清晰的、完整的,对护士就医嘱提出的质疑能正确地理解并给予接纳。

沟通案例

焦点在哪里,结果就在哪里

两位妻子遇上同样的丈夫,在外忙工作、忙应酬,忽略妻儿,甚至钱都不能及时寄回家。一位妻子哀怨慨叹:"当初真是瞎了眼,嫁这么一个没良心的。"逢人便说:"孩子生日没见他回家,我生病告诉他,连句安慰的话都没有。""钱也不往家寄,心思不在这了。""肯定外面有别的女人了。"亲戚、朋友再见到她丈夫,都用一种鄙夷的眼光看他,谴责他没有责任心。时间久了,丈夫真的有了别的女人,再也不回家了。另一位妻子则采用了另一种方法,孩子生病打电话和丈夫探讨饮食、护理问题,家里需要什么花销,直接告诉丈夫寄钱。周围人听到她关于丈夫的描述是:"他工作忙也是为了我和孩子。""这次孩子病好得快,多亏我丈夫,他经验多。""他是一个有责任心的人,我们家的大笔开销都是他来承担。"这位丈夫难得的几次回家都感受到了亲戚、朋友的友好、肯定,夸他对家庭有责任心。最后他变得越来越有责任心,越来越关心妻儿,真的成为一个合格的丈夫。

关注优点,优点越多。关注缺点,缺点放大。关注什么,结果就是什么。医护之间也如此,赞美、信任和期待具有一种能量,它能改变和强化人的行为,这就是皮格玛利翁效应或期待效应的作用。

（四）医护关系建立的技巧与策略

1. 指导医护关系的主要原则

（1）尊重:尊重是维护良好关系的重要因素,医护之间的尊重应该是发自内心的、双向的。如在患者面前自觉维护对方形象,使患者对医疗护理工作充满信心,保证医疗护理质量的同时还能促进医护关系的良性发展。

（2）患者利益为重:医疗护理工作的目的就是维护和恢复患者的生命和健康,医护之间也应该围绕这一共同目标建立平等合作的和谐关系。医护之间因为角色权利等发生争议时,双方应该在以患者利益为重的原则下进行沟通,保证满足患者的需要,维护患者的安全,坚决杜绝因为个人之间的权利争议影响患者的治疗和护理。

2. 建立良好医护关系的技巧与策略

（1）互相尊重、平等合作:尊重是以平等为前提的,医护双方要充分认识并承认对方的独立性和重要性,维持相互尊重、相互支持的平等合作关系。护士要尊重医疗工作的决策性、方向性,医生也要理解护理工作的独立性、专业性、不可替代性。医生的正确诊断与护士的优质护理相配合才是取得最佳医疗效果的保证。如手术中,器械护士清点纱布、器械数量无误后,医生才能进行手术结束的缝合。

（2）互相交流、及时沟通:医疗过程是医护间不断交流信息的过程,是治疗信息的传递和反馈不断循环的过程。在信息交流中,任何一个环节的信息阻塞都会影响整个医疗过程的顺利进行,良好的医护关系是保证医疗过程完整性的基本条件,医护之间团结协作是医疗工作顺利进行的基础。由于疾病类型的不同,患者的心理、社会状况不同,治疗手段和救治的缓急程度也必然不同。要求医生和护士在医疗过程中不断调整关系,以适应治疗过程的多样性。如对术后患者,护士将其生命体征和引流液的颜色、性质、引流量和患者的一般状态等信息提供给医生,医生及时修改术后治疗方案,确保患者的治疗效果和安全。

（3）互相学习、共同进步:孔子说:"三人之行,必有我师。"有经验的医生能根据患者的症状和体征准确判断病情,有经验的护士能及时发现疾病并发症的先兆。作为护士不但要掌握丰富的护理专业知识,还要虚心向医生请教医学基础、疾病知识,从更深的理论角度把握疾病的护理过程。同样,医生对护理工作的了解不一定全面,护士应主动向医生介绍护理专业的知识和进展,争取得到医生的理解和支持,医生也要虚心学习护理专业特点,关心护士业务水平的提高。例如,护士向医生介绍护理程序的特点与实施,护理病历的书写规范,护理诊断和医疗诊断的区别。医生给护士讲解手术程序、影像诊断依据等。

（4）互相监督、取长补短:在医疗护理过程中,医生和护士要相互监督把关,及时发现并避免差错和事故,保证患者安全,维护患者利益。一般情况下,执行医嘱是护士的基本职责之一。执行医嘱时,护士要注意医嘱的正确性与合理性,对于医嘱中出现的"笔误"或其他不妥之处要勇于向医生提出,及时修改,保证医疗的安全性。医生也要随时关注护理过程和效果,发现并纠正护理工作不妥之处。如医嘱使用葡萄糖为患者输入药物,护士在输液前要仔细询问患者是否有糖尿病病史,避免出现血糖大幅度波动现象。护士采集动脉血标本做血气分析,医生应提醒护士及时送检,以保证检验结果的准确。

（5）沟通技巧——SBAR沟通模式：SBAR沟通模式是一种以证据为基础的标准的沟通方式，能够帮助护士确定患者的主要问题并收集相关资料，进行分析归纳，然后快速完整地传递给医生，使医生快速准确地了解患者的信息，及时处置。目前在国内已经广泛开始运用SBAR沟通模式，以减少由于沟通不良引起的不安全因素。

SBAR沟通模式显示目前发生了什么，是什么情况导致的，我认为问题是什么，包括现状（situation，S）、背景（background，B）、评估（assessment，A）、建议（recommendation，R）。例如，应用SBAR沟通模式汇报患者病情时，S包括患者的床号和姓名、患者的问题；B包括患者的主诉、问题的依据及分析；A包括患者的异常反应、异常报告值、心理状态，对问题的评估、观察要点；R包括已采取的护理措施、对问题处理的建议。应用SBAR沟通模式进行沟通，医生作为倾听者，知道护士会告诉他什么，因而他的倾听会更有效；护士作为汇报者，他知道医生期待了解哪些内容，因而他的汇报会更有效。同时，也提高了护士的批判性思维能力。

二、护士与其他医务人员的沟通

在护理实践中，护士不但要与医生进行沟通，还要与医技科室的医务人员和后勤保障部门的相关人员进行沟通交往。由于护士与医技、后勤部门人员的受教育程度和工作职责、性质不同，他们审视问题和处理问题的方式和方法也存在差异，在人际交往过程中，常常会产生不同的心理，引发相应的矛盾和冲突，影响相互的协作关系。

（一）护士与其他医务人员之间的沟通障碍

1. 护士与医技辅诊人员之间的沟通障碍　医技辅诊科室所包含的专业类别与护理专业的区别较大，独立性更强。护士一般不太了解医技辅诊人员的工作内容，医技辅诊人员也不太了解护士的工作特点。因此，容易造成工作中不能互相配合和互相支持，一旦发生问题，就容易出现互相指责和互相推诿的现象。例如，患者做子宫B超检查，因膀胱不充盈，显像不清楚，延误诊察，B超医生忽略患者配合不佳的因素而一味地责怪护士没交代好检查前准备事项。

2. 护士与后勤人员之间的沟通障碍　医院能够正常运转，离不开水、电、煤气、食物等的供给和清洁安静的工作环境。医院后勤部门为医疗护理提供了生活、安全等各种保障，其工作内容与患者的生活护理密切相关。他们的工作理应得到尊重和理解，但少数护士认为后勤部门的工作人员是非专业技术人员，不能直接创造经济效益，经常以命令的口气要求他们提供帮助。医院后勤部门的工作人员由于工作价值得不到认可，挫伤了工作积极性，不愿主动提供服务，有时会影响医疗护理工作的正常进行，从而导致护士与后勤人员的沟通障碍。

愤怒伤人伤己

有一个小男孩动不动就爱发脾气,他自己也很烦恼。父亲为了帮他改掉坏毛病,给他一袋钉子,告诉他发怒一次就钉一枚钉子在后院的围栏上。男孩照父亲说的做了,慢慢发现钉钉子次数在减少,他可以控制发脾气了。于是父亲告诉他,以后成功控制自己发脾气一次,就拔出一枚钉子。小男孩逐渐变得有耐心,不再乱发脾气。终于有一天,他把钉下去的钉子全部拔出来了。父亲亲吻他,祝贺他:"你真棒,能控制自己的脾气了。但是你看,那些围栏永远也无法恢复以前的样子了,你生气时说过的话或做过的事就像这些钉子一样,在人们心中留下了伤口,伤口的瘢痕或许永远存在。"

医院中,医生、护士和其他医务人员也要学会情绪管理,采取合理有效的情绪控制办法,避免给自己、给他人带来不可弥补的伤害。

(二)护士与其他医务人员关系建立的技巧与策略

1. 相互理解、相互尊重

(1)护士与其他医技、后勤人员只有岗位职责、工作内容不同,没有高低、贵贱之分,都在直接或间接地为患者服务,都应得到尊重与理解。

(2)护士应体现较好的个人修养,在取得患者信任的同时,也要赢得其他医务工作者的尊重,运用有效的方式与不同职业、不同文化层次的人进行沟通。

(3)护士与其他医技、后勤人员沟通中出现分歧时,学会换位思考,不要过于指责对方,多做自我批评。

2. 相互支持、相互配合

(1)护士与检验师的配合:检验人员用自己检验数据的准确性取得护士和患者的信任,护士也要用自己的敬业精神得到检验人员的信任。护士要严格掌握标本采集的方法与注意事项,以精湛的护理专业技能赢得检验人员的尊重,同时也要理解检验人员的工作,和患者一起配合检验人员进行各种标本的采集。只有这样,才能在相互信任的基础上,通过各自的努力,建立有效的支持与协作关系。

(2)护士与药剂师的配合:护士在管理病区药品时,要有计划地做好药品请领和报损工作,理解和严格遵守药剂科的规章制度,以谦虚的态度、严谨的工作和优质的效率赢得药剂人员的尊重。护士在管理患者药品时,要配合药剂人员遵守查对制度,及时领取,妥善保存,保证患者的用药治疗。护士在与药剂师的配合中,还要向药剂师谦虚求教,咨询关于药物治疗评价的规律,并及时反馈给医生,确保为患者提供安

全、经济、有效的药物供应服务。

（3）护士与放射科医师的配合：作为护士，要熟悉放射科各项检查的常规准备并及时咨询检查前的特殊准备，扩充自己的知识储备，能严谨回答患者关于放射科检查前准备的询问。护士还要向患者宣传教育，共同配合放射科医师，严格按照要求进行检查前准备，遵守放射科的规章制度，遵守预约时间，保证患者的检查效果。护士也要理解和尊重放射科医师的工作，以自己对工作的严谨和对患者高度的责任心赢得放射科医师的尊重，共同为患者提供优质服务。

（4）护士与后勤人员的配合：护士要理解，后勤人员作为医院的成员，和护士一样共同为患者服务，只是岗位和职责不同。医院环境的美化，病区的水、电、设备等供应保障，都离不开后勤人员的辛勤劳动。护士还应遵守后勤部门的规章制度，提前呈报维修计划，以便后勤人员合理安排工作。如遇紧急突发情况，要请字当先，使用文明礼貌用语，真诚感谢。同时，护士还要尊重后勤人员的劳动成果，爱惜公共设施，和后勤人员平等相处，真诚合作。

（5）护士与营养师的配合：营养师和护士的目标是一致的，共同为患者服务。营养师为患者提供各种营养膳食方案，协助医生，达到辅助治疗的目的。护士要为营养师提供患者的基本情况介绍，和营养师一起为患者制订合理的营养膳食。还要配合营养师做好患者的健康教育工作，取得患者的配合。出现饮食问题，应及时向营养师反馈并谦虚请教，及时调整膳食结构，使各种饮食治疗落实到位，真正发挥饮食治疗的作用。

（6）护士与康复师的配合：护士应理解康复师的工作，并给予积极配合。护士要为康复师提供患者的基本健康资料和各种治疗项目、时间等资料，协助康复师制订合理的、可行的康复计划。护士还应配合康复师一起对患者进行健康教育工作，取得患者的认可和配合，协助和督促患者落实康复计划，保证康复治疗的效果。

沟通案例

特殊的"精神赔偿"

某日中午时分，护士小黄接到检验科打来的电话报告危急值：新入院 2 床患者李某的急查血钾为 7.3 mmol/L，并强调所送血标本未见明显溶血现象！小黄一听患者血钾这么高，登记之后立刻电话报告值班医生。值班医生也非常重视，随即开医嘱重新抽取血液标本送检验科复查血钾，同时告知患者家属高血钾的危险性。

15 分钟后血钾复查结果出来了，为 3.8 mmol/L，原来虚惊了一场！医生、护士悬着的心终于放了下来，可家属得知结果后反而不高兴了，追着质问为什么前后结果差异这么大，是不是病房和检验科工作人员弄错了标本，害得家属担惊受怕，患者多受痛苦，还要多花检验费，并要求给予家属精神赔偿。住院总医师连忙出面安抚家属并组织查找原因。

原来，该患者入院时的首次静脉血液标本是管床医生从患者输液留置针处抽取的。经验不足的他也没有注意查看当时所输液体中正好加了 10% 氯化钾注射液，以致检查结果提示高血钾。

住院总医师一边批评管床医生的问题，一边向患者家属致歉。事件平息后，住院总医师感谢了护士小黄的及时处理，还让护士小黄跟科室人员再次普及血液标准采集的规范，避免类似事件的发生。

以上案例说明医生、护士、检验师之间的工作是相关联的，需要护士和其他医务人员之间密切配合，才能更好为患者服务。

思考与实践

1. 影响医护关系的因素有哪些？

2. 建立良好医护关系的技巧和策略有哪些？

3. 你怎样理解并做到医生期待的护士角色？跟同学一起探讨你对医生有什么样的角色期待。

4. 假如你是病房护士，实习医生正在使用病历摘抄疾病过程，但此时你也需要病历绘制体温单，你该怎样和医生沟通？

【实训指导】

实训一　医护沟通的训练

尽管医护关系模式已由传统的主导-从属型过渡到新型的并列-互补型，但是临床上，真正建立良好的医护关系还有很多限制性因素，我们寻求的就是在互相尊重和患者利益为重的原则不变的前提下，利用合理的沟通技巧和策略，建立合理、科学的医护关系。

1. 目的　通过实训，让学生清楚新型的医护关系模式，在实训过程中，学生自己能总结出影响医护关系建立的各种因素，并能自觉运用建立良好医护关系的技巧和策略。

2. 步骤

（1）实训准备：包括环境准备、学生准备、情境准备三方面。

1）环境准备：安静、舒适，光线适宜，不受干扰，在轻松、自然、和谐中交流。可选择走廊、教室、模拟病室等场所模拟合适的沟通交流环境。

2）学生准备：服装得体、衣帽整齐，符合模拟沟通场景。表情端庄、仪态大方，符合医生、护士角色形象。

3）情境准备：学生可以按实训要求,自行设计沟通场景、选择沟通话题、扮演角色,达到实训目的。以下情境案例仅供参考。

案例1：年轻患者张某,20岁,因"胃溃疡"入院,拟行胃大部切除术,术前需要留置导尿管。可是患者不愿意让女护士插尿管,年轻的女护士小徐被拒绝了,年长的护士、护士长也不行,点名要主治医生赵某给插,以前也有这样的例子,可是赵医生昨天手割破了,操作不方便,还有手术要参加,怎么办？科里还有别的医生,有男医生,也有女医生,也有别的护士。请妥善解决。

案例2：骨科病房,主任带领全科医生查房时嘱咐：患者刘某术后超过24小时,要尽早拔除导尿管。主治医生苏某从病房出来,告诉走廊里遇见的任护士,去看看24床患者刘某是否恢复排尿功能,如果恢复了,就把导尿管取出来,等主任查房结束,过后再补医嘱。在病房和任护士一起处置的邹护士、李护士、赵护士意见不统一,有的同意任护士去,告诉她要注意什么,有的不同意她在没有书面医嘱的情况下给患者取下导尿管,因为外科刚发生这样的事件,医生口头医嘱,护士去执行,出了事故医生不承认,结果发生医护纠纷。几个护士议论纷纷,请帮助任护士妥善处理这个口头医嘱。

（2）实训内容：新型医护关系模式,影响医护关系的因素,建立良好医护关系的原则,建立良好医护关系的技巧和策略。

（3）实训方法：① 将同学分成若干小组,每小组4~6人,以小组为单位,组长负责制。② 教师安排分组和实训任务、提出实训要求。学生自行安排角色扮演、组织情境对话和医护沟通练习。练习结束,组长组织小组讨论,每位同学分享感受、体会,一人负责记录。③ 教师巡视检查、个别指导,以小组为单位鉴定打分,可以根据情况要求每个学生写实训体会,必要时适当地提供机会,组织同学观看优秀学生展示。④ 主讲教师总结实训情况,总结各组经验、教训,旨在将医护沟通技巧和策略贯穿始终地渗透在日常生活和学习中。

3. 要求

（1）在角色扮演医护沟通中,同学可自行选择话题、沟通内容、表达方式。

（2）所选择沟通情境力求涵盖实训内容,使用沟通技巧和策略,以达到实训目的。

（3）实训形式可以多种多样,角色扮演后分享体会,或是同学集体参与、协作后讨论总结,还可以专门就某一案例集体讨论等。

（4）避免出现忌用的词语、不合适的交流语气、不合情理的沟通话题。

4. 考核评价

（1）态度评价：能控制自己的情绪,坚守医护沟通原则,模拟扮演过程严肃认真、一丝不苟,按要求完成实训内容。

（2）能力评价：情境设计合理,涵盖实训内容,沟通话题适宜,选择沟通方式合理,有自己的独到见解,具有评判性思维,取得对方的信任和尊重,真正建立良好的医护关系。

(3)团队精神评价:小组成员集思广益,共同设计情境,一起应对实际问题,全部参与角色扮演练习。配合默契,模拟真实,具有集体协作精神。

医护沟通考核评估见表 4-6。

表 4-6　医护沟通考核评估表

项目	分值	考核要点	得分
准备	10	仪表端庄,服装整洁,态度严肃、认真	
开场方式	5	礼貌称呼对方,介绍自己	
	5	选择适当的开场方式,建立愉快的沟通基调	
新型医护关系模式	4	体现医护之间的平等关系	
	4	体现医护各自专业的独立性	
	4	体现医护工作的监督性	
	4	体现医护之间严谨的互补性	
	4	符合各自角色期待	
建立医护关系技巧和策略的应用	5	平等尊重	
	5	互相学习	
	5	双向交流,关注对方的感受	
	5	患者利益为重	
处理医护关系影响因素的能力	5	角色心理差位	
	5	角色压力过重	
	5	角色理解欠缺	
	5	角色权利争议	
沟通效果	10	达到沟通目的,对方感受良好	
团队精神	10	小组成员集思广益、配合默契、有协作精神	
合计	100		

实训二　护士和其他医务人员沟通的训练

临床上,护士不可避免地要接触医生以外的其他医务人员,护士与医技科室、辅诊人员以及后勤保障部门工作人员之间存在着诸如工作职责和义务、工作性质和环境、受教育程度和专业知识面、角色定位和心理压力、处理问题的方式和方法、审视问题的角度和层面等很多差异,如何接纳彼此的差异,建立良好的合作关系,是需要同学们不断学习、不断提高的。

1. 目的　通过实训,让学生明确护士和医技科室、辅诊人员及后勤保障部门工作人员之间的差异,学会换位思考,在以患者利益为重的前提下,努力做到理解、尊重、支持、配合,与其他医务人员建立良好的关系。

2. 步骤

(1) 实训准备:包括环境准备、学生准备、情境准备三方面。

1) 环境准备:安静、舒适、光线适宜、不受干扰,在轻松、自然、和谐中交流。可选择走廊、教室、模拟病室等场所模拟合适的沟通交流环境。

2) 学生准备:服装得体、衣帽整洁,符合模拟沟通场景。表情端庄、仪态大方,符合护士、医技辅诊人员角色形象。

3) 情境准备:学生可以按实训要求,自行设计沟通场景、选择沟通话题、分配扮演角色,达到实训目的。以下情境案例仅供参考。

案例1:李某,女,70岁。卵巢肿瘤待查,抬入病房,一般状态差,消瘦,食欲减退,只能进流质饮食。医嘱常规检查。次日晨起护士小周来给李某采集血液标本,因末梢循环功能不佳,护士勉强采集了所需血量,但还是接到检验科的投诉电话:所采集的血液标本泡沫多,血量不够,需重新抽血。小周遭到护士长的批评。小周小心地和患者沟通,取得谅解,再次采血。过了一会儿,医技科室的人员陆续到病房,行床边心电图、B超、X线检查,小周应该怎么做,真诚热情、支持配合还是因心情不好只管做好自己的事?

案例2:张某,女,35岁。因"胃十二指肠溃疡"入院。常规检查有腹部和盆腔B超、胃肠钡剂、X线透视等,护士交代腹部B超禁食水,可是患者带了一瓶饮料。辅助检查的医生都希望先做自己这项,否则会等到很晚,护士应该怎样安排,请角色扮演模拟过程。

(2) 实训内容:明确护士与其他医务人员之间的差异和沟通矛盾,在沟通中自觉运用相互支持、相互配合、相互理解、相互尊重的技巧和策略。

(3) 实训方法:① 将同学分成若干小组,每小组4~6人,以小组为单位,组长负责制。② 教师安排分组及实训任务、提出实训要求,由小组长安排角色扮演、组织情境对话和医护沟通练习。练习结束,组长组织小组讨论,每位同学分享感受、体会,有人记录。③ 教师巡视检查、个别指导,以小组为单位鉴定打分。④ 主讲教师总结实训情况,归纳各组经验、教训,目的是让学生学会接纳差异,学会尊重、理解、支持、配合,使患者利益最大化。

3. 要求

(1) 在角色扮演护士与其他医务人员的沟通中,同学可自行选择话题、沟通内容、表达方式。

(2) 所选择沟通情境力求涵盖实训内容,使用沟通技巧和策略,以达到实训目的。

(3) 实训形式可以多种多样,角色扮演后分享体会,同学集体参与,协作后讨论总结,还可以专门就某一案例集体讨论等。

(4)避免出现忌用的词语、不合适的交流语气、不合情理的沟通话题。

4. 考核评价

(1)态度评价:能控制自己的情绪,坚守沟通原则,练习过程严肃认真、一丝不苟,按要求完成实训内容。

(2)能力评价:情境设计合理,涵盖实训内容,沟通话题适宜,沟通方式合理,有自己的独立见解,具有评判性思维,取得对方的信任和尊重,真正建立良好的工作关系。

(3)团队精神评价:小组成员集思广益,共同设计情境,一起应对实际问题,全部参与角色扮演练习,配合默契,模拟真实,具有集体协作精神。

护士与其他医务人员沟通考核评估见表4-7。

表4-7　护士与其他医务人员沟通考核评估表

项目	分值	考核要点	得分
准备	10	仪表端庄,服装整洁,态度严肃、认真	
开场方式	5	礼貌称呼对方,介绍自己	
	5	选择适当的开场方式,建立愉快的沟通基调	
良好关系建立的技巧与策略	5	相互理解尊重	
	5	相互配合	
	5	换位思考	
	5	体现护士良好的个人修养	
护士与其他医务人员沟通	5	护士与检验师沟通	
	5	护士与药剂师沟通	
	5	护士与放射科医师沟通	
	5	护士与后勤人员沟通	
处理沟通障碍和矛盾	5	工作职责不同	
	5	专业知识不一致	
	5	面对指责推诿	
	5	面对误会	
沟通效果	10	达到沟通目的,建立良好的关系	
团队精神	10	小组成员集思广益、配合默契、有协作精神	
合计	100		

小　结

护理工作强调团队的合作,良好的护际关系是确保护理质量的关键,护士之间要互相尊重、互相帮助、互相弥补,形成团结协作、和谐向上的工作氛围。护士长关心每一位护士,年轻护士尊重年长护士,年长护士主动承担重任。带教老师鼓励护生多思考,在纠正错误时不贬低或耻笑学生。护士应共同努力维护护际关系的和谐,护理团队成员的和谐关系是实现团队目标的根本保证,优秀的护理团队能够确保医疗护理安全,提高医疗护理质量和工作效率,维护护理人员的身心健康,促进护理人员合理竞争。医院中,医护关系模式已经由新型的并列-互补型取代了早期的主导-从属型。但是仍普遍存在角色心理差位、角色压力过重、角色权利争议、角色理解欠缺等因素影响医护关系的建立。医生和护士在工作中,应该学会互相尊重、平等合作,互相交流、及时沟通,互相学习、共同进步,互相监督、取长补短这些建立良好关系的技巧和策略。护士不可避免地会面对医生以外的其他医务工作者,护士应在相互理解、相互尊重,相互支持、相互配合的基础上,与其他医务人员建立良好的合作关系,达到共同、高质量为患者服务的目的。

(王 力 许玉贤 洪 震 刘莎莎)

在线测试:
项目四

161

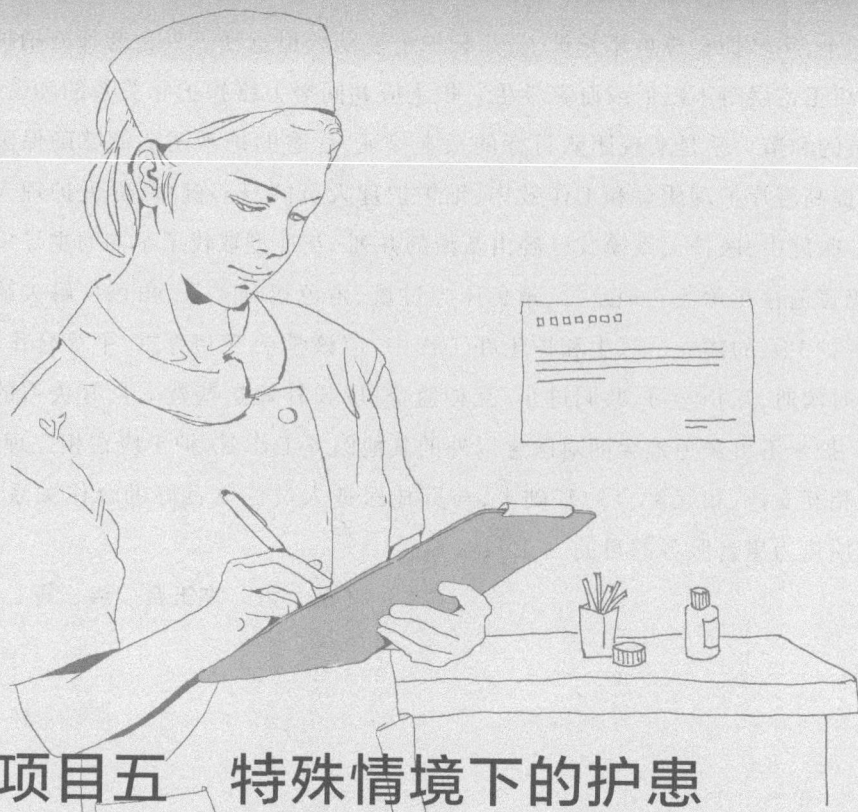

项目五 特殊情境下的护患沟通

学习目标

【知识目标】

1. 掌握跨文化护理的相关概念。

2. 掌握患者出现文化休克的原因、文化休克的分期及临床表现。

3. 掌握减轻住院患者文化休克的沟通策略。

4. 掌握跨文化背景下护理沟通的影响因素。

5. 掌握特殊患者的生理及心理特点，以及开展沟通时的方法和注意事项。

6. 熟悉临终患者的心理变化及分期。

7. 熟悉与无法言语的危重患者的沟通技巧。

8. 了解与不同类型患者家属的沟通方式及策略。

【技能目标】

1. 能运用跨文化护理沟通的策略进行特殊情境下的护患沟通。

2. 能运用沟通技巧与特殊患者及家属进行有效沟通。

【素养目标】

1. 在工作中具有跨文化护理沟通的基本能力。

2. 在与特殊患者及家属的沟通过程中能关心、爱护患者，尊重患者。

任务一　跨文化背景下的护理人际沟通

素养养成案例："一带一路"的跨文化认同

学习内容

1. 跨文化护理的相关概念。
2. 文化休克。
3. 跨文化背景下护理沟通的影响因素。
4. 跨文化背景下护理沟通的策略。

典型案例

一位美国男性患者,70 岁,于 2010 年来中国任高校英语教师,因无法正常排尿入院。入院后诊断:前列腺增生,充溢性尿失禁,需要做经尿道前列腺汽化电切术。术前一天,患者的朋友来医院探望,主管护士小李在病房向患者做术前宣传和教育,并叮嘱患者,由于年纪较大,需要有人照顾。但该患者表示反对,认为能照顾好自己。小李感觉患者不配合治疗,提醒患者要注意休息,盖好被子,按时服药,做好术前准备。不料患者勃然大怒,认为是在其朋友面前对他进行侮辱,并斥责道:"You are not my mother,are you?"随后投诉该护士不尊重患者隐私,把自己视为弱者。经护士长多次道歉、解释,患者方才取消投诉。

问题导向

小李在护理该外籍患者时有何不妥?给患者带来什么样的感受?应该运用哪些沟通策略与该患者进行沟通呢?

从以上案例中,我们看到小李在护理美国患者前,未充分了解该患者的文化背景,原本出于好意的护理行为反而激怒了患者。那么我们该如何运用沟通策略与不同文化背景下的患者进行沟通呢?

一、跨文化护理

跨文化护理是指护理人员根据患者的社会环境和文化背景,了解其生活方式、价值取向、道德观念及宗教信仰等,从而为患者提供多层次、多体系、高水平、全方位的护理服务,使其保持良好的心理状态,积极配合治疗和护理。

（一）跨文化护理的相关概念

1. 文化与文化背景

（1）文化：文化是指特定的人群共有的、世代延续的价值观、信仰、规范及生活方式，并指导特定的人群思考、决策和行动。广义的文化是指人类在社会历史发展过程中所创造的物质和精神财富的总和。狭义的文化是指精神生产能力和精神产品，包括自然科学、技术科学及社会意识形态等，有时也专指教育、科学、卫生等方面的知识和设施。文化实际上是一个同心圆结构，它包括以下4个部分：物质文化、行为文化、制度文化及精神文化（图5-1）。物质文化是可触知的具有物质实体的文化事物，居于表层，最为具体；行为文化是一种活动文化，处在浅层，也最活跃；制度文化是人类在社会实践中形成的各种社会行为规范，位于中层；精神文化是人类在社会意识活动中孕育出来的价值观念、审美情趣、思维方式等主观因素，居于核心，是文化的灵魂。

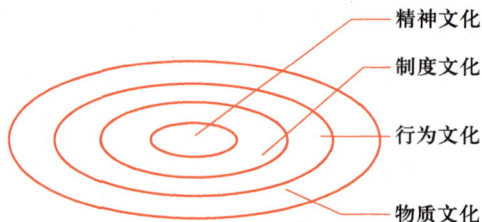

图 5-1　文化的结构

（2）文化背景：文化背景是一个人生活在其中的，由特定的社会习俗、价值观念和信仰所组成的文化环境。因为人们生长地域、生活环境、教育程度及家庭背景不同，所以其生活方式、信仰、价值观、风俗习惯等也会明显不同。例如，从健康行为看，对"绝症"患者，中国多数家庭强调对患者保密，而美国则不同，医生必须将病情如实告知患者；从不同的文化背景看，有时同一句话所表达的意思也不同，如"各扫门前雪"，西方国家认为是各尽其职，而东方国家则被认为是自私、冷漠的表现。

2. 多元文化与多元文化护理

（1）多元文化：多元是多个、多种的意思。文化反映了一个民族群体的世界观和价值观，包括知识、艺术、道德及风俗习惯等方面。多元文化是指多种族或多民族各自拥有的不同文化。

（2）多元文化护理：多元文化渗透到护理专业中，导致多元文化护理的产生。多元文化护理即护理人员按照不同人的世界观、价值观，以及不同民族的宗教、信仰、生活习惯等，采取不同的护理方式，满足不同文化背景人群的健康需要，是现代护理发展的方向，也是社会进步和护理学科发展的重要标志。

文　化

为更好地了解文化,有人把文化比喻成洋葱。大家知道洋葱有很多层。最外面的一层称象征物,最为表浅,通过人们的肉眼就容易看到,如服装、语言等。第二层是英雄人物性格,英雄的性格代表此文化里大多数人的性格,了解了英雄的性格,很大程度上也就了解了英雄所在文化的民族性格。第三层是礼仪,礼仪包括"礼"和"仪"两部分,具体表现为礼貌、礼节、仪表、仪式。它是每种文化里对待人及自然的独特表达方式,如中国人吃饭时非常讲究座次的安排,日本人习惯鞠躬和进门脱鞋等。最里面的一层是价值观,是核心层,指人们理解真、善、美的抽象观念,是文化中最深邃的部分,也是文化的灵魂。

（二）文化休克

文化休克又称为文化震惊或文化震撼,是指生活在某一种文化环境中的人初次进入另一种不熟悉的文化环境中所产生的思想混乱与心理上的精神紧张综合征。例如,当人们初到异国他乡,面临陌生的异域文化,从浅层的日常生活习惯到深层的思想文化观念都会不适应,通常会表现为焦虑、恐惧、无助、茫然、失落,甚至绝望等,这些均属于文化休克现象。

1. 引起文化休克的原因

（1）沟通交流障碍:沟通交流是一个遵循一系列共同规则互通信息的过程,包括语言沟通和非语言沟通两种方式。语言沟通是信息交流中最常见的方式,但相同的沟通内容在不同的文化背景下,可能会产生不同的沟通效果。例如,在中国,朋友见面互问年龄、收入等是很常见的事情,很少有人拒绝回答,但同样的问题如果询问西方人,对方可能会很生气,他们认为年龄和收入纯属个人隐私,别人不应该过问,从而导致沟通交流的中断;在非语言沟通中,同样的非语言沟通模式在不同的文化背景下也会有所不同。如中国人在讲话时,为防止唾沫外溅或口臭味袭人,习惯用手捂住嘴,但英语系国家的人会误认为他们在撒谎而停止交谈。

（2）日常生活活动差异:人们一般都习惯自己熟悉的文化环境,都有自己规律的日常生活活动,当一个人离开了自己熟悉的文化环境到另一种陌生的环境时,因为需要适应新环境,就很容易出现日常生活活动差异。如某人因工作外派去国外出差,新环境中的住宿、交通、作息制度、人际关系等都需要去适应。在适应过程中,会感到郁闷、烦恼,有受挫感,这就属于克服日常生活活动的差异引起的文化休克。

（3）孤独:孤独常伴随着沟通交流障碍而来。人们换了新环境后往往会感到生疏,加上语言不通,交流障碍,又与亲人和朋友分离,很容易感到孤单、无助,产生焦虑和恐惧情绪,从而出现文化休克。

（4）风俗习惯不同:不同文化背景的人有不同的风俗习惯,一旦改变了文化环境,就需要人们去适应新环境中的风俗习惯。如许多中国人喜欢"色、香、味、形"俱全的饮食,而西方人则喜欢奶酪、黄油为主的饮食;又比如很多人对把蚯蚓当食物吃感到恶心,但有些民族却称之为美味。这些文化差异会使人们短时间难以接受而出现文化休克。

（5）态度和信仰因素:态度是人们在自身道德观和价值观基础上对事物的评价和行为倾向。信仰是指人们对某种理论、主义、学说、主张的信服和尊崇,并把它奉为自己的行为准则和活动指南。态度和信仰是受自身环境文化模式影响的。当一个人的文化环境突然改变时,其原有价值观受到异域文化价值观的挑战,导致态度、信仰与行为不协调。例如,有些患者住院后往往习惯于用自己原有的态度体系去对待医院里的各种事情,从而出现文化休克。

（6）社交技能不足:是指不同文化背景的人群缺乏与陌生人交流的经验和技巧,无法应对适应的压力,不知道排解生活和工作中负面情绪的途径和方法。

以上6个因素造成个体出现文化休克,致使个体必须尽快做出适应和调整,同时出现的原因越多、越强烈,个体产生文化休克的表现可能会越明显。

2. 文化休克的分期 人们发生文化休克通常会经历4期,即兴奋期、清醒期、转变期和工作期(表5-1)。

表5-1　文化休克的分期

分期	情感特点	原因	行为特征	举例
兴奋期	兴奋	对新的文化环境感到好奇	渴望了解新环境中一切事物	对当地的新环境感到新奇,愉快观光,四处旅行,了解当地风土人情
清醒期	低落	原有文化与新文化价值观念标准产生冲突	退缩、发怒、沮丧,甚至放弃接受新事物	不适应新环境,导致成绩不理想,甚至中断学业。此阶段持续期最长,最难度过
转变期	理智	正视文化环境的差异	学习新文化模式,自我调整,适应新环境	积极参加当地节日庆祝活动,愿意学习新规则
工作期	舒适	已接受新环境的文化模式	建立符合新文化环境要求的行为、习惯、审美意识等	能自然地"入乡随俗",一旦重返故里,反而不适应

3. 文化休克的临床表现 文化休克在临床上主要有以下几种表现。

（1）焦虑:是一种缺乏明显客观原因的内心不安或无根据的恐惧,是个体预期即将面临不良处境的一种紧张情绪。① 在生理上表现为坐立不安、出汗、尿频、失眠、手颤抖、食欲减退、恶心、呕吐、腹泻、便秘及特别动作增加（如反复洗手、喝水、吸烟）等。② 在情感上表现为紧张、烦躁、自责或谴责他人，以及持续增加的无助感。③ 在认知上表现为心神不定，注意力不能集中，记忆障碍等。

（2）恐惧：是指个体处于一种被证实的、有明确来源的惧怕感中。文化休克时恐惧的主要表现是躲避、注意力和控制缺陷。个体自诉疲乏、心神不宁、失眠、出汗、恐慌，有哭泣、逃避的行为，出现晕厥、夜间噩梦、咽喉部干燥、面部发红或苍白、呼吸急促等。

（3）沮丧：是指由于对陌生的环境不适应而产生的失望、悲伤等情感。生理表现为胃肠道功能紊乱，出现食欲减退、便秘等问题。情感表现为哭泣、退缩、偏见或敌对。

（4）绝望：是指对某种事物完全失去信心，个体主观认为个人没有选择或选择有限，以致不能发挥自己的力量。文化休克时绝望的主要表现为，个人认为走投无路，对自己失去信心，凡事均处于被动状态，话少，情绪低落，不愿意理睬别人，被动参加活动或者不参加活动，对以往的价值观失去信念。

4. 减轻住院患者文化休克的沟通策略　住院患者会出现焦虑、恐惧、沮丧、绝望等文化休克现象。护理人员应针对患者出现文化休克的原因进行有效沟通，以减轻或解除文化休克。

（1）文化休克的预防：① 热情接待患者，做好入院介绍（图5-2），帮助患者尽快熟悉所住病房的环境、规章制度及工作人员等，消除陌生感和减轻压力，加快适应。② 尊重患者的风俗习惯及宗教信仰，用患者熟悉的称谓称呼患者，营造舒适的住院环境。③ 多与患者交流，态度和蔼，言语亲切。根据患者的文化层次，用通俗易懂的语言对某些疾病名称、诊断方法、治疗方案及医学用语做必要的解释，以消除患者的疑虑和紧张。

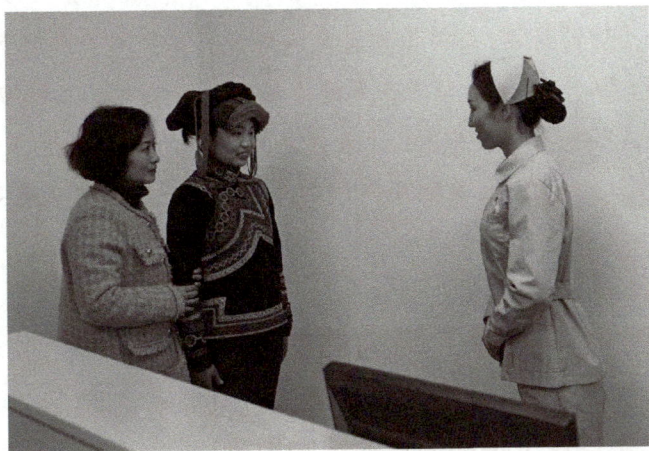

视频：减轻住院患者文化休克的沟通策略

图 5-2　热情接待患者

（2）文化休克的应对：① 重视患者的心理护理。勤于观察，及早识别文化休克，及时采取有效的措施帮助患者积极应对文化休克。② 住院患者可能缺乏独自面对

疾病的勇气,主动协助患者利用其社会支持系统,如亲属和朋友等,共同克服文化休克。③ 开展健康知识讲座活动,如术前宣教、操作前解释、服药指导等,减轻患者的焦虑、恐惧和紧张情绪。④ 帮助患者正确认识疾病(图 5-3),增强战胜疾病的信心,以良好的心态减轻文化休克。

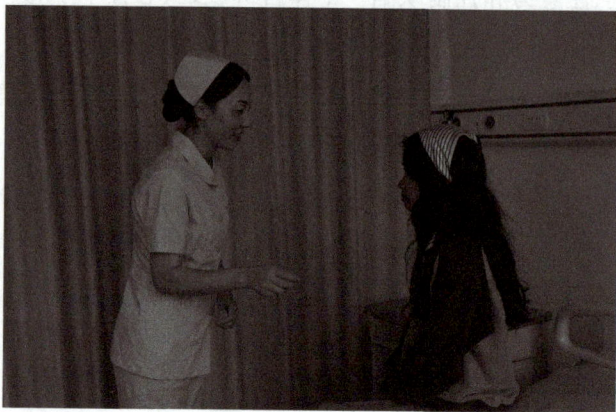

图 5-3　询问病情

知识链接

跨文化交际中的文化休克

文化休克的概念是 1958 年美国人类学家奥博格(K. Oberg)提出的,指人们适应本地文化后换至新的文化环境出现的不适应,如焦虑、恐惧、失望甚至绝望等。每年因文化休克从国外终止学习及工作的人很多。曾有一位美国商人在中国受到一位同行的热情接待,回国时向中国朋友保证:"到美国,就住在我家,管吃、住。"不久这位中国人经过十多个小时的路途,去国外看望美国朋友。没料到美国朋友接待他的竟是一盘烤鸡翅和一杯橘汁,在北京可是全聚德为他接风的呀。第二天,美国朋友不高兴地对中国朋友说儿子抱怨客人在阁楼上走路声音太大,用洗澡水太多,希望他以后走路轻点,洗澡快点。由此看来,美国朋友的简单"接风洗尘"及"谈话要求"很容易让中国朋友出现"文化休克"。

二、跨文化背景下护理人际沟通的策略

(一)跨文化背景下护理沟通的影响因素

1. 语言差异的影响　语言是护理工作中重要的沟通方式。在日常的工作中,护理人员采集病史、收集资料、核对信息、实施心理护理和健康教育及征求意见等都离不开语言沟通。我国各民族使用的语言有很多种,仅汉语就可以分为北方方言、吴方

言、湘方言、赣方言、客家方言、粤方言和闽方言等七大方言区。我国有 56 个民族，不少民族都拥有自己的语言，即便是同一个民族也可能会因为地域不同等原因而在语言方面存在较大差异。随着社会的发展，对外交流逐渐增多，许多国际友人来华观光旅游和发展，在华期间都需要获得相应的医疗卫生保障，护理人员的国际交流也越来越普遍，不少国内的医护人员也会去国外学习、进修或从事护理工作。由于各民族语言存在较大的差异，在护患沟通中将可能无法保证信息传递的准确性，致使护理人员不能够及时理解和满足患者的需要，而出现误解甚至医疗纠纷。因此，语言差异是造成护患沟通的主要障碍。

知识链接

外籍患者的入院接待

1. 您好！How do you do !

2. 您需要我帮助吗？What can I do for you?

3. 我要领您到床边去，请跟我来，这是您的床位。

I'll take you to your bedside. Please follow me. This is your bed.

4. 您介意我问您几个问题吗？Do you mind if I ask you a few questions?

5. 您咳嗽吗？您有发热吗？Do you have a cough/fever?

6. 请您脱下衣服做体检好吗？Would you please undress for medical examination?

7. 我要测量一下您的体温，请把体温计放在您的腋下。

I am going to take your temperature，so please put the thermometer under your armpit.

8. 让我测一下您的脉搏。Let me take your pulse.

9. 我要测量您的血压。I'll measure your blood pressure.

10. 请稍等一会儿，我去通知医生。

Please wait for a moment. I'll inform your doctor.

2. 生活方式差异的影响　生活方式是指人们在一定的条件下生活的样式和方法，包括人们社会生活的各个领域所有活动的形式和特征。例如，人们的精神生活、物质生活及政治生活等。由于不同的文化背景，各个国家和民族的生活方式存在很大的差异。如中国人见面时就问"吃饭了吗""去哪里""最近忙啥呢"等；西方人对此类问题就很敏感，认为这些均属于个人隐私，别人不应该过问。因此，和西方人见面打招呼时应用"Hello""Good morning"等。由于不同的文化背景，人们在健康概念和健康行为方面也存在许多的差异。如某些英国人受价值观念的影响，认为大喊大叫是不文明的行为，所以即便非常疼痛，也常采取默默忍受的态度，不轻易向护士诉说。有些患者则认为有病就应该向他人诉说，这样才能减轻痛苦，只要身体出现不适,就大声呻吟,甚至喊叫,以引起别人的注意。同样,不同文化背景的人,在体触、空间距离、手势等方面也有许多差异。例如,意大利人交谈时喜欢用拍打或碰碰对方的方式表示亲热和友好,而亚洲人则不喜欢使用体触方式沟通。拉丁美洲人较热情,喜欢近距离交谈,护理人员服务时需要靠得更近一些,才能使患者感到自在、踏实。在与不同文化背景的患者沟通时,应先了解其生活方式及健康概念等,从而为其提供个性化的护理服务。

3. 风俗习惯差异的影响 不同文化背景的人有不同的风俗习惯。"入乡随俗""入国问禁"指的就是这一点。例如,在宗教信仰方面,信奉伊斯兰教的人在每年伊历9月斋戒期间,从黎明到日落禁止进食及饮水,但可以通过夜间加餐、补液的形式来满足人们对营养的需求。在礼节习俗方面,阿拉伯人认为右手总是干净的,所以总是习惯于用右手直接将食物送入口中,所以护士需要用右手传递和接收物品。在禁忌避讳方面,欧美人不喜欢数字"13"和"星期五",为西方人安排床位时应避开"13",风险较大的操作或手术尽量不安排在星期五进行。在护理工作中,我们应了解和尊重各个国家及民族的风俗习惯,保持良好的护患关系。

知识链接

涉外病房摆放鲜花的禁忌

涉外病房摆放鲜花时应特别注意不同国家和民族对鲜花含义的不同理解。如患者为俄罗斯人,鲜花宜摆单数,表示友好和尊敬;如为英国人,不宜摆百合花,因为百合花对他们来讲意味着死亡;如为日本人,一般不摆菊花,因为菊花是日本王室专用花卉;如为印度人,不宜摆放玫瑰花,因为他们把玫瑰花看作对死者的怀念。

(二)跨文化背景下护理沟通的策略

1. 交流方式因人而异 护理人员的交流技巧是提高护理质量的关键。跨文化背景下交流时要尽可能地采取与患者文化背景一致的沟通方式。

(1)语言交流:护理人员要加强外语学习,使用患者母语中的敬语、习惯用语,采用恰当的语气和语调进行沟通,使患者感到亲切、自然。在交流用语方面,不同文化背景的人也会有一定的差异。例如,我国老年人喜欢在称呼前加"老"字,以表示对他的尊重,而西方老年人忌讳在称呼中有"老"字,认为自己还没有到"老"的程度。

(2)非语言交流:美国人和法国人交流时喜欢配合手势,中国人则不同。同样的手势或非语言动作,表达意义也不同。例如,中国人习惯于点头表示同意,摇头表示不同意,而印度、巴基斯坦等国家的某些地区的人们,表达意义刚好相反,摇头表示同意,不同意时则点头。另外,对某些非语言交流表达,同一个意思,不同国家表达方式却不同,如表示欢迎或送别,西方人习惯于拥抱,中国人则习惯于握手。

护理人员在工作中要特别注意与不同文化背景的患者交流方式的差异,并采用一定的沟通技巧,了解患者病情和心理,全面地收集资料,及早发现护理问题并及时解决,融洽护患关系,达到良好的沟通效果。

名家经典

书信礼仪

随着信息时代的来临,很多人都不写书信,更谈不上书信礼仪,但我国香港和台湾地区,韩国、日本以及华侨地区仍保留着传统的书信礼仪。清华大学历史系教授彭林老师收到过很多韩国、日本友人或者我国港台学者的来信,他们很讲究书信礼仪。如一位韩国朋友写信中有"将命考"字样,彭教授问他的学生,可学生们都不知道是什么意思。其实就是一种自谦,意思是"不敢给您写信只好给传命的人","将命"是指传命的人,"考"是副手,这句话的意思是给您传达室的人的副手,可谓谦而又谦,彭林老师甚是感动。书信可以使我们在不能见面的时候,从字里行间体现出揖让、进退及谦恭,而且有助于增进彼此之间的交流。

2. 安排合适的个人空间　各国、各民族都有不同空间距离的要求,个人空间是指个体周围不允许大多数人侵入的空间范围。人们对空间概念的理解不完全一致。对于适应宽敞办公或居住环境的人来说,搬至窄小、拥挤的空间肯定会出现不适应。一般情况下,中国人住院大多喜欢2~4人间的大房间,便于交流;而西方人隐私感强,喜欢独居,希望住干净的单人病房。因此,护理人员在接待新入院患者时,应根据不同文化背景患者的需要安排病房,为其提供合适的个人空间。

3. 按照不同社会家庭文化背景的差异实施护理

(1)注意价值观念的差异:由于不同文化背景的影响,东西方在价值观念上存在一定的差异。例如,东方人主张"孝道",老年人一旦生病住院依赖心较重,子女对老人的照顾往往大包大揽。护理人员同样也会顺应患者及家属的愿望,满足他们的需求。而西方人则相反,他们在成长的过程中非常注重自理、自立能力的培养,凡事认为自己都有能力去做,不愿意依赖别人。因此,护理人员应根据不同文化背景的患者,正确评估其价值观念,给予针对性的护理。对于依赖性较强的患者,如果病情允许,应鼓励和培养患者的自理能力,同时护理人员应加强巡视,必要时给予协助。护理西方患者时要把握好关心的尺度,不要伤害患者的自尊心。

(2)尊重不同民族的饮食习惯:各民族有不同的饮食习惯。西方人喜欢生、冷食物,他们认为这样有利于增进健康,而东方人则认为生、冷食物可能是致病的原因;某些民族禁食猪肉,而在其他很多民族猪肉则是大众化食物。我国不同地域的人口味也有一定的差异,有人说"南甜北咸、东辣西酸"。山西人可谓"西酸"之首。我国还流传有"贵州人不怕辣,湖南人辣不怕,四川人怕不辣"之说。以上说法在一定程度上反映了我国饮食文化的地区差异。因此,护理人员应尊重不同民族的饮食习惯,为患者提供合适的饮食护理。

知识链接

不同民族的饮食习惯

回族:忌食猪肉、狗肉、驴肉、骡肉,禁食凶猛禽兽和自死的牛、骆驼、羊等牲畜,禁食动物与飞禽、家禽的血等。蒙古族:喜好包子、饺子,不喜欢米饭、青菜和甜、酸、过辣及油炸食物,忌吃鱼虾、禽类内脏及肥猪肉。藏族:主要吃青稞,喜好牛、羊肉。维吾尔族:忌食猪肉、驴肉、狗肉、骡肉。其他国家,如日本:米饭为主,饮食清淡,喜好味精、纳豆和清酒、海鲜、豆腐、酱菜、紫菜、寿司,忌吃动物内脏和肥肉。新加坡:喜好广东菜和西餐、鱼片虾仁包子、鲜果。英国:喜好鲜嫩食物、浓汤、新鲜菜果、酒类、牛奶、红茶,不喜欢黏汁、辣菜、动物内脏、带皮骨的菜,周五正餐吃鱼。法国:用料讲究,品种多样,喜好鹅肝、蜗牛、海产、奶酪等。意大利:喜好面食,以炒煎、炸烩、红焖为多,六七成熟,喜好橄榄。德国:早餐面包、牛奶,午餐是主餐,吃生菜,喜好肉肠、火鸡、果醋、甜点。俄国:以面食为主,饮食口味重,喜好酸味、甜菜汤、罗宋汤、土豆牛肉、冷火腿、鱼子酱等。美国:只烹调出基本味道,在餐桌上放很多调味品,顾客根据自己的喜好调味。欧美人共性:不吃味精。

(3)尊重患者的民族习俗:在多元文化护理中,尊重民族习俗是非常重要的。日本人忌讳数字"4",他们认为"4"和"死"是谐音不吉利;有的民族不同意手术前剔除阴毛,可在不影响手术的前提下尽可能地满足患者的要求;还有一些民族手术前需要祷告,护理人员应根据患者的需要为其提供合适的场所,并且患者在祷告时护理人员要尽量回避,最好不要在其祷告的正前方来回走动。此外,在疼痛护理、临终护理、尸体料理和悲伤表达方式等方面也要尊重患者不同的文化模式,如要对信仰伊斯兰教患者的尸体进行特殊的沐浴。男女表达悲伤的方式不相同,男性大多以沉默怀念死者,女性则以哭泣表达悲伤,并需要别人给予安慰和支持。

4. 正确处理时间观念的差异　不同文化背景的人时间观念也有一定的差异。西方国家多采用线性时间观念,凡事先做计划,希望做好安排。而东方人时间观念大多比较灵活。因此,对于新入院的西方患者,要将安排编入日程,告知本人,以取得合作,并严格按照安排的时间进行治疗及护理。而很多东方患者认为目前胜于将来,时间灵活,凡事都可调整。对此类患者应引导及时接受治疗及护理,避免错过最佳治疗时间。护理人员在工作中,要正确处理不同文化背景的人时间观念的差异,为患者提供满意的服务。线性时间观和灵活时间观的比较见表5-2。

表5-2　线性时间观与灵活时间观的比较

线性时间观	灵活时间观
时间被看作是线性的资源	时间是灵活的、开放的资源
注重准时,严格按时间表做事	时间灵活,做事可不受时间约束
单位时间内做一件事	单位时间内可同时做几件事
开会时,只做会议需要做的事。认为采用灵活时间观的人不专注、不讲效率、不尊重他人	开会时,会利用时间间隙,做与会议无关的事,如接手机、上网。认为采用线性时间观的人呆板,没有充分利用时间

沟通案例

守　时

守时守信,这是人之为人的基本品质。我们要珍惜时间,绝不能浪费别人的时间。与人相约,既不能"迟到",也不能"早到",应该"准时"。德国人的"守时"令人惊讶。有一次,带德国朋友去拜访一名教授,提前约好下午4点在医生办公室见面。因为担心路上堵车就提前出发,但那天马路畅通,提前一刻钟就到了教授办公室楼下。正欲上楼,德国朋友摆手:"时间没到,还是再等一会再上去!"在德国,早到和迟到都是不礼貌的行为,因为你打乱了别人的时间安排。迟到不好,早到也不行,只能准时。可见不同文化背景的人对时间观念的差异。

思考与实践

1. 你了解文化与文化背景、多元文化与多元文化护理吗?

2. 你知道一个人在什么情况下会发生文化休克吗?

3. 作为一名护理人员,你怎样判断患者是否出现文化休克? 如果已出现,是文化休克的哪一期呢?

4. 临床工作中,护理人员怎样运用沟通策略帮助住院患者预防和应对文化休克呢?

5. 作为一名护理人员,如何应用跨文化护理沟通的策略与患者沟通?

【实训指导】

实训一　跨文化背景下的护理人际沟通能力训练(一)

1. 目的　通过对涉及某一国家文化的相关电影的某个场景进行配音,锻炼学生对多元文化背景下非语言沟通信息的识别和理解能力,以及运用多元文化知识进行语言沟通的能力。掌握跨文化沟通的技巧和策略,应用于临床护理实践,融洽护患关系。

2. 步骤

(1) 将学生分为 3 组。

(2) 学生阅读电影的相关背景资料,了解影片中人物所处国家的文化背景。

(3) 组织学生观看该电影场景。事先去除电影原有配音及字幕,根据影片中人物的仪表、体态、表情、体触、个人空间及环境语等,猜测故事情节和主人公的心理。

(4) 各组学生讨论,并派代表总结猜测故事情节及人物心理,简要陈述理由。

(5) 各组学生派代表用本国语言为场景进行配音。

(6) 与原音及字幕进行比较。

(7) 教师总结评价。

(8) 将该场景翻译为本国语言,由优胜小组表演。

3. 要求

(1) 选择电影场景要典型并富于戏剧性,涉及的国家为当前熟悉的主流国家。

(2) 教师事先要为电影场景中非语言沟通信息分类,人物的非语言信息明确,且能较明显表现人物的内心活动及故事情节,锻炼学生的观察能力,培养对非语言沟通信息的敏感性。

(3) 学生课前不知道该电影的相关资料。要求陈述理由简洁明了,锻炼学生语言表达及总结归纳能力。

(4) 学生模拟场景中人物的神情及动作等,配音要有感情,仔细揣摩人物当时的心境,通过表演,学习影片中涉及的一些外语,培养学生多元文化背景下的语言沟通能力。

(5) 教师评价灵活,学生对场景情节和人物心理分析合理即可适当得分。

(6) 时间:阅读电影的文化背景资料 3 分钟,观看电影场景 5 分钟,讨论 5 分钟,陈述理由并为电影配音 3×6 分钟=18 分钟,与原声进行比较 5 分钟。教师总结 4 分钟,优胜小组表演 5 分钟。

4. 考核 跨文化背景下的护理人际沟通运用考核评估见表 5-3。

表 5-3 跨文化背景下的护理人际沟通运用考核评估表(一)

	项目	分值	考核要点	得分
非语言信息识别	仪表	5	非语言信息明确,识别到位	
	体态	5	非语言信息明确,识别到位	
	表情	5	非语言信息明确,识别到位	
	身体接触	5	非语言信息明确,识别到位	
	个人空间	5	非语言信息明确,识别到位	
	环境语	5	非语言信息明确,识别到位	

项目		分值	考核要点	得分
陈述理由	人物身份	5	分析合理,陈述简洁明了	
	人物之间关系	5	分析合理,陈述简洁明了	
	内心活动	5	分析合理,陈述简洁明了	
	故事情节	10	分析合理,陈述简洁明了	
配音	富有感情	10	富有感情	
	仪态	10	符合影片中人物要求	
其他	语言简洁	5	简明扼要	
	逻辑性	10	逻辑性强	
	与原影片相符程度	10	相符	
合计		100		

实训二　跨文化背景下的护理人际沟通能力训练（二）

1. 目的　通过角色扮演,让同学们体会护理人员与外籍患者跨文化护理沟通的过程,培养学生多元文化背景下护理沟通的能力。

2. 步骤

（1）将同学们随机分组,每组 5~6 人,包括 1 名记录者、1 名发言者、1 名计时者。

（2）每组一个案例情境,各组成员自行设计案例中跨文化护理沟通的策略和技巧,并进行角色分配,分别扮演案例中的人物。

（3）与案例相关的跨文化护理沟通情境提示:① 新入院外籍患者的接待:以适当称呼、见面礼仪(合十礼、微笑礼、鞠躬礼等)迎接患者,送入病房,介绍环境、主管医生及护士。护士为患者测量生命体征,注意保护隐私,告知测量结果及医生前来诊治的时间。② 外籍患者的饮食护理:护士根据外籍患者的风俗及饮食习惯,准备相应的食品,如牛奶、面包、奶油及水果等。外籍患者规范运用西餐礼仪,完成多种形式的就餐行为,并向护士致谢。③ 外籍患者的治疗:患者体温 39.9℃,遵照医嘱为患者发放口服退热药。告知多饮水,注意休息。④ 外籍患者的出院护理:引导患者办理出院手续,注意微笑、迎送礼仪、人际距离的应用。

3. 要求

（1）随机分组,各组统一安排时间讨论和准备。

（2）记录者要记录学生角色扮演时整个沟通过程,供发言者参考。

（3）教师说明要求,并掌控好表演场面。

（4）时间 40 分钟。

4. 考核　跨文化背景下的护理人际沟通运用考核评估见表5-4。

表 5-4　跨文化背景下的护理人际沟通运用考核评估表（二）

项目		分值	考核要点	得分
客体语言	服装与配饰	10	服装整洁、无任何配饰	
	化妆与发型	8	淡妆上岗、发型符合护理岗位要求	
体态语言	手势	10	手势得当	
	首语	3	首语合适	
	触摸	10	触摸符合多元文化背景要求	
	身体姿势	10	优雅大方、亲切自然	
表情语言	目光	8	亲切自然，并能进行目光交流	
	微笑	10	自然、真诚	
环境语言	人际距离	10	距离把握合适	
	界域语	2	应用恰当	
副语言	类语言	2	应用恰当	
	辅助语言	2	应用恰当	
跨文化沟通中语言与非语言的有机结合		15	二者能有机结合	
合计		100		

实训三　跨文化背景下的护理人际沟通能力训练（三）

1. 目的　通过角色扮演，让学生学习具有代表性的国家文化背景资料之后，归纳不同国家患者的语言习惯、价值观念、生活和风俗习惯及禁忌等，拟订护理方案。主要培养学生自主学习的能力及多元文化背景下护理沟通的能力。

2. 步骤

（1）将学生分为 2 组，其中 A 组扮演患者，B 组扮演护士。

（2）教师介绍案例：一位英国记者因"胃痛"来医院诊治，护士告知其治疗安排。

（3）教师给学生英国的文化背景资料。

（4）A 组学生归纳总结英国的日常礼仪、价值观念、饮食和风俗习惯等，写在黑板上。

（5）B 组学生拟订病房设置、治疗时间及饮食安排，写于黑板上，并拟订沟通方案。

（6）A、B 两组学生代表用英语进行角色扮演。

（7）两组学生根据对方所写内容及表演进行互相点评，并由 A 组学生对 B 组学生的服务进行评价。

（8）教师点评，总结归纳英国患者的文化特点及护理方案。

3. 要求

（1）相关文化背景资料要全面。

（2）小组代表总结及拟订的护理方案简洁明了。

（3）A组学生表演要符合英国人的举止习惯，B组学生注意沟通技巧的运用。

（4）A、B组正反讨论，并指正不足之处。

（5）阅读患者文化背景资料5分钟，归纳总结文化特点、护理要点、沟通方案15分钟，角色扮演10分钟，学生讨论5分钟，教师总结5分钟。

4. 考核　跨文化背景下的护理人际沟通运用考核评估见表5-5。

表5-5　跨文化背景下的护理人际沟通运用考核评估表（三）

项目	分值	考核要点	得分
归纳护理要点符合患者文化背景	10	背景资料全面，归纳、总结符合患者文化背景	
沟通技巧的运用	20	运用合理	
表演得体	20	角色投入、表演得体	
积极讨论	15	讨论积极，方案简洁明了	
团队协作	15	团队协作好	
英语流畅	10	语言表达流畅、自然	
A组学生评价意见	10	客观、真实	
合计	100		

（范彩云　王　静　张泽菊）

任务二　与特殊患者及家属的沟通

学习内容

1. 护士与患儿及其家长的沟通。

2. 护士与老年患者的沟通。

3. 护士与慢性病患者的沟通。

4. 护士与危重症患者的沟通。

5. 护士与临终患者及家属的沟通。

典型案例

患儿，女，9岁。因"急性肺炎"入院。一天，张护士发现患儿在闹情绪，不吃饭，谁也不理。张护士劝说患儿："你一向是个懂事的孩子，今天有什么不愉快的事情，愿

意和阿姨说说吗?"患儿:"阿姨,我要出院,可大夫和妈妈都说不行。"张护士亲切地望着她说:"为什么急着出院呢?"患儿哭泣着说:"马上期末考试了,同学们都在复习,而我天天在医院里,这次考试肯定考不好。"张护士拿了张纸巾帮患儿边擦眼泪边说:"我说呢,原来你是担心考试呀,真是个上进的孩子! 你其实可以把书带到病房看呀,遇到看不懂的可以问老师和同学,他们不是经常来看你吗? 你这么聪明好学,出院后一定能赶上去,你说对吗?"患儿点点头,张护士接着说:"来,咱看看妈妈带什么好饭了,好吗?"患儿愉快地点头表示要把饭吃完。

问题导向

张护士在与患儿沟通中了解了患儿的哪些心理需求,又是运用了哪些沟通技巧让开始不吃饭的患儿最终愉快地接受了呢? 在这个案例中患儿有哪些生理和心理特点?

在以上的案例中,我们看到了在与患儿交往的过程中,护士首先要把握患儿的心理特点和心理需求,运用沟通技巧进行有效沟通。在临床上当我们面对特殊情境下的患者,如慢性病、危重以及临终患者时,该如何有效沟通呢?

一、护士与患儿及其家长的沟通

儿童住院后,由于年龄、病情、住院时间的长短及个人的特点不同,会有不同的心理反应,而且儿童正处于生长发育期,患病及住院可能造成身心创伤,影响日后的人格发展。护士只有了解患儿的心理特征和住院期间的主要压力源,才能有效地与患儿进行沟通和交谈。

(一) 儿童的身心特点

1. 儿童的生理特点

(1) 神经系统:儿童、少年对外界刺激反应性强,适应能力差,抵抗力弱,因而容易受外界不良因素影响。儿童、少年的神经系统是随着生长发育逐渐完善的,儿童年龄越小,大脑皮质越易兴奋,也越易疲劳。

(2) 运动系统:儿童骨组织内含钙较少,骨化过程尚未完成,骨骼弹性强,容易弯曲。因此,必须教育儿童注意正确的姿势和体位,以免造成脊柱变形和胸廓畸形等。

(3) 消化系统:儿童的乳牙质软而脆,恒齿釉质比成人薄,很容易损伤或侵蚀成龋齿。所以,饭后要漱口刷牙,晚上睡前刷牙更为重要,6~7岁开始换恒牙,特别要注意预防龋齿。儿童的胃液 pH 较成年人低(为成年人的 65%~70%),消化能力也较成年人差,胃的容量不大,胃壁又薄,容易发生消化不良。

（4）呼吸系统：儿童的呼吸道比成年人短而狭，组织柔嫩，呼吸道黏膜易受损伤，呼吸道壁的血管和淋巴管较多，肺泡比成年人小，胸廓发育较成年人差。因此，儿童锻炼身体、劳动、户外活动可以加强呼吸功能，使机体有比较深长的均匀呼吸，以便充分供给身体需要的氧，促进体格的发育。

（5）感觉器官：儿童的皮肤细嫩，表皮易剥脱，易使皮肤感染而发生皮肤病。所以应经常洗澡和勤换内衣，防止皮肤病的发生。儿童的听觉器官要到12岁时才发育完善，应教育儿童不可用尖硬物或手挖耳，并保持耳内清洁，避免脏物积水流入耳内，特别是游泳后，应保持耳内干燥。应用链霉素类药物要特别慎重以防听力损害。

2. 儿童的心理特点　儿童时期身心发展很快，情感丰富，每一年龄段的儿童都有特定的发展。2岁前，通过以母爱为中心的育儿方式，儿童获得了舒适和安全感，进而对周围环境有了基本信任感。4岁以前儿童十分依恋父母，住院容易产生母子分离性焦虑。从4岁开始儿童的行为越来越具有自主性和目的性，开始独立地进行一些有目的的活动和学习。学龄前期是儿童自我成长的决定性时期，这一时期的儿童勤奋学习，追求成功，同时又经常产生忧虑，怕失败，会有自卑感。同学和老师对其有较大的影响，对父母的依赖减少。

（二）护士与患儿及其家长的沟通技巧

1. 护士与患儿的沟通技巧

（1）护士首次接触患儿前，应先和父母谈话，使患儿对护士有一个熟悉的过程，以消除陌生感，缓解恐惧心理。

（2）与较小的患儿交谈前可用玩具作引导，尽量蹲下，与患儿的视线保持同一水平，以缩短交往距离，不要突然变换姿势或迅速移动位置，以免患儿惊慌。

（3）患儿常见的心理支持方式有倾听、触摸和陪伴，而后两项是最有效的，交谈中护士应注意运用。非语言沟通是与患儿沟通的另一条主要途径，在交谈中，护士的面部表情、动作、态度、语调等都会影响患儿的情绪和心理变化。所以，交谈中护士应注意非语言表达。

（4）了解患儿惯用的词汇以及表达需求的特殊方式，交谈时声音平缓、温柔，语句简单易懂，不用医学术语。对于胆小的患儿，可用童腔与他交谈，适时地赞美孩子聪明、可爱、勇敢等。交谈时宜称呼小名或乳名，显得亲切，可以使患儿更主动地配合治疗。

（5）对于较大的患儿，如学龄前儿童，应鼓励其表达内心的感受，特别是焦虑情绪，耐心倾听患儿的谈话。学龄期儿童往往因怕影响学习而不安心住院，进行交谈时应多使用安慰性语言。

2. 护士与患儿家长的沟通技巧　礼貌性语言是一种对患者谦虚恭敬的语言，

能使患者人格、尊严得到尊重，是护士和患者进行有效沟通的前提。护士在与患儿家长交流时，应尽量多使用一些服务敬语，如"您好""请""对不起""请稍等""谢谢""别客气"等，禁止使用带有命令性、无称呼、不耐烦、不负责任的语言。比如某家长来反映同病室的邻床家长说话声音太大影响他孩子休息时，护士一方面要对这位家长说："请稍等，我这就去制止。"另一方面去制止时也要注意礼貌，可把声音放低一些，面带微笑，语气温和地说："对不起！病房需要保持安静，请你们交谈时声音小一点，好不好？"

护士学会换位思考，富有同情心，多理解患儿家长的喜怒哀悲、焦虑烦躁等心情，以"假如这个患儿就是我自己的孩子"的心情去想家长之所想，急家长之所急，运用真切寓情的语言，来表达对患儿及其家长的同情、关心和体贴。在与家长沟通时，做到多说安慰性、鼓励支持性和劝说解释性语言，忌用枯燥、生硬、冷酷甚至讽刺挖苦、出言不逊的语言。

护士掌握倾听的技巧，听患儿家长诉说时，要聚精会神，态度要认真、诚恳，且要重视信息的反馈，对所理解的内容及听话的兴趣等要及时反馈给家长，如用"噢""啊""哎"等表示关注并鼓励继续交谈；应掌握纠正话题的技巧，当家长离题万里、滔滔不绝时，要适时把他引到正题上来；要学会打破谈话中的沉默，主动采用开放式问话使谈话继续下去。

二、护士与老年患者的沟通

（一）老年患者的身心特点

1. 老年患者的生理特点　形态老化，神经运动功能缓慢，表现为动作缓慢且不准确，协调性欠佳，甚至笨拙，因而自感能力较低而苦恼，常提"当年勇"以补偿或掩饰自己能力的不足。由于器官功能的减退，感觉能力特别是听力、嗅觉、痛觉、味觉、触觉等出现不同程度的降低，感觉灵敏度及意志行为逐渐减退，容易产生误听、误解，导致老年患者的敏感、猜疑。老年患者的记忆特点是近事性遗忘，远事记忆尚好，记忆力减退，额叶功能受损导致控制力下降，使老年患者较多赘语；速记、强记差，理解记忆、逻辑记忆及抽象概况能力差，很难明确谈话目的，言语多重复或出现大幅度的跳跃。

2. 老年患者的心理特点　不同老年患者由于受教育程度及职业等因素的影响，导致性格特征有巨大的差异。大多数老年人性格温和，易于交往沟通，但有些老年患者性格古怪，对事物的认识固执、刻板，凭"经验"；或由于生活工作能力下降，或受重大生活事件的影响，如丧偶、再婚、丧子（女）等，家庭不和谐及经济困窘，使其性格发生突出变化，"老朽无能"感增加，情感脆弱和情绪不稳定，易产生沮丧、悲观的消极情绪。

（二）护士与老年患者的沟通技巧

进入老年期，由于生理上的变化和外界环境的改变，人们在思想、情绪、生活习惯和人际关系等方面，往往因为不能迅速适应环境而不同程度地产生种种心理上的变化。

在护患关系中，护士占主导地位，也就是说，护士的角色和行为决定着护患关系的发展方向。一般来说，患者大都愿意与护士沟通信息，只要护士有这种愿望，双方的沟通就有了基础。

1. 善于引导患者谈话　老年人认为自己是家庭和社会的负担，特别是在患病期间感觉到孤单无助，同时又害怕给别人增添麻烦。因此，在和老年人交谈时，要用尊敬的语言及称呼，使老年人感到亲切。为激发老年人的谈话兴趣，不妨先请他谈谈他以前的得意事，避免与他争论，应多加称赞；或请他传授知识，谈他不平凡的身世，谈他的成功经验，称颂他的学识渊博，这样很容易建立起一个融洽的谈话氛围。护士还应在谈话中尊重老年患者的风俗、习惯、文化、信仰和人格。

2. 重视反馈信息　与老年患者谈话时，护士应将所理解的内容及时反馈给患者，护士在向患者传递信息时，可采用目光接触、简单发问等方式试探患者有无兴趣听，是否听懂等，以决定是否继续谈下去和如何谈下去。这样能使谈话双方始终融洽，不致陷入僵局。

3. 全神贯注　与患者交谈时，护士心不在焉地似听非听，或随便打断患者的谈话，或随意插话都是不礼貌的。听话时，应集中注意力，倾听对方所谈内容，甚至要听出谈话的弦外音。谈话时，要让对方看到自己。特别是老年患者视野窄，和他们面对面地谈话效果最好。

4. 处理好谈话中的沉默　患者谈话中出现沉默有 4 种可能。① 有意地，是患者在寻求护士的反馈信息，这时护士有必要给予一般性插话，以鼓励其进一步讲述；② 思维突然中断，或出于激动，或突然有新的观念闪现。这时护士最好采用"反向提问法"来引出原来讲话的内容；③ 有难言之隐，为对患者负责，应通过各种方式启发患者道出隐私，以便医治其"心头之痛"；④ 思路进入自然延续的意境，有时谈话看起来暂时停顿了，实际上是谈话内容正在富有情感色彩地引申。沉默本身也是一种信息交流，所谓"此时无声胜有声"。护士在与患者谈话时，也可运用沉默的手段交流信息。长时间的沉默又会使双方情感分离，应予避免。打破沉默的最简单方法是适时发问。

5. 善于使用美好的语言

（1）安慰性语言：护理人员对老年患者在病痛之中的安慰，其温暖是沁人

心脾的,所以护士应当学会讲安慰性语言。美好的语言,不仅使患者听了心情愉快,感到亲切温暖,而且还有治疗疾病的作用。护士每天频繁地与患者接触交往,如果能注意发挥语言的积极作用,必将有益于患者的身心健康,大大地提高护理水平。

(2)鼓励性语言:医务人员对患者的鼓励,实际上是对患者的心理支持。它对调动患者与疾病做斗争的积极性是非常重要的。

(3)劝说性语言:当遇到患者应该做而不情愿做某种事情时,护理人员应以温和的态度劝说患者按要求做该做的事情。通常情况下,患者在护士"动之以情,晓之以理"的语言劝说下,会欣然接受。

(4)积极的暗示性语言:积极的暗示性语言可以使患者有意无意地在心理活动中受到良好的刺激。

(5)指令性语言:有时对某些患者必须严格遵照执行的动作和规定,护士指令性的语言也是必需的。

6. 避免使用伤害性语言　伤害性语言可以代替种种劣性信息给人以伤害刺激,从而通过大脑皮质与内脏相关的机制扰乱内脏与躯体的生理平衡。如果这种刺激过强或持续时间过久,还可能引发疾病或加重病情。临床上易引起严重后果的伤害性语言有如下 3 种。

(1)直接伤害性语言:包括对患者训斥、指责、威胁、讥讽及患者最害怕听到的语言。

(2)消极暗示性语言:医护人员有意无意的言语会给患者造成严重的消极情绪。

(3)窃窃私语:由于渴望知道自己的病情,患者会留意医务人员的言谈,并往往与自己的病情相联系。护士间或医师护士间在患者面前窃窃私语,患者听得只言片语后乱加猜疑,或根本没听清而纯属错觉,这都容易给患者带来痛苦或严重后果。

三、护士与慢性病患者的沟通

(一)慢性病患者的身心特点

随着科学技术的发展及人类疾病谱的改变,慢性病发病率呈逐年上升趋势。慢性病患者因为经受长期的病痛折磨,经历漫长的疾病过程,往往产生极为复杂的心理特征。一开始大多抱有侥幸心理,迟迟不愿进入患者角色。一旦确诊,又易产生急躁心理,恨不得朝夕之间把疾病治好,对自己的疾病格外关心、敏感,向医护人员刨根问底,向病友"取经"或翻阅大量书籍,渴望弄清疾病的来龙去脉,企图主动把握病情。

随着病情的不断变化,患者有时高兴、有时悲伤、有时满意、有时失望,紧张、焦虑、忧愁、愤怒、急躁、烦闷等消极情绪也经常出现,一旦受到消极暗示就迅速出现抑郁情绪,有时还可能产生悲观厌世之感。

(二) 护士与慢性病患者的沟通技巧

针对慢性病患者的心理特点,与其交谈时,围绕慢性病病程长、见效慢、易反复等特点,着重于调节患者情绪,帮助变换心境,鼓励安慰患者,使之不断振奋精神,顽强地与病魔做斗争。

慢性病患者常会出现情感压力、人际关系的改变、无助及抑郁等问题。目前,国内外普遍提倡开展慢性病患者的自我管理模式,认为患者的自我管理是解决上述问题的有效途径。奥瑞姆的自我护理理论认为,人是有能力学习和发展的,个人应该对与自己健康有关的自我护理负责,必要的专业护理介入只是为了帮助患者提高自我护理的能力。因此,护士与患者交谈的重点应在患者自护的过程中进行健康教育,指导患者增强自理的能力,提供支持自我管理的保健环境,这是促进慢性病患者康复的最好方式。

视频:护士与慢性病患者的沟通技巧

183

四、护士与危重症患者的沟通

随着医学的发展,许多疾病经过诊治后是可以治愈的,但不论医学发展到什么程度,生老病死总是不可抗拒的自然规律。不管死亡是突然发生还是久病造成的,一般来说护理危重症患者和安慰这些患者的家属都是护理上较难处理的情况。

(一) 危重症患者的身心特点

1. 危重症患者的生理特点 因病情重需要特殊的监护和护理,身边摆放着各种监护及治疗设备,医护人员为抢救患者不停地忙碌着,采用连续性的各种监护手段、各项检查及治疗措施……这种紧张氛围无形之中可能会给患者造成不同程度的精神压力,特别是急性心肌梗死、频发心绞痛、严重心律失常、重症肝炎、脑卒中,以及腹部、心脏、脑部手术的患者,在规定的治疗期内需要绝对卧床,安静休息。患者因被迫卧床,吃喝拉撒均在病床上,有的需插导尿管留置导尿,加上持续或间断的疼痛刺激,对自身病情的恐惧,似阴霾笼罩在心头,均会使患者产生程度不同的心理障碍,极易引起不同的精神症状。需要护士应用沟通技巧,灵活地与此类患者沟通。

2. 危重症患者及家属的心理特点

(1) 患者在病情加重时会产生对死亡的恐惧心理,特别是在知道治疗无望时,或在病情加重时,对疾病预后过分担心和恐惧。

（2）病情减轻时，会出现怕被遗弃的心理。

（3）对疾病的治疗有一种负性情绪，对治疗没有信心，或反感，或延误治疗措施。

（4）患者家属关心患者疾病的转归情况及治疗的费用问题。

（5）不要忽视患者家属，家属的情绪和言行对患者有着很大的影响，及时与家属沟通，取得信任，可以帮助医务人员劝慰患者，稳住患者情绪，从而保证医疗护理的顺利进行。针对不同情况家属采取不同的技巧。

（二）护士与危重症患者的沟通技巧

1. 最首要的是给予患者精神支持，积极鼓励其建立求生的欲望　在患者能清楚地判断周围环境时，要用简单、明确、热情的语言和行动表达出对患者的尊重、关怀和照顾。施行治疗时动作要轻柔，要征求并尊重患者的意见和要求，尽量满足其愿望。对于有焦虑心理的患者，沟通应着重说服、安慰，并配合适当的措施。心理因素的积极作用可通过神经内分泌、神经免疫等途径调动机体的潜能，可缓解应急源的冲击，唤起患者积极适应应对机制，培养积极的情绪。与患者家属交流，取得患者与家属的信任。根据患者的情况进行有效的沟通，尽量使患者及家属能理解。要善于使用非语言沟通技巧，用亲切的目光，良好的言行举止，缓和患者及家属因紧张造成的恐惧心理，使患者及家属愉快地接受治疗。

2. 多种形式的沟通技巧　对无意识、意识不清，或处于特殊状态的患者虽然无法进行对话，但是可以采取其他方式进行沟通。

（1）气管内插管的患者不能说话，护士可以自制彩色"语言图片卡"，底部配有大字的说明。当医护人员发现患者的表情有细微变化时，立即耐心为其翻阅"语言图片卡"，并逐个轻轻指点，如患者的眼神定格在饮水板的图片上或点头示意时，说明患者口渴。

（2）术前教会患者手势，如拇指代表口渴，小指代表疼痛等，都可以取得良好的效果。

（3）充分的理解：护理人员要善于观察患者及家属的心理变化，鼓励患者及家属说出内心的感受，应用积极的、暗示性的语言，调节患者及家属的情绪，给予其最大的支持和鼓励，让患者及家属多了解现代医学的发展和进步，以及康复的可能性；也可以通过别的患者治疗成功的经验来帮助患者及家属树立战胜疾病的信心。

3. 有效的沟通　采取良好的沟通方式，可以使用触摸，对不能用语言进行沟通的患者，这是一种极其有效的沟通途径。对于患者而言，触摸可以代表鼓励、理解、同情、信心、勇气和真诚。护士应假设患者是能够感觉到的，注意保持环境的安静，无论患者是否能感觉到，有无反应，都应该不断地试图与其沟通。

4. 让患者家属与患者在一起 疾病的折磨让患者失去信心,亲情在此刻变得更加珍贵与难得。护理人员可以有计划地安排来访者的探视,劝慰怕失去家庭和朋友的患者。通过精心护理和对患者的高度尊重,可使自我控制能力弱化的情况得到一定的补偿。临床上,在危重患者抢救过程中,不能为了方便抢救而让家属回避,应该尊重患者和家属最后告别的权力,让家属陪伴,并与患者进行沟通,护士应守护在患者的身旁。听觉是人体最后丧失知觉的器官,不可议论不利于患者心情的话,不可耳语。有的患者来不及等到亲属到来就离开人世,应由护士代替亲人接受并保存遗物,让家属感受到医护人员的关爱。总之,加强与危重症患者家属的沟通,及时使患者家属了解患者的动态变化,进行支持性心理护理,缓解其精神压力,加大社会支持力度,对于促进护患、医患合作,减少医疗纠纷的发生,促进患者早日康复具有重要意义。

5. 与病情严重者进行沟通 护士在与病情严重的患者沟通时应注意:① 话语要简短,根据患者的体力情况,一次谈话时间不能太长。② 谈话时注意观察患者的病情变化,体力能否支撑。③ 对意识不清的患者,可以用同样的一句话反复地与之交谈,强化刺激。④ 对昏迷患者,触摸是一种较好的沟通方法,无论他是否能感知到,有无反应,都应该反复不断地试图与其沟通。

五、护士与临终患者及其家属的沟通

(一) 临终患者的身心特点

1. 临终患者的生理特点

(1) 循环功能减退:患者表现为皮肤苍白、湿冷、大量出汗、四肢厥冷、发绀,出现斑点,脉搏细速而不规则,逐渐变弱而消失,血压降低,甚至测不出。

(2) 呼吸功能减退:患者表现为呼吸表浅,频率由快变慢,呼吸由深变浅,出现呼吸困难、潮式呼吸、张口呼吸等,最终呼吸停止;如有分泌物积聚在支气管内,可引起痰鸣音及鼾样呼吸。

(3) 胃肠道蠕动逐渐减弱:患者表现为恶心、呕吐、食欲减退、腹胀等;因进食减少,可出现口干、口腔黏膜溃疡,严重者会出现脱水。

(4) 肌张力丧失:患者出现大小便失禁,吞咽困难,被动体位,肢体软弱无力,面部呈希氏面容,外观消瘦、面部铅灰、眼窝凹陷、双眼半睁半闭、下颌下垂、嘴微张。

(5) 感知觉和意识改变:患者视力逐渐减退,由视物模糊发展到只有光感,最后视力消失,眼睑干燥,分泌物增多;听觉常在最后消失;意识改变可表现为嗜睡、意识模糊、昏睡、昏迷等。

(6) 疼痛:患者表现为烦躁不安,皱眉、咬牙、呻吟、哭泣、尖叫等,可影响睡眠;可有血压及心率改变,呼吸变快或减慢,瞳孔散大,骨骼肌紧张。

(7)进入濒死期:患者各种反射逐渐消失,肌张力减退、丧失,呼吸急促、表浅,呼吸困难,出现潮式呼吸、间断呼吸;脉搏快而弱,血压降低并逐渐消失,皮肤湿冷;通常呼吸先停止,随后心脏停止搏动。

2. 临终患者的心理特点　根据心理学家库伯勒·罗斯(E. kubler-Ross)博士的临床观察:当一个人从知道自己患了不治之症开始,或疾病发展到晚期而面临死亡时,其心理反应过程大致经历五个阶段,即否认期、愤怒期、协议期、忧郁期、接受期。

(1)否认期:当患者间接或直接听到自己可能会死亡时,他第一个反应就是否认——"不可能""他们一定是搞错了",否认病情恶化的事实,希望出现奇迹。有的患者到临终前一刻仍乐观地谈论未来的计划及病愈后的设想。对此期患者,不可将病情全部揭穿。与患者交谈时,要认真倾听,表示热心、支持和理解,经常出现在患者的身边,让他感到没有被抛弃,而时刻受到人们的关怀。同时,也要防止少数患者心理失衡,以扭曲方式对抗此期的负重感。

(2)愤怒期:当患者经过短暂的否认而确定无望时,一种愤怒、妒忌、怨恨的情绪油然而起——"为什么是我?这太不公平了",于是把不满情绪发泄在接近他的医护人员及亲属身上。对临终患者的这种"愤怒",应该看成是正常的适应性反应,是一种求生无望的表现。作为医护人员要谅解、宽容、安抚、疏导患者,让其倾诉内心的忧虑和恐惧,切不可以"愤怒"回击"愤怒"。

(3)协议期:为了延长生命,患者会提出种种"协议性"的要求,希望能缓解症状。有些患者认为许愿或做善事能扭转死亡的命运;有些患者则对所做过的错事表示悔恨。护士应看到这种情绪对患者是有益的,能促进患者合作,延缓死亡的到来。因此,要尽可能地满足患者的需要,即使难以实现,也要做出积极努力的姿态。

(4)忧郁期:尽管采取多方努力,但病情日益恶化,患者已充分认识到自己接近死亡,心情极度伤感,郁郁寡欢。此时患者可能很关心死后家人的生活,同时急于交代后事。对这期患者,允许其哀伤、痛苦和诉说他的哀情,并耐心倾听。

(5)接受期:经历一段忧郁后,患者的心情得到了抒发,面临死亡已有准备,极度疲劳衰弱,常处于嗜睡状态,表情淡漠,却很平静。护士应尊重患者的信仰,延长护理时间,让患者在平和、安逸的心境中走完人生之旅。

临终患者心理活动的五个发展阶段并非前后相随,而是时而重合、时而提前或推后。因此,在护理工作中应掌握患者千变万化的心理活动,从而进行有效的护理。

(二)护士与临终患者及其家属的沟通技巧

1. 护士与临终患者的沟通技巧　在与晚期患者的沟通过程中,方法是至关重要

的。对各种不同情况的患者,在不同的时机选择采用不同的方法,才可能取得良好的沟通效果,并对患者的心理起到稳定和慰藉的作用。选择沟通方法可以根据患者的体质、情绪、接受能力等情况综合考虑,选择一种或几种沟通方法综合应用,还可以辅以音乐、体态语言等协助沟通,以增强沟通的效果。不管采用什么方法,沟通时都应注意以下几个方面。

视频:护士与临终患者的沟通

（1）创建并维护一个舒适且有支持性的沟通环境:在与晚期患者沟通前,护士自身必须有一个正确的死亡观,能够自然而平静地谈论死亡,调节个人因考虑死亡而产生的焦虑心理,然后,才能坦诚地鼓励患者说出其内心的真实感受,并进一步分析晚期患者的问题和需要。

（2）坦诚而开放的态度:护士要坦诚而开放地向患者表达自我的感受和情绪,还应控制自己的情绪,决不能有情绪的宣泄。当患者准备谈论时,要积极应对,与患者共同讨论,并正确评估患者言辞的含义,再借助语言表达,给予适度的支持和希望。切忌给予患者绝望的回答,如"你这病现在的医疗水平恐怕是没救了"。当患者设法逃避谈论死亡时,护士不要执意坚持,要谨慎权衡患者的接受程度,适时进行。

（3）主动倾听:主动倾听是接受患者所要表达的语言和非语言内容,了解其对死亡的感受,协助解析其潜在的担心和焦虑的关键。

（4）注意避免沟通障碍:在沟通实践中有下列情形可能阻碍沟通。① 护士总是否认病情的严重性,总以"没事""好好休息""别太伤心"来敷衍。② 改变或避开与死亡相关的话题。③ 对晚期患者的沟通意愿充耳不闻,继续手中既有的工作。④ 强调正在进行的事务,以拖延或避开需要回答的问题。⑤ 故意制造幽默或轻松的气氛,以试图减轻患者的悲伤。⑥ 回避患者,除非万不得已,否则不见患者。

护士应经常提醒自己避免一些错误的行为,随时做好准备,做一个良好的沟通者,善于应用各种策略与患者沟通。

（5）与不同心理阶段晚期患者沟通的策略:晚期患者处在不同的心理反应时期,会表现出不同的态度和行为方式,护士要根据患者的状况选择应用不同的沟通策略,才可能进行良好的沟通。

1）病情告知的策略:传统伦理观念认为,患者患了不治之症,医护人员应该绝对保密,以减少患者的心理痛苦。但是,在实践中发现,这种观念和行为存在着一系列弊端。① 剥夺了患者的知情权;② 违背了现代医学伦理观,没有尊重患者的权利;③ 患者会从其他途径、从治疗方案和他人的态度表情上发现一些不确定的信息,反而增加了患者的猜疑和不安;④ 给有机会和患者接触的人增加了心理负担,他们要在患者面前想方设法地隐瞒,唯恐泄露病情;⑤ 会降低患者对医护人员的信任度。

1993年世界卫生组织提出的病情告知策略

1. 制订计划　患者在知道病情之前,往往很紧张,对医护人员有更多的依赖。医护人员应该制订一个计划,列出需告知患者哪些情况,分几个阶段告知,每个阶段告知哪些病情,下一步还需要做哪些检查,采取什么治疗方案,可能的治疗效果,等等。

2. 留有余地　告知患者病情的时候,要留有余地,也好让患者有一个循序渐进、逐步接受的过程。开始时可以用一些模糊的词汇,如"可能""也许""好像"等委婉地打开话题,然后根据患者的接受程度逐步深入。

3. 分多次告知　一次把信息全部告知患者,患者往往只注重接受不利的信息,而忽略了有利的信息,使患者感到失望。

4. 给患者希望　告知患者病情的时候,尽可能地给患者希望。

5. 不欺骗患者　临终关怀工作人员可以有选择地将病情信息告知患者,但告知的部分必须是真实的,否则患者会不信任他们。

6. 给患者以支持　在告知病情的时候,允许患者发泄,及时给予患者支持。

7. 保持接触　告知病情后,医护人员应该和患者保持密切的接触,鼓励患者参与自己未来生活的规划和治疗方案的制订。

2)与否认期患者沟通的策略:否认是防止精神受伤的一种自我防御机制。在此阶段护士不必破坏患者的这种心理防卫,不必揭穿他,可以顺着患者的思路和语言去理解。例如,可以说"你这病是挺重的,但也不是一点希望都没有",耐心地倾听患者诉说,不要急于解决问题。适当的时候,给予一些引导。

3)与愤怒期患者沟通的策略:愤怒是患者的一种健康适应性反应,对患者是有利的。护士在沟通时要忍让、宽容患者的一切粗暴言辞,表达自己对患者的理解和同情,如"得了这种病,谁都会心里不痛快,你就痛痛快快地发泄出来,也许会好受一些"。倾听仍然是好的沟通策略,但要注意适时地回应,不要回避患者。

4)与协议期患者沟通的策略:处在这一阶段的患者都能很好地与医护人员合作,配合治疗。护士要抓住这个契机,进行必要的健康教育,如关于如何配合治疗、争取最好结果的健康教育,以及关于死亡观念的指导和教育,同时,倾听患者的诉说和宣泄,运用触摸等技巧表达对患者的关爱、理解和支持。

5)与忧郁期患者沟通的策略:此时患者的忧郁和沉默会对沟通产生消极影响,护士要注意不必打断患者的沉默,也不要机械地破坏这种沉默。忠实的倾听是这一阶段最好的沟通方法。

6)与接受期患者沟通的策略:患者做好了一切准备去迎接死亡,此时,护士要经常陪伴在患者身边,运用一切可能的沟通技巧表达对患者的慰藉,如适当的触摸会使患者体会到温暖。晚期患者会有其特殊的生理和心理表现,尤其是心理方面的特征,更值得临终关怀工作人员注意。在没有更好的治疗手段能够延长患者生命的时候,良好的沟通就是一剂能够慰藉患者心灵的良药。

护士只有掌握了晚期患者的身心特点及适当的沟通技巧,且能够根据患者的个体差异灵活地运用这些技巧,才能更好地发挥护士在临终护理中的作用。

2. 护士与临终患者家属的沟通技巧 护士应积极与患者家属沟通,建立良好的关系,取得家属的信任。与家属会谈时,提供安静、私密的环境,耐心倾听,鼓励家属说出内心的感受和遇到的困难,积极解释临终患者生理、心理变化的原因,减少家属的疑虑。

思考与实践

1. 作为一名护士,怎样运用沟通技巧与患儿沟通?

2. 请运用沟通技巧与老年患者进行有效沟通。

3. 请运用沟通技巧与慢性病患者进行有效沟通。

4. 请运用沟通技巧与危重症患者进行有效沟通。

5. 请运用沟通技巧与临终患者进行有效沟通。

6. 临终患者心理反应的五个阶段是什么?

【实训指导】

实训 与慢性病患者沟通技巧的训练

1. 目的 通过实训让学生充分理解慢性病患者的身心特点,灵活运用沟通技巧与患者进行有效沟通。

2. 步骤 案例资料:患者李某,女,53 岁,初中文化,农民。患慢性再生障碍性贫血住院 12 天。此次为第 3 次入院治疗,患者长期承受着经济和心理的双重负担,认为自己的病不会好了,产生了悲观情绪。李护士为患者输液时,发现患者情绪不对,与患者进行交谈。

(1) 将学生分为 6 组,每组 4 人。

(2) 每组 2 名同学分别扮演患者与护士,护士根据案例资料与患者进行交谈,减轻患者的消极情绪。

(3) 每组中的其他 2 位同学对患者及护士的表现给予评价,然后互换角色。

(4) 通过学生互评和教师评价选出表现最佳小组。

(5) 组织学生讨论,总结各小组的经验教训,以提高大家的沟通能力。

3. 要求

（1）每组4名同学，其中每2名同学再组成一个小组。

（2）每一组的2名同学角色扮演完成以上案例，减轻患者的消极情绪。

4. 考核 与慢性病患者沟通技巧的运用考核评估见表5-6。

表5-6 与慢性病患者沟通技巧的运用考核评估表

项目	分值	考核要点	得分
准备	10	仪表端庄,服装整洁,态度严肃认真	
素质要求	5	礼貌称呼患者,向患者介绍自己	
	7	尊重、关心、体贴、爱护患者	
语言沟通	7	语言通俗易懂,不用专业术语	
	7	语言得体,态度和蔼,语气平和,不产生歧义	
病情评估	6	躯体评估全面、重点突出	
	4	心理评估抓住重点,正确引导	
	4	纠正患者的错误认识	
	4	提问问题恰当,避免误导	
健康宣教	6	阐述简明扼要,通俗易懂	
	5	仔细、认真回答患者的疑问	
	5	打消患者的消极情绪	
	5	能让患者树立信心	
	5	打破沉默的方法正确	
效果评价	6	沟通自然大方,气氛融洽	
	4	患者情绪稳定,心理负担减轻	
	10	达到沟通目的,缩短护患心理距离	
合计	100		

小 结

跨文化沟通在跨文化护理工作中极为重要,它是指拥有不同文化背景的人相互之间进行的信息交流。人们在跨文化沟通中容易出现的文化休克,它分为兴奋期、清醒期、转变期及工作期,表现为焦虑、恐惧、沮丧、绝望等。发生文化休克的原因主要有沟通交流障碍、日常生活活动差异、孤独、风俗习惯不同、态度和信仰因素、社交技能不足等。护理人员应注意语言、生活方式及风俗习惯的差异等因素会影响到跨文化护理沟通。因此,在工作中应该很好地运用跨文化护理沟通的策略与患者进行沟通,如交流方式因人而异、为患者安排合适的个人空间、正确处理时间观念的差异、按照不同社会家庭文化背景实施针对性的护理,从而为护理对象提供优质和满意的护

理服务。护士与特殊患者及家属的沟通包括:护士与患儿及其家长的沟通、护士与老年患者的沟通、护士与慢性病患者的沟通、护士与危重症患者的沟通、护士与临终患者及家属的沟通。护士要了解患儿、老年患者、慢性病患者、危重症患者和临终患者的身心特点,运用沟通技巧与患者及家属进行有效沟通。

(张雪庆　张传霞　田红梅　严　鑫　朱　丽　黄　颖)

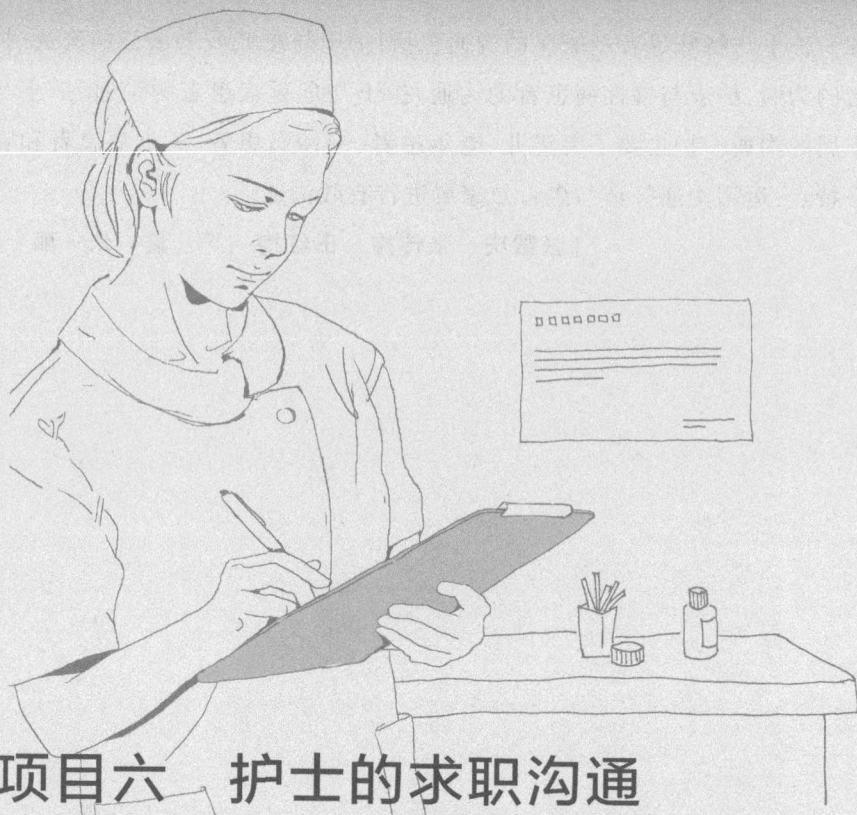

项目六　护士的求职沟通

学习目标

【知识目标】

1. 掌握求职信和简历的撰写技巧。

2. 掌握求职信和简历的内容。

3. 掌握面试前准备工作的基本内容。

4. 熟悉面试的内涵、类型、基本程序和一般过程。

5. 了解非语言沟通在面试中的重要作用。

6. 了解求职沟通的重要性。

【技能目标】

1. 能够独立完成一份质量较高的求职信和求职简历。

2. 能够灵活运用面试中的语言与非语言沟通技巧。

3. 能够灵活运用面试后的沟通技巧。

【素养目标】

1. 能够在求职过程中体现出良好的职业素养。

2. 能够在求职过程中体现出训练有素的沟通能力,轻松面试。

任务一　撰写求职材料

学习内容

1. 求职沟通的重要性及常见形式。
2. 求职沟通策略。
3. 求职材料的类型。
4. 求职材料的撰写方法。

典型案例

李某是上海一所高职院校护理专业的应届毕业生。由于具备较好的英文基础，她的求职意向是上海市某三甲医院的涉外护理护士岗位。为了在众多求职者当中脱颖而出，赢得该医院的面试机会，李某准备制作一份具有自己特色的求职简历。李某此前参加学校的英语演讲比赛获一等奖，并且在实习期间曾经帮助一位来自荷兰的急诊患者顺利就医。

问题导向

对于自己所向往的职业，李某具有哪些优势和不足？如何帮李某撰写一份精彩的个人求职材料？

一、求职沟通

（一）求职沟通的重要性

求职是一个进行职业选择的双向过程，求职成功与否取决于供需双方的要求是否能够达成一致。因此，求职过程中遵循一定的原则、运用一定的技巧进行沟通并以此促进选择双方的相互了解与价值统一，就显得十分重要。从某种意义上说求职过程本质上就是求职者与招聘者相互沟通的过程，双方能否有效沟通，一定程度上决定了求职的成败。

（二）求职沟通的常见形式

1. 书面材料　求职书面材料一般包括求职信、求职简历、相关技术等级证书、执业资格证书、各类荣誉证书和其他相关资料等。用人单位往往通过这些书面材料来判断和评价求职者的现有状况和工作能力。求职书面材料是求职者叩开用人单位大门的第一块敲门砖,它往往决定你是否能得到面试机会,因此制作优良的求职书面材料非常重要。

2. 面试　面试是通过面对面交谈对应试者进行考核的一种方式。面试具有较大的灵活性和综合性,直观反映了应试者的实际情况,它不仅能考核一个人的知识面和业务能力,同时可以直截了当地观察应试者的综合能力,包括口头表达能力、书面表达能力、应变能力、心理承受能力等。所以,面试已经成为用人单位选拔人才的必要手段。

3. 操作考试　护理技术是护士应具备的基本工作技能,因此护士应聘一般要经过护理技术操作考试,操作考试成绩成为衡量护士业务水平高低的一个重要指标。在参加操作考试时,应注意提前准备考试证件及规范着装(工作服、工作鞋、工作帽),操作中应严格执行完整的操作程序,动作标准规范,态度和蔼可亲,仪容仪表大方整洁,严格遵守查对原则并严格遵循无菌技术等。

4. 其他形式　随着科学技术的发展,现在也出现了一些新颖的求职沟通形式。例如,"视频简历"就是把求职者的形象与职业能力表述通过数码设备录制下来,经过对录制后影像的编辑,通过播放器播放的一种可以观看求职者影音形象的简历形式。"微简历"就是以微博的形式(140 字以内)介绍自己、展示自己的简历。这些新颖的求职沟通形式成为一些求职者有趣的尝试,但是还没有成为求职沟通的主流形式。

(三)求职沟通策略

1. 求职前的准备

(1)准备求职信息:掌握求职信息是求职的首要前提,是求职择业的基础,必须要学会通过各种渠道全面、广泛、准确、及时地收集职业信息。

现今求职信息渠道畅通发达,通常获得求职信息的途径包括通过学校的毕业生就业指导部门获取,通过参加毕业生人才市场召开的就业招聘会获取,通过报纸、广播、电视、网络等传媒获取,通过电话咨询、信函询问、登门拜访等方式获取,以及通过社会关系途径获取等。

收集的求职信息包括当年国家的就业政策和就业形势;应聘单位信息如单位文化、学术精神、目标岗位对应聘护生的要求、地理环境及福利待遇等;应聘主要人员个人信息如性格、特点、要求、面试风格等。此外,毕业护生还应该对自己的信息进行回顾整理,要将突出自己优势和特点的、与求职意向有关的素材提前收集整理,以便在求职时能够运用得得心应手。

护生在获取了海量就业信息后还需要很好地选择加工,将理想与实际相结合,增强法律意识和安全意识,去粗取精、去伪存真地综合整理分析,以获取有效的就业信息,减少求职中的盲目性。首先求职信息的选择加工要将职业与自我进行匹配,要看职业要求与自己的专业及个人条件等是否相符。专业对口使个人更容易发挥专业特长,避免自己专业资源的浪费。衡量职业要求与个人条件是否匹配时,还需要把握一个重要原则,即胜任和难度原则。如果选择了不能胜任的工作,干起来会力不从心,产生挫折感和压抑感。相反,如果选择难度过低的职业,时间一长往往就会失去工作的积极性和创造性,容易懈怠和丧失兴趣。心理学有关成就动机的研究表明,选择中等偏上难度的工作,既具挑战性,又具实现的可能性,更有利于个体的发挥,是成就动机高的一种表现。

(2)准备求职材料:在择业竞争中,决定胜败的因素很多,其中求职前充分的资料准备是非常重要的一步。求职资料是毕业生综合实力、综合素质最具说服力的证明。因此,在应聘前应该准备好个人的求职简历、求职信、学校推荐表或推荐信、学习成绩单,以及各类证书等求职材料。

1)求职简历:求职简历设计各不相同,以简单明了为好。主要内容应有本人基本情况,主要教育经历(从高中写起),社会实践和生产实习,外语水平和计算机水平,以及获奖情况和取得的成绩等。

2)求职信:求职者写给用人单位的简短书信,突出自己选择该单位的原因和自己的优势。

3)学校推荐表或推荐信:一般由学生所在院系填写推荐意见,因为是组织对你的全面评价,所以招聘单位一般是比较重视的。

4)学习成绩单:这是反映毕业生大学学习成绩的证明,应由各院系教学部门填写并盖章。

5)各种证书:如外语、计算机等级证书,各种荣誉证书,获奖学金及各类竞赛的证书等。

6)其他:参加社会实践、毕业实习的鉴定材料,有关科研成果证明及在报刊发表的文章等。

2. 求职沟通的技巧与策略

(1)打造良好的"第一印象":"你永远没有第二次机会树立第一印象。"第一印象是指人们第一次与某物或某人相接触时留下的印象,这种印象往往非常深刻,并且对以后的认知产生强烈的影响,称为"首因效应"。在日常人际互动中,人们所说的"一见如故""一见倾心"也都是首因效应的力量。在求职过程中招聘者往往通过短暂的接触对求职者迅速做出判断,这种判断的依据就是第一印象。有调查显示,在招聘面试中,考官对求职者的第一印象会影响其后的决策。因此,求职者应注重给招聘者留下良好的第一印象。

(2)成功源于充分的准备:"凡事预则立,不预则废。""机遇只偏爱那些有准备的头脑。"面对日趋激烈的择业竞争,面对用人单位越来越挑剔的眼光,求职前一定要做好充分的准备,这是所有求职成功者共同的经验。

(3)求职心态要积极:求职路并不是一条坦途,途中的磕碰在所难免,求职者在求职过程中应该调整好自己的心态。在单位选择上应看清形势,降低要求,不要好高骛远,要根据自己的实际能力和水平去选择适合自己的单位。在岗位选择上应该从基层做起、循序渐进,不要寄希望于一开始就从事重要的或理想的岗位。在求职过程中应该知己知彼、发挥优势,要充分了解就业的信息,分析自己的优势和劣势,以优势取胜。即使求职失败也应该越挫越勇、不懈努力,求职失败是很正常的现象,不要给自己太大压力,要有经得起挫折的勇气,失败后最重要的是及时总结经验,迎接下一次挑战。

知识链接

面试"常见问题"的沟通处理

新时代护理人的面试桌,一端连着个人职业理想,另一端系着健康中国建设——你的每个回答都应成为二者的连接桥。

1. 职业规划题

沟通策略:采用"政策目标→能力储备→所做贡献"三段式结构。

例如:《"十四五"健康老龄化规划》要求 2025 年养老机构护理型床位占比达55%(政策);我已取得老年专科护士认证,掌握失智症非药物干预等老年照护核心技术(能力);能够通过失智症非药物干预技术,减少长者行为问题、跌倒走失等风险,降低药物依赖和医疗支出,提升机构运营安全性与效益(贡献)。

2. 临床处置题

沟通策略:执行"STAR-P"模型。

例如:S(情境),在社区实习时发现空巢老年人血糖失控率达40%;T(任务),响应"强基层"政策降低居家护理风险;A(行动),跟带教老师沟通共同设计"三色预警"血糖记录表并培训家属;R(结果),3个月急诊送医率下降30%;P(政策衔接),该模式被推荐纳入本地区"医养结合"试点项目。

3. 团队协作题

沟通策略:植入"三协同"模型。

例如:参与 ICU 多学科抢救时体现"三协同"。技术协同:与医生同步执行 ECMO 上机流程,将准备时间压缩至 15 分钟(专业);信息协同:运用 SBAR 交班模式确保治疗连续性(规范);人文协同:引导家属参与姑息治疗决策(温度),最终实现在工作过程中医疗纠纷发生率下降(价值),践行《关于促进护理服务业改革与发展的指导意见》要求的整合式护理服务(政策衔接)。

4. 医德素养题

沟通策略：融合法律与人文双维度。

例如：当临终患者拒绝治疗时，首先确保符合《医疗纠纷预防条例》第 21 条知情同意规定（法律），同步建立"心愿清单"实现尊严疗护（人文）。自己曾为肝癌老年人联系子女视频团聚，最终获家属致谢锦旗（实证）。

二、求职材料的撰写

（一）求职材料的类型

求职材料一般包括求职信、求职简历、相关技术等级证书、执业资格证书、各级荣誉证书和其他相关资料等，其中求职信和求职简历需要一定的撰写技巧，因此本节主要介绍这两种求职材料。

1. 求职信　求职信也称自荐信，它是求职者以书信的方式自我举荐、表达求职愿望、陈述求职理由和提出求职要求的一种信函。求职信应该用简练流畅的文字交代自己为什么选择这家用人单位和这个岗位，并重点说明自己的优势和能力。求职信不宜过长，一般在 500 字以内，篇幅在一页以内为好。

2. 求职简历　简历是最重要的求职书面交流材料，是对个人学历、经历、特长、爱好及其他有关情况所作的简明扼要的书面介绍，它向用人单位表明你拥有能够满足特定工作要求的技能、态度、资质和资信（图 6-1）。常见求职简历有以下几种类型。

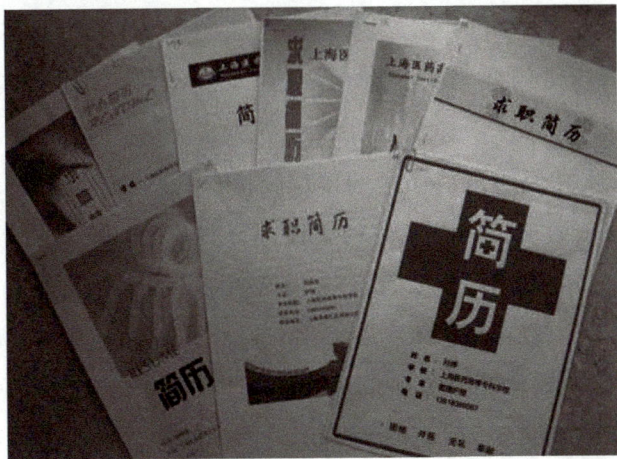

图 6-1　简历

（1）时序型：这是最普通也是最直接的简历类型，即从最近的经历开始，按照逆时顺序逐条列举个人信息。

（2）功能型：又称为技术型简历，这种简历强调求职者的技能、资信、资历与成就，并对其专长和优势加以一定的分析和说明。

（3）综合型：该型简历是时序型和功能型的结合运用。求职者可以按时间顺序列举个人信息，同时刻意突出自己的成绩与优势。

（二）求职材料的撰写技巧

1. 求职信的撰写技巧

（1）求职信的内容：求职信是有目标地针对不同用人单位做自我介绍，是对求职简历所做的必要说明和补充。求职信书写要有说服力，以证明你有资格胜任该工作，态度要诚恳，用语要得当，要能吸引对方的注意力。其主要内容如下。

1）称呼：写称呼时用正式的语气，可以写出负责人的职务、职称，如"尊敬的王教授""尊敬的张处长""尊敬的李经理"等。对于单位招聘负责人不甚明确的情况，可写成"尊敬的××医院人事处负责人""尊敬的××医院领导"等。称呼写在第一行，顶格书写，以示尊敬和有礼貌，称呼之后用冒号。

沟通案例

求职信称呼要恰当

有一位女中专毕业生在写给某职业介绍中心工作人员的信中的称呼是"叔叔、阿姨"。还有一位女大学生写给某单位人事处工作人员的求职信的称呼是"大哥、大姐"等。这样的称呼是不恰当的，求职信的称呼应该正式、规范。

2）问候语：求职信的开头要有问候语，这是必不可少的礼仪。问候语可长可短，但要做到简洁、自然，一般做法是在称呼下方写上一句"您好"。在问候后可以简要进行自我介绍，并说明所要应聘的职位及信息的来源。

3）正文：求职信的正文是求职信的主体部分，也是求职信的核心。要使用人单位相信，他们需求的正是这样的人才，你不仅有兴趣，而且有能力胜任这份工作。首先，陈述自己对此工作感兴趣的原因，愿意到该单位工作的愿望，以及对工作的认识。随后，再对个人的求职资格和所具备的能力、技能进行概括陈述，尽量与申请的职位联系起来。对个人条件进行描述的内容包括以下几方面。① 专业知识技能。介绍所学专业知识和专业技能，要突出与护理工作密切相关的教育背景及教育阶段的情况，例如，与该工作有关的课程、成绩、获得奖学金的等级和次数、专业方向等。② 工作经历和能力。阐述在校的经历和参加社会活动的状况，这些实践和经历应该与应聘职位相关。每一项经历先写工作日期，再填单位和职务。③ 性格特长。用人单位都希望被录用者一专多能，或具有某种显著的特长，所以毕业生在写求职简历时，一定要把自己与工作相关的特长写进去，这样可以使自己在应聘时多一些优势，也增加

被录用的机会。

4）结尾：用一两句话真诚地表示感谢，表明自己非常希望能有面试的机会，如可以写"希望得到您的回音""盼复"等，并告诉你的最佳联系方式。另外，还要书写祝颂语，如"此致敬礼""祝您身体健康、工作顺利"等。落款包括署名和日期两部分。

（2）求职信的格式：求职信属于书信，其基本格式也应当符合书信的一般要求。首先，在文前居中写"求职信"或"自荐信"，字体可比正文稍大。在文章的开头不空格直接写称呼，换行空两格写问候语。其次，换行同样空两格开始写正文，正文首先是介绍自己，接着写主要内容。最后，表示感谢和期盼。在正文右下方署名，署名下方写日期，用阿拉伯数字书写年、月、日。如有附录（如学历证书、职称证书、获奖证书、身份证等的复印件），在正文左下方注明。求职信举例如下（英文求职信见附1）。

求 职 信

尊敬的××医院领导：

　　您好！

　　我是上海××学校护理专业的一名应届毕业生，很高兴在网站得知贵院招聘涉外护理护士这一信息，我对这个岗位非常感兴趣，并且我也坚信自己能够胜任这一职位。

　　贵院是一所医疗水平精湛、医疗队伍精干的三级甲等综合性医院，能够到贵医院工作是我一直以来的梦想。

　　经过三年护理专业知识的学习及临床实践，我已具备了扎实的理论基础和熟练的护理操作技能。在贵院实习期间，通过在内科、外科、妇科、儿科、急诊科、ICU等科室的学习，我熟悉了临床环境，培养了敏锐的观察力和正确的判断力，形成了严谨务实的工作作风，能够独立完成工作，并以细心、耐心、责任心对待患者，把患者的健康放在首位。我热爱即将从事的护理工作，对护理事业充满信心。

　　在提高专业水准的同时，我还努力提升自己的英语水平。我已获得大学英语六级证书，还曾参加学校的英语演讲比赛获一等奖，并且在贵院实习期间曾经帮助一位来自荷兰的急诊患者顺利就医。在以后的工作中，我希望将自己的专业和英语特长结合起来，在涉外护理方面尽自己的绵薄之力。

　　非常感谢您能够在百忙之中审阅我的资料。我热忱地希望将自己的所学投入贵医院的建设与发展中。盼复！

　　此致

敬礼！

李××

2022 年 12 月 19 日

（3）求职信的写作技巧：主要包括以下几方面。

1）要注重逻辑性和条理性：有的求职信就像记流水账，想到哪里就写到哪里，既没有逻辑性，抓不住要领，又没有针对性，显得条理不清。这不仅暴露了一个人文学功力差，而且也使求职信本身失去了效用。文字表达的逻辑性、条理性、明确性是写求职信最起码的要求。

2）要写出优秀的品格：是否具有特殊的经历、优秀的人格品质及良好的性格，已经成为当今许多用人单位在录用人员时要考虑的一项重要条件和内容。毕业生如能在这方面进行挖掘，做些文章，无疑会给自己的应聘增添一些优势。

沟通案例

有一位同学这样介绍自己的经历……

"我来自贫困山区的贫困家庭，恶劣的环境和艰苦的生活磨炼了我吃苦耐劳、顽强不屈的品质。考上大专以后，我格外地珍惜这难得的读书机会，学习一直都很用功，所以基础比较扎实，成绩优秀。现在我即将毕业走向社会，只要能给我一份工作，我一定会加倍珍惜，再苦再累我都不怕。"

这段文字介绍了该同学的特殊经历和优良品格，相信会给招聘者留下良好的印象。

3）要学会进行横向比较：那些成绩特别优异和出众的毕业生，在写求职简历时，就要善于突出和反映出自己的优势，把自己的成绩放在年级或专业的排位上来进行比较，这样才更能显示和表现出你不同寻常的优势和出类拔萃的成绩。如只写"成绩优异"就不如写"成绩排在年级或专业的前几名"这样更具体更有分量。

4）要善于用事实说话：许多毕业生求职简历写得比较空泛笼统，如"要求上进、严守纪律、成绩优秀"等，如此这般，而无具体事例，很难令用人单位信服。因此，在写求职简历时，要善于让事实说话，用充分的事实来取信于用人单位。

5）要注意格式规范：求职信的书写要按照规范的格式，这样不仅体现出你对用人单位的尊重与重视，也体现出你的文学功底。此外，还要注意其篇幅应简短，一般不要超过一页。

6）避免简写歧义：与朋友谈话时人们习惯简称自己的学校或所修专业，但在求职中应该避免这样做。用简写词语显得随便、不够庄重；一些简称只有在特殊的交往范围中才能被准确地理解，超出这一范围人们可能就会不知所言，甚至产生误解。

7）防止细节错误：求职者应注意求职信的措辞和语气，可使用标点符号突出求职重点，切忌有错字、别字、病句及文理不通的现象发生；对任何打印或拼写错误都要仔细检查,最好在发送之前先给其他人看一下。

8）切忌造假和抄袭:求职信的内容要准确、真实且具有独特性,切记不可全篇照抄书籍或网络上的求职信模板,并且还要避免与简历内容有大段的重复。

沟通案例

这样的求职信会成功吗?

上海市某医院人事部门负责人遇到一件这样的事:来自不同学校的几名护理毕业生的求职信除了人名和日期,其他内容几乎一样。基于这种情况,他将这几封求职信搁置一旁,没有进一步处理。不久后,他在一个求职应聘网站发现了这几封信的"模板"。

这几位学生从网站上直接摘取求职信模板进行使用,没有写出自己的特长,这样的求职者落选是情理之中的事。

2. 求职简历的撰写技巧

（1）求职简历的内容:主要包括以下几方面的内容。

1）个人基本信息:一般写明姓名、性别、年龄、学历、专业、毕业学校、联系方式等基本情况。

2）求职意向:用于表述自己的求职愿望与招聘职位相符,表述简明扼要,便于应聘者根据求职意向进行分类。

3）教育背景:主要写明就读的学校、院（系）、专业（方向）和学习情况。书写教育情况的时间顺序通常用倒序,即高学位、高学历先写,目的在于突出高学历。对于大学生来说一般只写大学和高中阶段的教育经历即可,不必追溯太远。

4）社会实践（含临床实习情况）:相比毕业院校、所获证书、成绩等,在单位的实习经历、担任学生干部的工作经历以及校内外实践经历越来越被看重。对于护生来说,临床实习是他们将理论付诸实践的阶段,有些用人单位十分重视护生这一阶段的表现。因此,护生在简历中可以将临床实习情况如轮转的科室、参加的社会医疗活动、掌握的护理操作技能、出科考试成绩及受过的奖励等情况简单明了地介绍。

5）专业课程:最好把自己的课程分类,可以按照先专业课程,其次专业基础课程,最后公共基础课程的顺序排列。列课程时,要挑出与应聘职位相关的课程,不要学过的课都写上。

6）计算机和外语水平:外语水平介绍语言表达能力,主要是外语过级情况,如果有其他实例能体现外语水平能力的（比如参加英文演讲、接待外宾等）也写在这里。计算机水平介绍计算机考级的情况,以及常用办公软件的掌握情况,如 Word、Excel、

Powerpoint 等。

7）奖励、证书、科研成果：主要介绍取得的与应聘职位有关的资格证书、在学习和实践活动方面获得的奖励等。

8）特长爱好：介绍自己的优势和与求职意向有关的爱好。求职者在填写自己的特长时最好详细填写。比如，"擅长演奏乐器"就应该写清楚是什么乐器；"擅长写作"就应该写明是擅长写新闻稿还是调研报告，发表的重要作品最好也列出。

9）附件：包括学校的推荐信、成绩单以及重要证书的复印件。其中成绩单是反映学生在校期间学习状况的重要文件，应该从学校教务管理系统中输出打印并加盖学校的公章，以证明成绩的真实性和有效性。

（2）求职简历的格式：求职简历没有十分固定的格式，每个求职者可以根据自己的情况进行设计。一般来说有两种格式：① 文字型简历，就是用文字描述自己的经历，一般传统的写法是按时间顺序列出自己的学习工作经历，或根据需要有选择地列出某些经历。② 表格型简历，即以表格的形式分栏目介绍个人情况，比较简单、一目了然，是应届毕业生喜欢采用的格式，见表 6-1（英文简历见附 2）。

表 6-1　求 职 简 历

基本信息			
姓名	李××	性别	女
民族	汉族	出生年月	××××年××月
专业	护理	学历	大专
政治面貌	中共党员	身高	165cm
联系方式 　　通信地址：上海市××区××路××号　　邮编：××××× 　　联系电话：(021)××××-××××，13××××××× 　　E-mail：××××@163.com			
求职意向	涉外护理护士		
教育背景	2015.9—2018.7　上海××高等专科学校 护理专业 2012.9—2015.7　上海市××高级中学		
社会实践	2015.9—2017.7　上海××医院××科室见习（每学期 2 周） 2017.7—2017.8　大学生暑期社会实践活动任组长 2017.9—2018.6　上海××医院××科室实习		
专业课程	基本护理技术、成人护理、母婴护理、儿童护理、护理英语、护理礼仪与人际沟通等		

计算机/外语水平	英语:考取国家大学英语6级证书(CET-6) 参加学校的英语演讲比赛获一等奖 计算机:考取计算机一级证书 能熟练使用 Word、Excel、Powerpoint 等办公软件
奖励/证书	2018　护士执业资格证书 2017　获××奖学金
特长爱好	英语 舞蹈　曾学习5年芭蕾舞

（3）求职简历的写作技巧:主要包括以下几方面。

1）简历要有针对性:含糊笼统、毫无针对性的简历会使你失去很多机会,所以必须避免你的简历千篇一律,这要求在撰写前要明确你的求职目标,要为你的目标"量身定做"合适的简历。如果你有多个目标,最好写上多份不同的简历。每一份针对招聘单位的特点和要求,突出相应的重点,表明你对用人单位的重视和热爱。

在投递简历之前一定要考虑清楚这样几个问题:这份简历是否真实? 这份简历是否和别人的雷同? 这样设计能否充分展示自己? 如果自己是招聘方,是否会关注这份简历? 这样用心制作出来的简历,定会助你走向成功。

沟通案例

这样的沟通方法你赞同吗?

小王是一位药学专业研究生,她的职业目标首选高职教师,其次是高校辅导员,最后是医药公司研发人员。为此,她设计了三份简历,应聘高职院校教师的简历突出自己的科研成果,应聘高校辅导员的简历就突出自己的学生工作经历,应聘医药公司研发人员的简历就突出自己的实验操作。三份简历投往不同的岗位,她认为这样才有的放矢。

千万不要用同一份简历去投递所有的职位,要针对每一个公司和职位制作不同的简历,在简历中重点列举与所申请公司及职位相关的信息,这样才容易脱颖而出。

2）语言要言简意赅:简历,简明扼要、主次分明是关键。简历篇幅一页最好,最多两页,主要展现自己与职位相关的信息。大部分面试考官都很反感含糊、冗长、花哨的简历,一份几页甚至几十页的简历只会增加打印成本,效果甚微。面对众多简历,面试考官需要第一时间找到自己要找的那个人,那么谁写得简练清楚,他就会第一眼看上谁。要保证你的简历会使招聘者在很短的时间之内,即判断出你的价值,并且决定是否聘用你。但简练并不表示尽可能地压缩信息，一定要写清楚必要的信息，要用有限的文字体现出个人的优势和强项，以及与所应聘岗位的对应性。如果一页纸能说明你个人的基本信息和优势，那么就不要浪费第二张纸。

3）内容应重点突出：由于时间的关系，招聘人员可能不会十分仔细地审阅每份简历，因此简历内容一定要重点突出。求职者应根据单位和职位的要求，巧妙突出自己的优势，强调成功的经验，突出自己的能力，突出专业、学校、社会实践、自身性格、是否具有工作经验等重点内容，从而给人留下鲜明深刻的印象。最聪明的做法是告诉用人单位，我很适合做这份工作并且能做好这份工作。内容是整份简历的点睛之笔，是最能表现个性的地方，应当深思熟虑，不落俗套，写得精彩，有说服力，又合乎情理。

名家经典

王梵说简历

原索尼中国有限公司人力资源部高级主管王梵说过："简历的本意就是一个人简要的经历介绍，经历介绍是基础，如何有效地表达自己的经历则是一门艺术，而表达艺术的简历，就是一件好的嫁衣，帮助同学们找到理想的工作，嫁个'如意郎君'。"

4）简历内容要真实：诚信是大学生成功走向社会的首要条件，简历是你向用人单位体现诚信的一个媒介。有的同学把简历当作一个展示自己的舞台，一定要写上自己七十二般武艺样样精通，因此班长、团支部书记、某校园社团负责人、学生会某部部长……诸如此类的职务在毕业生的求职简历上比比皆是；另外一些同学为了能让自己更突出，试图夸大成绩和虚构实习经历来吸引审阅者目光。切记夸大和虚构乃是简历的一大忌讳，求职者切不可为了追求吸引眼球的亮点而夸大其词，甚至凭空编造。要知道，面试官的判断力相当敏锐，即使是简历过关进入面试阶段，一个简单的小问题，就会揭开谜底。

此外，求职者在诚信方面还要注意"克隆"简历的问题。网络上大量的简历模板、打字复印部门存储的大量简历、同事或同学的简历都为"克隆"简历提供了方便。求职者只需要稍加修改，一份看似出色的简历就出笼了。因此，在人才市场上，许多人手持的简历大同小异，有的甚至只有名字和年龄的差别。"克隆"简历对求职十分不利。首先，克隆简历的行为说明你不够诚实，而诚实往往是用人单位要考量你的第一要素。其次，它不能完全展示你自己的特点和才能。最后，面貌雷同的简历容易淹没在大量的求职简历中。因此，简历模板、他人的简历只可以用来参考，而不可以简单地"克隆"。

5）语言表述要准确：简历中使用的字、词、句均应准确无误，并且应该做到语言连贯、表达一致。此外，在词语选择上用头衔、数字和名字来突出你过去所取得的成就,远比那些空洞的形容词要好,使用数字语言是提高简历含金量的诀窍。

怎样的表述更好些?

"参加小组会议并作实录"与"用电脑记述每周会议记录,用办公软件编辑好,以备查用";"在日间托儿所照看小孩"与"为学龄前儿童安排游戏,指导他们制订 10 分钟度假计划";"更新部门文件"与"整理 10 年来累积的有价值的文件,以便于每个部门的人员查询"。

6)版面应整洁规范:对简历外形的包装,最高境界是在朴素中见匠心,用细节打动人,其版面一定要整洁而规范。求职简历最好用 A4 标准复印纸打印;字体最好采用常用的宋体或楷体,尽量不要用花里胡哨的艺术字体和彩色字,不要在一份简历里面同时使用 5 种以上的字体;排版要简洁明快,不需要附上花哨的插图,根据具体需要可以选择在封面上附上学校的照片或学校标志;四周必须留出足够的空白,每行之间要有一定的空间便于阅读。

7)后期制作不能少:简历成文后还需要仔细检查,绝对不能出现错别字、语法和标点符号方面的低级错误,切忌出现跳字、文字高低不平、用改正液涂改的痕迹,因为考官们一般都认为出现错别字说明求职者的素质不够高。最好让文笔好的朋友帮忙审查一遍,检查有无错别字,标点符号是否准确,信息是否真实,排版是否美观。这些都完成后请老师或同学提出改进意见和建议,然后定稿。

笔　　试

笔试也是求职中最常见、最基本的考查手段之一,是用人单位采用书面形式对应聘者所掌握的专业知识、文化素质、心理健康及态度和行为等综合素质进行的考察和评估。

1. 常见笔试类型

(1)综合能力测试:综合能力测试是对阅读理解能力及发现、分析和解决问题的能力等素质的全方位测试。

(2)专业能力测试:专业能力考试是为了检验护生的护理专业知识水平和相关的操作技能,包括基础护理学、内科护理学、外科护理学、妇产科护理学、儿科护理学等。

2. 笔试的技巧

(1)良好的笔试成绩来自平时努力学习:在校期间要刻苦学习,注意经常复习,熟练掌握基础和专业知识,在笔试时才能信心十足、得心应手。

(2)保持良好的身心状态:临考前要努力卸下思想负担,必要时参加一些文体活动,使紧张的大脑得到放松和休息,并保证充足睡眠,以充沛的精力去参加考试。

(3)笔试前准备充分:接到笔试通知后,可以根据所应聘的职位做重点复习,有条件的可提前到考场熟悉环境,有利于消除应试前的紧张心理,携带必备的证件和考试文具,认真阅读考试注意事项并遵守其要求。

(4)笔试时镇静从容:拿到试卷后不要急于做题,要通篇浏览,了解考卷布局和答题注意事项,合理安排好时间,避免错填、漏填。答题时注意卷面整洁、书写工整,避免用人单位对你今后因字迹潦草而带来工作失误的顾虑。

思考与实践

1. 求职材料包括哪些内容?
2. 请参照课堂上学到的知识为自己撰写求职信。
3. 请参照课堂上学到的知识为自己设计一份求职简历。

经典事迹:
南丁格尔
奖章获得
者成翼娟
扎根基层

【实训指导】

实训一 求职信的撰写

1. 目的

(1)能够学会求职信的内容、格式及撰写技巧。

(2)能够写出一封好的求职信。

2. 步骤

(1)准备工作:① 准备信息,包括用人单位和岗位的情况,对求职者的要求和定位。② 准备素材,一方面是自己为什么选择这个岗位,另一方面是自己有什么能力和优势。

(2)撰写求职信:① 标题。② 称呼、问候。③ 正文:为什么选择这个岗位;自己有什么能力和优势。④ 结尾。⑤ 落款:署名和日期。

(3)进行排版、整理。

(4)后期制作:检查是否有错别字,标点符号是否准确,信息是否真实,排版是否美观,这些都完成后请老师或同学提供改进意见和建议,然后定稿。

(5)制作后评价:自我评价、相互评价、教师评价。

3. 要求

(1)撰写者必须仔细回顾和发掘自己的特点和优势,要写得既有个性化特色,又要有说服力。

（2）教师必须讲明撰写要求，尤其是网络资源的使用要求和尺度。

（3）教师要组织好评价的环节。

4. 考核　求职信的撰写考核评分标准见表 6-2。

表 6-2　求职信的撰写考核评分标准

项目	分值	考核要点	得分
准备工作	5	积极参与实训	
	5	理解实训项目的目的和意义	
	5	了解撰写求职信的程序	
	5	了解用人单位和岗位情况	
	10	准备求职信素材	
撰写求职信	10	内容完整、真实	
	10	格式规范	
	10	层次清楚、条理分明	
	10	重点突出、优势突出	
	5	表述清晰、准确	
	5	表达流畅	
	5	版面设置精美	
	5	写作新颖、科学、实用、精练	
评价	5	综合全面评定	
	5	真实、有效、准确	
共计	100		

实训二　求职简历的撰写

1. 目的

（1）能够学会简历书写的内容、格式，掌握撰写技巧。

（2）能够写出一份好的求职简历。

2. 步骤

（1）小组讨论制作简历的步骤和流程，并以一位同学为对象制作求职简历。

（2）准备工作：① 了解用人单位对护士的需求、对求职者的要求和定位。② 准备个人信息：学校名称、专业名称、学历学位名称等。③ 准备简历素材：要将突出自己特点的、与求职意向有关的素材提前收集整理，以便在制作简历的时候能够运用得得心应手。④ 准备简历资料：学校推荐信、成绩单、各种证书复印件等。

（3）制作简历内容：① 个人基本信息：一定要标明姓名、性别、学历、专业。② 求职意向。③ 教育背景/学习经历：高中和大学的教育背景。④ 工作经验/社会实践：这部分是需要重点写的。⑤ 主要课程。⑥ 计算机、外语水平：计算机考级情况；熟练掌握一些办公软件，包括 Word、Excel、Powerpoint 等；外语水平考级情况。⑦ 奖励、证书、科研成果。⑧ 特长爱好：与求职意向有关的特长爱好。

（4）对简历进行排版、整理。

（5）后期制作：检查是否有错别字，标点符号是否准确，信息是否真实，排版是否美观，这些都完成后请老师或同学提供改进意见和建议，然后定稿。

（6）制作后评价：自我评价、相互评价、教师评价。

3. 要求

（1）以小组为单位，制作前期各组有一个讨论和准备的时间。

（2）教师必须讲明要求，尤其是网络资源的使用要求和尺度。

（3）教师要掌控好时间节点。

4. 考核　求职简历的撰写考核评分标准见表6-3。

表6-3　求职简历的撰写考核评分标准

项目	分值	考核要点	得分
分组讨论	5	积极参与实训	
	5	理解实训项目的目的和意义	
	5	了解制作求职简历的程序	
制作前的准备	5	了解用人单位的需求和定位	
	5	准备个人信息	
	5	准备简历素材	
	5	准备简历资料	
	5	用物准备	
制作过程	5	内容完整、真实	
	5	格式规范	
	5	层次清楚、条理分明	
	5	重点突出、优势突出	
	5	表述清晰、准确，表达流畅	
	5	版面设计精美	
	5	有创意	
	5	插图运用适当	
	5	写作新颖、科学、实用、精练	
评价	5	综合全面评定	
	5	真实、有效、准确	
提问	5	简历制作技巧	
共计	100		

Self-recommendation Letter

Respected leader of ×× hospital,

My name is ××. I am a nursing student graduated from ×× University in Shanghai. When I saw your recruitment advertisement on the website, I decided to offer myself as a candidate.

×× hospital is a third-grade A-level hospital with advanced medical technology and excellent medical team. It has always been my dream to work in your hospital.

After learning and practicing nursing skills for three years, I have consolidated theoretical foundation and mastered nursing skills. Through clinical practice in the medical department, surgical department, gynecological department, pediatric department, out-patient department, emergency ward and ICU in the hospital, I have been familiar with clinical nursing skills. Meanwhile, I have developed keen observation, accurate judgment, and have formed precise work style. Furthermore, I can complete some tasks by myself now. I served patients with carefulness, patience and responsibility. I'm not only enthusiastic about the nursing career, but also confident in my medical skills.

While improving the professional competence, I committed myself to enhance English proficiency. I have been awarded the CET-6 certificate and won the first prize for English speech contest at our school. In addition, during my internship at this hospital, I helped a patient from the Netherlands in emergencycare. In the future, I would like to combine my profession and English skills to contribute to foreign-related care.

Thank you very much for your review. I really hope to apply my knowledge and skills to the construction and development of this hospital. I am looking forward to your reply.

Yours sincerely

Li ××

表6-4 Resume

Personal Information			
Name	Li ××	**Gender**	female
Race	Han	**Date of birth**	××××/××
Profession	nursing	**Degree**	college
Political status	Member of the CPC	**Height**	165cm

Contact

Add:No. ××,×× Road,×× District,Shanghai   Postcode:××××××

Tel:86(021)××××-××××,86-13×××××××××

E-mail:××××@163.com

Objective	foreign-related care
Education	Sep 2020-Jul 2023　majoring in nursing at ×× Institute of Shanghai Sep 2017-Jul 2020　×× High School of Shanghai
Social Practice	Sep 2020-Jul 2022　clinical training in ×× hospital(2 weeks per semester) Jul-Aug 2021　　　as group leader of social practice during summer vacation Sep 2022-Jun 2023　clinical practice in ×× hospital
Courses	fundamental nursing,medical nursing and surgical nursing,nursing of obstetrics and gynecology,pediatric nursing,nursing English,nursing etiquette and personal communication,etc.
Language/ Computer Skills	**Language**　certificate of CET-6 　　　　　　first prize for English speech contest at school **Computer**　certificate of A class 　　　　　　proficient in using Office softwares such as Word, Excel, Powerpoint,etc.
Certifications	2023　　junior nurse qualification certificate 2022　　scholarship for ××
Features	English Dancing　　having learned ballet for five years

(汪庆玲　解　红　邹君芳　岳　静　廖书娟)

任务二　求职面试中的沟通

学习内容

1. 面试的内涵、类型和基本程序。
2. 面试前的准备。
3. 面试的一般过程。
4. 面试中的语言沟通技巧。
5. 面试中的非语言沟通技巧。
6. 面试后的沟通技巧。

典型案例

　　杨某是 2012 届护理专业的高职毕业生,接到某三级甲等医院的面试通知后非常兴奋,面对 3 天后的面试,面对这家她倾慕已久的医院,面对这次难得的面试机会,她担心不能把握,对于即将到来的面试,她不知如何开始准备,出现紧张、焦虑的情绪。在学校老师的悉心指导下,她迅速调整了心理状态,开始为面试精心做准备,她认真组织求职材料,广泛收集关于单位和岗位的信息,仔细回顾每一项护理专业操作技术并在老师的指导下反复模拟现场面试场景。面试当天,她选择了一套正规的职业装,信心十足地早早地到医院去面试。面试中她举止优雅、沟通流畅,尤其是现场流利的英语问答,博得在场面试官的频频赞许。面试后,她高兴地走出了面试考场,静候佳音。

问题导向

　　杨某会接到下一轮面试的通知吗?她为即将到来的面试做了哪些准备?面试中的沟通技巧有哪些?面试后,她还需要做怎样的跟进呢?

　　上述案例为我们展现了护理专业毕业生求职面试的全过程,面试沟通的策略,语言沟通与非语言沟通的技巧,在面试过程中扮演着重要的角色。那么面试的沟通策略有哪些?我们在面试中又该如何运用语言和非语言的沟通技巧呢?

一、面试沟通策略

(一)面试概述

　　面试是求职择业的重要环节,也是求职者能否取得成功的关键,对用人单位和应

聘者来说都有着重要意义。面试的成功与否关系到用人单位能否录用到合适的人才,同时面试也是用人单位对外宣传自身文化,树立良好形象的关键时刻。对应聘者来说,面试既是展现自身能力、素质、才华的重要时刻,又是决定求职成败的关键环节。一次面试的成败将影响个人的职业生涯及人生发展的轨迹。如何在面试中获得成功,也就成为用人单位和应聘者共同关注的话题。

1. 面试的内涵　面试常常被定义成"一次有目的、受控制的交谈"。广义的面试是指用人单位安排的笔试、初次面试、复试、职业测评、拓展式考核等整个招聘过程。狭义的面试是指用人单位在招聘过程中以面谈为主要内容的考核方式,考核通过者进入下一招聘流程。

2. 面试的类型(表6-5)

(1)根据面试人员组织形式,可分为单独面试和小组面试。单独面试是指考官与应试者一对一或多对一的面谈交流过程,主要考核应聘者的人格、业务素质、行为方式等。小组面试也称为团体面试,一般将应试者随机或按照一定类型进行分组,多名应试者面对一个或多个考官同时进行面试。

(2)根据面试方法的不同,可分为常规面试和情境面试。常规面试是指考官和应试者进行的面对面的、以问答为主要形式的面试,这是最常见的面试形式。情境面试是随着各用人单位人力资源工作的日趋完善而出现的一种新型的面试形式。情境面试以情景展现、环境模拟等形式对应试者进行考察,具有灵活性、针对性、仿真性等特点,已逐渐成为当前面试中的主流。

(3)根据面试内容结构,可分为结构化面试、半结构化面试和非结构化面试。

1)结构化面试:是由多个有代表性的考官组成一个考官小组,按规定的程序,对应聘同一职位的应试者使用相同的考题进行提问,并按照相同的追问原则进行追问的面试过程。结构化面试的面试测评项目、参考话题、测评标准及实施程序都是经过科学分析确定的,能保证整个面试有较高的信度和效度,面试的试题、操作实施、评价结果都是有结构的,需要采用结构化面试表进行。结构化面试多用于比较重要的面试场合,比如录用公务员常采用结构化面试。

2)半结构化面试:在实际工作中是最常用的,对面试的部分因素做出统一的规定,如规定统一的面试程序和评价标准,但面试的题目可以适当地变化。

3)非结构化面试:是一种漫谈式的形式,考官与应试者随意地交谈,无固定的题目,无限定的范围,让应试者自由地发表言论。这种面试意在观察应试者的逻辑思维能力、知识面、价值观、判断力和组织管理能力等。

表 6-5　面试的类型

分类标准	类　型	特点与适用范围
人员组织形式	单独面试	考官与应试者一对一或多对一的面谈交流
	小组面试	将应试者分组,多名应试人员面对一个或多个考官同时进行面试
面试方法运用	常规面试	以面对面的问答为主要形式,是最常见的面试形式
	情境面试	以情景展现、环境模拟等形式为主,具有灵活性、针对性、仿真性等特点,已逐渐成为当前面试中的主流
面试内容结构	结构化面试	考官小组按规定的程序对应聘同一职位的应试者使用相同的考题进行提问,并按照相同的追问原则进行追问。有较高的信度和效度,多用于比较重要的面试场合
	半结构化面试	最常用,对面试的部分因素做出统一的规定
	非结构化面试	漫谈式,无固定的题目,无限定的范围,应试者可以自由发表言论,多用于初试

3. 面试的基本程序　为了避免考官将自己的思维定式带入面试的过程,影响面试的实效,同时也为了消除应试者的紧张心理,一般要求面试考官严格按照科学设计的程序进行面试,而应试者也应对面试的目的、内容、流程有一定程度的了解和准备,充分发挥面试在人才招录中的作用。

面试的程序包括:工作岗位分析、面试目标的确定、面试问题的准备、评价标准的制订、面试团队的组建和实施面试6个环节。

（1）工作岗位分析:工作岗位分析是招聘面试工作中关键的一环,考官要仔细分析招聘岗位的工作性质及要求,确定岗位的工作职责,工作中需要的知识、技能和素质以及招聘对象的资格。

（2）面试目标的确定:面试主考官应根据工作岗位的性质和要求,做出具体的面试标准,以此来判断应试者是否符合岗位要求。

（3）面试问题的准备:在工作岗位分析和面试目标确定以后,就应根据面试的要求和目的编制面试问题。如果面试是唯一的招录考核方式,而应试者的简历信息又不足,那么面试的问题应尽量广泛;如果面试仅是招录过程中的一个环节,应试者相关的材料信息又比较充足,那么面试的问题可适当缩小范围。面试问题可从以下几个方面考虑:

1）个人背景:年龄、兴趣爱好、政治面貌、毕业院校、实习、实践等。

2）个人成就:学习成绩、承担社会工作的业绩、荣誉表彰、个人特长等。

3）专业素质:护理专业知识、专业技能、职业形象及道德等相关常识。

4）能力水平：人际沟通能力、分析判断能力、逻辑思维能力、语言表达能力等。

5）价值观：个人理想、敬业精神、是非标准等。

6）应聘动机：应聘原因、岗位期望等。

7）其他相关内容。

（4）评价标准的制订：评价标准的制订有利于保证面试的客观、公正，有利于考官对面试者的评价遵循统一的标准。

（5）面试团队的组建：面试团队一般由招聘工作岗位的主管人员、人力资源部门人员组成。例如，招聘"护士"岗位的面试团队一般由医院的党委书记、主管业务的院长、主管人力资源的院长、护理部主任，以及人力资源部门相关人员组成。

（6）实施面试：面试实施前，有关的工作职责、面试问题及评价标准需得到面试团队的认可。面试过程中，全体考官需要始终在场，并严格按照面试流程进行，面试结束后应向每一名应试者说明后续的安排。

（二）面试前的准备

从应试者的角度来说，面试时最大的障碍就是紧张，对面试的过程尤其是考官提的问题没有预案。因此，成功面试的前提之一就是要克服紧张的情绪，自信地走进面试现场。要从容地面对主考人员的提问，首先要做好充分的准备工作；其次还应掌握一定的面试技巧。具体包括以下内容。

1. 材料准备　一份引人入胜的求职材料，是获取面试成功的重要砝码，怎样准备一份"吸引眼球"的求职材料，是求职者的一项重要工作。面试前要把与本次面试相关的材料准备齐全，顺序存放，具体内容应包括：求职信、个人简历、学校下发的毕业生就业推荐信、加盖学校学籍科（教务处）公章的成绩单、各种获奖证书、荣誉证书、护士执业资格证书、发表过的论文，以及参加社会实践或志愿者活动的证明等。

2. 心理准备

（1）有关面试的心理效应：在求职面试的过程中，求职者和面试官不同的心理反应，会对面试的结果产生重大的影响。

首因效应常会影响面试官的决策，一般情况下在30秒内面试官便会形成对应试者的第一印象。求职者一定要注意给面试官留下良好的第一印象，这种美好的第一印象不但是成功的催化剂，还是职场发展的重要法宝。权威机构调查表明，良好的第一印象可使面试的成功率提高70%~80%。

晕轮效应的影响会使面试官在知觉过程中产生认知偏差，从而将面试者某一行为特征的突出印象推断为整体行为特征，就像月亮周围出现的月晕一样，将其特征扩大。因此，护生在求职过程中应该注意，要突出表现自身的优势。

此外，对比效应在面试中也很常见，如果前面的面试者表现得一般，后面的面试者就比较幸运,反之亦然。

（2）进行心理调适：保持积极进取、乐观自信的心态,正确看待失败与挫折。

1）积极进取的心态：求职者一旦具备了良好的心态,就会在面试时精神饱满、意气风发、充满自信,讲起话来语意肯定、语气恳切,操纵言辞得心应手,从而为成功应聘打下良好的基础。有积极进取心态的求职者,总是把每个面试机会看成是千载难逢的好机遇,会在面试前认真做准备,打电话,查资料,对每一个可能要问的问题的细节都仔细思考,在面试时就可望有正常的或超常的发挥。

2）乐观自信的心态："自信是力量的源泉",相信自己的能力和水平是充满自信的前提,以足够的勇气迎接挑战是走向成功的基础。求职面试不仅是能力智慧的考验,更是一场心理承受能力的挑战。在面试之前,要克服紧张、焦虑的情绪,努力挖掘自己潜在的力量,以沉着、稳健的气势面对主考官,满怀信心地走进面试现场。

3）正确看待失败与挫折："胜败乃兵家常事",在激烈的竞争中一定会有失败者。如果面试失败,不要在心理上产生逃避或者胆怯的心理,应冷静分析原因。如果是主观原因,应主动调整自己的动机和追求；如果是客观原因,则要坦然地面对。"塞翁失马,焉知非福。"一个优秀的应试者面对面试的失败,应该表现得大方自然。

沟通案例

意外的转机

有一位毕业生到一家公司面试,没谈几句,主考官就让他到别的公司看看。这个年轻人并没有表现出愤怒的情绪,而是很有礼貌地告辞说："感谢您给了我这次应试的机会,只可惜我自己的能力不够,实在非常抱歉浪费了你们的时间,我想我会记住你的忠告去努力的。"（其实根本没有什么忠告）他自然大方地走后,主考官忽然感觉这个小伙子不错,正是公司所需要的可塑性人才。于是决定在既定名额之外追加录取。

3. 形象准备　良好的形象既表达了对考官的尊重,又体现了求职者对这份工作的重视,可以给对方留下良好的第一印象。护士高雅的仪表、端庄的仪容、得体的举止构成了护士的外在美,也反映了她的内心世界和良好修养。

（1）仪容："三分容貌,七分装扮",成功的化妆是良好职业形象的展现,护士整洁、简约、端庄、修饰规范的仪容会赢得良好的首因效应。面试时应为淡妆,以自然、美观、得体、协调为原则,体现出清新、典雅、大方、自然的气质。

（2）仪表：对于护理人员来说,在面试中,服装的选择一定要根据面试的单位、应聘的职位、面试的时间、面试的地点等的不同,选择得体的衣着服饰。一般情况下,面试场合应以正式、职业、大方的形象,展现出整洁、干练、朝气蓬勃的精神风貌。女性面试时的仪表要求见图 6-2。

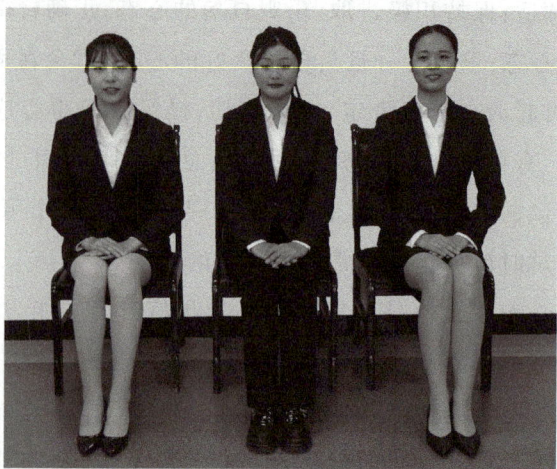

图 6-2　面试的仪表要求

（3）姿态：姿态是一个人精神面貌的外在体现，良好的姿态是一种无声的语言，是内在气质的体现。女性的站姿应自然、得体、优雅，体现一种亭亭玉立的美，面试站立时双脚可采取 V 形、小"丁"字形站姿，双手垂握于下腹部或中腹部（图 6-3）。男性体前扣手站立，双足后跟并拢，足尖打开，双手右上左下相扣放于小腹部。

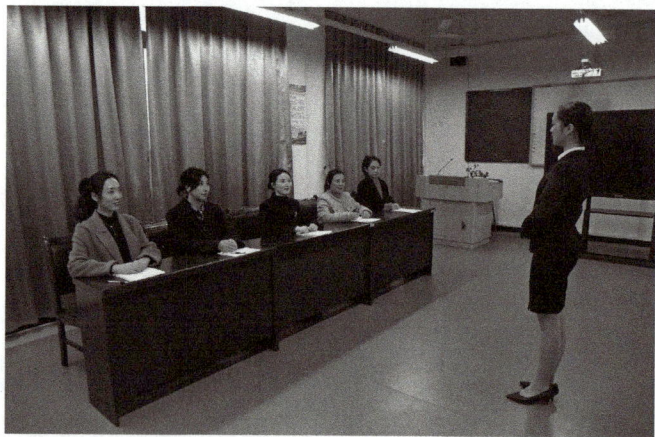

图 6-3　面试时的站姿

女性的坐姿应给人以沉着、稳重、冷静的感觉。坐椅面前 2/3，上身端直稍前倾，双肩平正放松，双腿并拢内收，与地面成 45°~60°，双手垂握于下腹部（图 6-4）。男性应双膝并拢稍开，双脚与地面成 90°自然平踏于地，双手手心向下分别放于大腿的前 1/3 处。切忌跷二郎腿或不停地抖动双腿。如果面前有桌子，可以将手放在桌子上。

行姿所体现的是护理人员的动态之美，优美的行姿，应该是表情自然放松，昂首收颌，挺胸收腹，直腰提臀，双肩稍后平展，双臂自然下垂，前后摆动，步态轻盈，步幅适中，步韵轻快。面试中，温和的表情、自信的神态、洋溢着热情的微笑有助于营造和

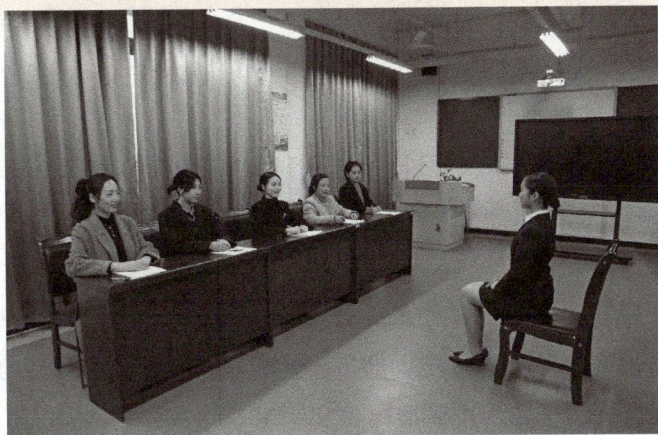

图 6-4　面试时的坐姿

谐的面试氛围(图 6-5)。

4. 单位、岗位及相关资料的准备

(1)收集应聘单位信息：① 单位环境,如护理人员应收集医院的类型、性质、地点、规模效益以及医院文化、发展动态等相关信息。② 福利待遇,进修深造学习的机会。③ 单位对应聘护生的要求,如身高、形象、性格、爱好特长、职业道德、创新意识、团队精神等。

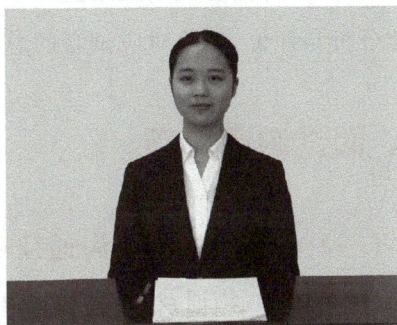

图 6-5　面试时的表情

(2)收集岗位信息：① 岗位要求,如工作规范、所需知识和技能、发展空间等。② 面试注意事项。护生可以在实习期间向医院的医护人员请教面试的注意事项,还可以向往届毕业生咨询面试的形式、内容、注意事项等。

(3)收集面试考官个人信息：① 性格、特点、在以往面试中的提问习惯等。② 了解考官最想知道什么,此次应聘是否有决定权等。

5. 面试问题的准备　面试时,考官要提问的大多数问题是规定好的,应试者应根据前文中提到的面试问题的准备中七个方面的内容进行充分的准备,对可能提出的问题做到胸有成竹。同时,可以通过多种途径了解用人单位的情况和面试形式,在面试前可以采用列写提纲和试讲的方式练习。

6. 模拟面试　在进行充分的面试材料准备的基础上,为了更好地应对面试,消除面试紧张心理,积累面试经验,护生可以收集相关材料,自问自答,进行情境模拟训练。还可以到招聘会现场感受气氛,参加一些初步的面试。学校也可以组织模拟招聘会,请相关人员指导。

（三）面试的一般过程

一般来讲,面试的过程分为 3 个阶段。

1. 自我介绍　这阶段的目的是消除紧张和恐惧,与应试者建立和谐关系,一般用 1~3 分钟即可,面试考官会对应试者的精神面貌、表达能力、对岗位的渴望做出判断,并形成第一印象。

2. 自由问答阶段　这是面试中最关键的部分,面试官将通过应试者的回答将应试者的资质和职业兴趣与单位可提供的工作岗位进行对应,主要目的在于考察应试者的能力与素质是否适合他所应聘的岗位和组织。

3. 结束阶段　面试考官会再次对单位作简要介绍,回答应试者仍留有困惑的问题,告知何时得到面试结果或进一步的安排。面试结束后,对应试者的面试表现进行综合分析与评价,形成对应试者的总体判断,并给出结论。

二、面试沟通技巧

（一）面试中的语言沟通技巧

1. 口头语言沟通技巧及应用　良好的沟通技巧不仅可以帮你延伸自己的人脉,博得别人的信任,了解对方的真实感受和想法,还可以开阔自己的眼界,提升自身的思维能力。面试中良好的口头语言沟通技巧更是成功应聘的重要保障。

（1）引人入胜的开场——自我介绍的技巧:自我介绍是面试的"第一问",面试官可以通过自我介绍考察应试者的语言表达能力、应变能力、逻辑思维能力、竞争优势、性格特点等。自我介绍的内容一般包括 3 个部分:① 身份信息,如姓名、毕业院校、专业、年龄、爱好、特长等;② 资质介绍,如学业成绩、担任职务、政治面貌、荣誉表彰等;③ 对面试的期待及对面试单位的评价等。

在自我介绍时要注意把握以下 5 个问题。

1）注意礼仪和举止,应试者应主动向考官微笑致意并问好,以示礼貌。对在场的面试人员要一视同仁,不要亲疏有别。

2）注意把握时间,自我介绍的时间一般为 1~3 分钟,语言要简洁、清晰,使用普通话。介绍的内容围绕与应聘职位相关的在校经历和社会经历,表达诚意,突出自身优势。

3）注意把握介绍的开头和层次:好的自我介绍的开头可以起到引人入胜的效果,可以采取平铺直叙式的开头,例如,"各位领导:大家好,我是××学校 2018 届毕业生……"也可以采取引导式的开头,例如,"各位领导:大家好,首先非常感谢领导给我这次面试的机会,下面我从 3 个方面来介绍一下我自己……"层次上要条理清楚,强调重点,突出闪光点。

4）注意把握介绍时的语气：自我介绍时态度自然、亲切、随和；眼神与考官要有适度的交流；肢体语言应得体，表情自然、平和，手势语应适当，以免给对方留下张扬、不稳重的感觉。

5）注意把握结尾：结尾的方式有多种。总结式结尾，如："总的来说，可以用热情、执着、自信来形容我自己……"；期盼式结尾，如："非常期待我能通过此次面试，有机会成为医院的一员，为医院的发展做出自己的贡献……"；感谢式结尾，如："很高兴今天来参加此次面试，也非常感谢各位面试官给我的这次机会……"无论采取怎样的自我介绍方式，结束后，都要向面试人员道谢。

沟通案例

自 我 介 绍

尊敬的各位考官：

大家好！

今天能够在这里参加面试，有机会向各位考官请教和学习，我感到非常地荣幸。希望通过这次面试能给各位考官留下一个深刻的印象。

下面我从两个方面做自我介绍。第一，是我的基本情况，我叫郑××，今年22岁，汉族，××医学高等专科学校护理系2023届毕业生。我性格谦逊、做事踏实、认真，讲求团队精神，善于沟通交流。在校期间担任护理系学生会主席的职务，现为中共党员。第二，我的学业和实习、实践情况。我热爱护理专业，热爱护理工作岗位，在校期间，我努力学习专业知识，各科成绩优秀，通过大学英语六级和国家计算机一级考试，连续两年荣获校一等奖学金和优秀学生干部称号，并以年级第一名的成绩荣获国家奖学金。在天津市××医院实习期间，我以热情的态度，良好的操作技术和耐心、细致的护理工作，赢得了患者的喜爱和带教老师的好评，我同时也感受到了付出的快乐。如果我有机会到贵院工作，我相信我一定会以严谨、踏实的工作作风赢得同事的认可，患者的满意，为医院的发展贡献自己的力量。

最后，请允许我再次感谢贵医院给我这次面试的机会，谢谢！

（2）谦虚谨慎，仔细聆听对方的问话——倾听的技巧：谦虚谨慎能够给面试官留下美好的印象，但也应避免过度的恭维。因此，护理人员在交谈过程中要把握好尺度。该虚心请教的地方一定要诚恳请教，该表现自己长处的时候不能以"我不行，我不能"来推托。另外，很多人更注重展示自己，但却忽视了交流时最重要的过程——倾听。倾听不仅是我们获取信息的来源，更是了解对方思维及心理的最佳方式。仔细聆听既表达了对面试考官的尊重，还能从中获得更多的信息，以便领会考官的意图，更好地组织语言，回答问题。

（3）平衡"听"和"说"，适当插话，忌滔滔不绝——提问的技巧：在谈话中，说话者都希望在自己讲话的时候，能够得到大家的注意和认同。所以，谈话中尽量不要打断别人，先让人家说完，得到应有的注意和认同。但非说不可的情况下应取得对方的允许，"对不起，我可以请教您一个问题吗?"对方同意后方可阐述自己的观点，结束阐述后要致谢并请对方继续。切记不可滔滔不绝，需要平衡"听"和"说"。

（4）调节辅助语言信息——语言表达的技巧：适宜的语气、语速、语调和音量是应聘成功的助力，能够体现出护理人员的性格与涵养，具体的要求如下。① 语气应保持平和，给人以亲切感，不能傲气十足，语气强硬，抬杠讽刺，强词夺理。② 语速要适中，语速太快会让对方无法听清你的语意，觉得你为人急躁；语速太慢会让对方认为你缺乏年轻人的锐气，思维迟缓，反应迟钝。③ 语调应平缓，语调太轻会让人感到缺乏自信，不敢表达自己，而且对方也听不清楚你的言语，另外也不能阴阳怪调。④ 音量要适度，声音过大，让人觉得不礼貌，有盛气凌人的架势；音量过小过低，会以为你胆怯、不自信、缺乏活力。

（5）坦率诚实，积极思考，适度表达自己的见解——阐释的技巧："诚信"是众多用人单位选拔人才的重要标准之一，面试人员希望通过真实的、坦诚的问答过程给面试者一个客观公正的评价。因此，面对面试人员提出的问题，护生应该积极思考，坦率诚实地回答，不信口开河，华而不实。避免出现为了争取就业机会，不考虑个人承受能力和现实情况满口答应，最后，在工作中屡遭挫折而失败的现象。另外，面试的过程是一个"沟通"的过程，不能简单地以"一问一答"的形式回答面试人员的提问，可以就提出的问题简单谈一下自己的观点，然后进一步说明，或根据对方的回答进行评论，形成沟通的回路，适度地表达自己的见解。

（6）巧妙语言避免冷场——应激的技巧：面试的过程中，谁也不希望遇到冷场的尴尬，应聘者尽量调整好自己的心态，轻松面对，处世不惊，沉着应变。你可以尝试把对方想象成自己的一个朋友，用友好和微笑的态度重新开启话题，把冷场的气氛彻底消散掉。千万不要想着自己说了什么，而是要注意自己怎么说，否则只会使你越来越紧张，语言的逻辑顺序也会跟着变得混乱。

（7）饱含深情的致谢——告辞的技巧：当面试即将结束时，告辞技巧不可忽略。有礼节的告辞是面试的最后一个重要环节，当所有考官的问题都提问完毕，主考官告知或示意应试者结束时，应试者不管对自己的回答是否满意，都应道一声"谢谢"，并配合微笑礼、点头礼或鞠躬礼致谢，力争做到失聘不失态。

沟通案例

常见的英语面试中的沟通

面对国际化的影响，在面试过程中，面试官越来越多地开始运用英语进行面试，尤其是针对涉外护理专业的学生，良好的英语口语交流技巧更是一项必不可少的技能。下面展示的是某医院在面试过程中的一段对话。

1. In your opinion, what kind of qualities should a good nurse have? 你认为一名优秀的护士应具备怎样的素质？

In my opinion, on one hand, a good nurse should have compassion, the sense of responsibility and be serious attitude. The nurse should embody humanism in the process of caring for patients. On the other hand, nursing skills should be exquisite, to reduce suffering of patients in the treatment process. Lastly, team spirit should be emphasized.

在我看来，一名优秀的护士首先要有爱心，有责任感和慎独精神，能在护理患者的过程中体现出对患者的人文关怀；其次，要有精湛的护理技术，最大限度地在治疗的过程中减少患者的痛苦；最后，要讲求团队精神。

2. What do you think of the "team spirit"? 你是如何看待团队精神的？

"Team spirit" is an important cooperation spirit . It's a prerequisite for nursing work. In the process of caring for patients, doctors, nurses, patients and relatives should work together as a team, with nurses playing an important role. In the work process, nurses should deal with the relationships between doctor-nurse, nurse-nurse, and nurse-patient. Particularly, in the rescue and treatment process, it is impossible for nurses to complete the task alone. Therefore, a good nurse should be good at cooperation, and emphasize on team spirit.

"团队精神"是一项重要的合作精神，是护理工作的前提。护理患者的过程，需要医生、护士、患者及患者家属的共同努力，护士是其中的桥梁和纽带。护士在工作过程中，应处理好医护、护护及护患之间的关系，尤其在患者的抢救和治疗过程中，护士是不可能单独完成工作任务的。因此，要善于合作，讲求团队精神。

3. What kind of problems will you think about at first when caring for a foreigner? 为国际友人提供护理服务，你首先会考虑的问题是什么？

I will consider how to provide multicultural nursing at first. I will collect the patient's basic information, including nationality, religion, dietary habits, customs and culture, taboo, language and nonlanguage differences, and then formulate the nursing intervention to meet the needs of the patient.

我首先想到的是如何提供多元文化护理服务。我会仔细收集该患者的基本信息，包括国籍、宗教信仰、饮食习惯、文化习俗、禁忌避讳、语言及非语言的差异内容，然后有针对性地制订护理措施，以满足患者的需求。

2. 书面语言沟通技巧及应用　　书面语言沟通是人际沟通的重要形式之一，是口

头语言沟通的文字符号表达形式。护理人员在面试过程中所提供的求职资料就是重要的书面语言沟通的形式。

　　一份完美的求职材料绝不是封皮、求职信、简历、推荐信、成绩单、荣誉证书复印件等几个文件的简单堆砌，封面设计既要美观、有特色，又要主题突出，不可过于花哨；求职信要内容真诚、独特，字迹美观；个人简历要简明扼要，主次分明；复印材料要清晰，平整。整份材料应该是精心设计的一件完美作品。

（二）面试中的非语言沟通技巧

　　1. 非语言沟通在面试中的作用　非语言沟通在面试中的作用是丰富多彩的，它能使语言沟通表达得更加生动形象，更能真实地体现考官和应试者的心理活动状态。在招聘过程中，面试常是用人单位和应聘者的第一次会面。因此，也就成为双方确定第一印象的关键环节。在短暂的面试过程中，面试考官和应试者都面临的一个共同问题就是如何在有限的时间内获得尽可能多的信息。在双方相互了解、相互评价的动态过程中，对非语言信息的理解有助于及时调整沟通策略，增加成功的概率。

　　2. 非语言沟通的技巧及应用

　　（1）眉眼语：主要包括三个方面。

　　1）目光接触的角度、范围和时间长度：在面试中，应聘者如果不注视对方，或回避对方的视线，一般会传递出负面的信息，如不诚实、有所隐瞒、不自信、不把握、不感兴趣或厌恶等。如果长时间注视对方，一般情况有两种意思：一种是说明对对方比对谈话内容更感兴趣；另一种是向对方挑衅或施加某种压力，以起到震慑作用。注视时间太短，则又会有对对方和谈话内容都不感兴趣或厌恶的嫌疑。因此，应聘者和面试官在面试过程中，最好保证注视时间占谈话时间的 30%～60%。

　　视线的角度和视线停留的部位也有不同的含义。在面试中，面试官如果想显示权威和居高临下，可采用俯视，并用眼睛看着对方面部以双眼为底线，上顶角到前额的三角形区域。如果要营造平等气氛，则可采用平行的视线，用眼睛看着对方面部以双眼为上线，以嘴为下顶角的三角形区域（社交注视）；而对应聘者来说，可以采用视线向上，表示尊敬、敬畏，也可用平行视线表达出理性与冷静，但视线停留的部位最好是在对方面部以双眼为上线，以嘴为下顶角的三角形区域。

　　2）眼睑的开合：人的内心情绪变化，会使其眼睛周围的肌肉进行运动，从而使其眼睑的开合也产生改变，如瞪眼、眯眼、闭眼等。瞪大双眼，表示愤怒、惊愕；睁圆双眼，表示疑惑、不满。眼睑眨动一般每分钟 5～8 次，过快则表示活跃、思索，过慢则表示轻蔑、厌恶。有时眨眼还表示调皮或不解。在面试中，面试官往往能通过应聘者眨眼的频率和次数，判断应聘者是否处于紧张、焦虑或惶恐不安的状态，因为在这些状态下,眨眼一般会频繁一些。

3）瞳孔的变化:瞳孔的放大与收缩,能分别传达正面和负面的信息,若突然变大,发出光芒,目光炯炯有神,表示惊奇、喜悦、感兴趣。若突然缩小,双目黯然无光,即无所谓。双目无神时,表示伤感、厌恶、毫无兴趣。面试官可以根据应聘者的瞳孔因何放大,判断其喜欢什么或对什么感到兴奋,而根据瞳孔的收缩,也可判断应聘者厌恶、戒备、愤怒的对象。

（2）微笑:微笑是最常用、最自然、最易为对方接受的一种面部表情,自然而真诚的微笑具有无穷的魅力。在面试中,应聘者应把微笑贯穿于面试的全过程,以真诚的微笑向面试官传递出友善、关注、尊重、理解等信息,建立在面试官心中的良好形象,进而增加面试成功的概率(图6-6)。

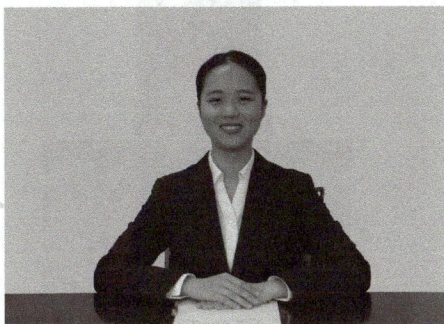

图6-6　面试时的微笑

（3）体态语言:主要包括头部语言、手势语、沟通时的姿态和脚语言。

1）头部语言:在面试中,面试官根据应聘者的头部动作,不仅能了解应聘者的态度、情绪、价值观等,而且可以对应聘者的性格是否自信进行推断。对求职者来说,及时捕捉面试官通过头部语言透露的信息,也有利于找到面试官对自己看法的蛛丝马迹。

2）手势语:合理应用手势语会增强信息的真实性和表现力。在面试中,如果应聘者将掌心向上,会给人以诚实、谦逊或屈从的感觉;但是如果掌心向下,则会传达出抵制、支配、压制的信号,最好不要采用。面试中较合适的握手方式是手掌侧立与对方握手,并且是手掌相握,这样能显示平等友好且不会过于冷淡。面试交谈过程中,手势语使用的频率和幅度也值得关注,过多的手势语和幅度过大的手势,往往会给人造作之感,而且过多的信息也容易被对方曲解。

3）沟通时的姿态:当我们在与人沟通时,不同的姿态会传递不同的信息,良好的身体姿态会传递给对方被接纳和尊重的信息,有利于沟通的有效进行。在面试过程中,如果双臂紧紧交叉于胸前,一般会产生拒人于千里之外的感觉,表达的是防御心理或傲慢态度(图6-7)。如果采用"握臂"或"局部臂交叉姿势",则会显示出内心紧张并竭力掩饰的信号。因此,在求职面试中要展示良好的姿态,为面试表现加分。

4）脚语言:面试官可以通过应聘者的脚步对其性格、情绪进行推断。一般情况下,脚步沉稳,表示其沉着、踏实;脚步轻快可反映其内心的愉悦;脚步小且轻,表示其谨慎、服从;脚步匆忙、沉重且凌乱,则可判断其性格开朗、急躁、缺少城府。此外,脚语还能透露出人的心理指向。若面试官或应聘者一坐下来就跷起二郎腿,则可能表明他(她)有不服输的对抗意识,或是有足够的自信,或是有强烈的显示自己的欲望(图6-8)。

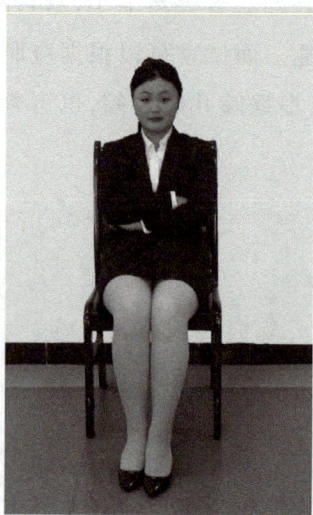

图6-7　面试时的不良
姿态——抱臂

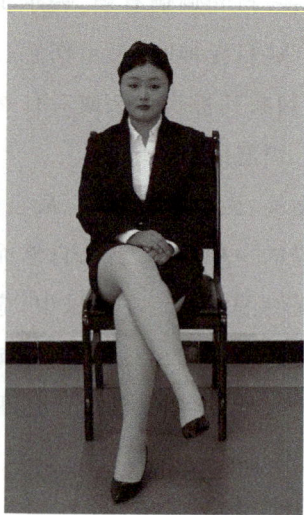

图6-8　面试时的不良
姿态——跷二郎腿

　　(4)副语言:副语言可以表达许多情感,如人在兴奋、激动时,说话的音量会提高,语速会增快;而人在心情低落时,则说话会有气无力,语速会变慢。在面试中,面试官可以通过应聘者表达句子时采用的语调和重音,理解其强调的重点及态度倾向,也可以通过其采用的叹息声、哼哼声等,判断其情绪状态和态度。此外,语速也可以表示情感,语速快则表明激动、兴奋,语速缓慢则表示悲伤、漠不关心。面试中,应聘者如果适当采用"嗯""哦"等声音,可以向面试官表示自己在注意倾听对方的讲话,而且注意倾听面试官通过类语言表达出的信息,也有助于理解面试官的态度和心理。

　　(5)人际距离:人们总是按照与他人的关系密切程度来调节彼此的距离,且有意无意地通过调节人际距离来表明关系的亲疏,关系越密切,距离越近,反之则越远。但应遵循人际距离的应用范围,面试中要保持和面试官的交流在社交距离的范围内,过近或过远都会影响沟通的效果(图6-9)。

　　(6)时空性非语言信息:一般情况下,在面试场合中,无论是应聘者还是面试者都应遵循守时的原则,或者宁可早到,勿迟到,面试场合的迟到可能会被理解为对面试本身不重视或对对方不尊重。面试作为社交场合的一种,应聘者与面试官之间的距离较宜采用社交距离,但当双方有身体接触(如握手、拍肩)时,则可以采用个人距离。如果面试时的人际距离过近,可能会对对方造成不适,进而使对方建立防御心理;过远的人际距离则可能显得过于疏离,也不利于面试的正常沟通。

　　(7)优雅的礼仪和举止:在面试的过程中,应试者应展示出优雅的礼仪和举止。

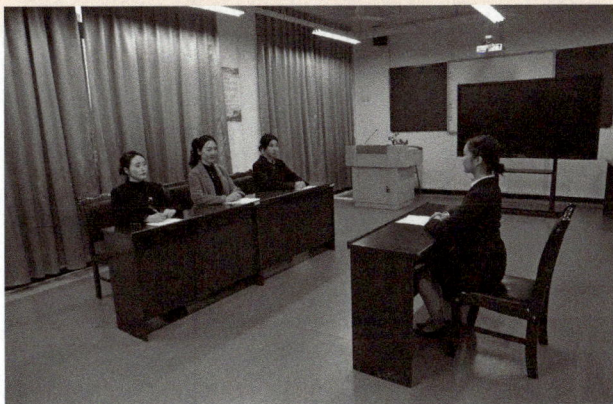

图 6-9 合适的人际距离

提前 10~15 分钟到达面试地点,礼貌地进入面试现场,开关门要轻,进门后轻轻地将门合上后,向面试官微笑行礼问候。面试结束后,起身道谢,把自己坐过的椅子轻轻地归到原位,整理好求职材料,告辞结束后,走出房门要轻轻地关门,如果门口有其他工作人员,也应该友善地致谢后再离开。

(三)面试后的沟通技巧

1. 致谢

(1)写感谢信:一般在面试结束后 24 小时内发出感谢信给用人单位,这是整个面试过程的最后一步。感谢信的大致内容为:感谢对方给自己面试的机会;说明面试的过程很愉快,自己受益颇深;再次表明自己对那份工作的兴趣和信心。书写内容要让面试官读起来情真意切,从而打动面试官,加深面试官对你的印象,还可拓展人际关系。

(2)电话致谢:电话致谢的时间一般选择在工作时间,电话的内容基本同感谢信。

2. 巧妙询问面试结果 一般来说,如果面试单位没有告诉你什么时候出面试结果,你可以在 1 周后询问面试结果。询问时,要充满信心,即使没有被录用,态度也要热情,可以诚恳地询问自己存在的不足,认真总结经验,扬长避短,准备迎接下一次的面试。

思考与实践

1. 面试的类型有哪些?

2. 面试的基本程序是什么?

3. 请准备 2 分钟的自我介绍,并向一位家人或者朋友演说。

4. 请简要说明在求职面试过程中运用语言沟通应注意哪些问题。

5. 请你在近 2 年工作的学姐中开展一项小范围的社会调查,收集她们的面试过程和面试官提出的问题是什么。

实训一 模 拟 面 试

1. 目的 通过组织模拟面试,使学生能够有意识地在面试中运用各种语言和非语言沟通技巧。

2. 步骤

(1)布置面试前准备工作:① 按照前面理论课中对于服装、仪表内容的要求,在课前要求学生进行服饰仪表的准备。② 准备求职材料,按照理论课中的内容在课前准备一份模拟求职材料。③ 心理准备,要求同学们在课前以小组为单位,以集体讨论和个别交谈的形式进行心理和面试问题的准备。

(2)现场面试过程:主要包括以下几方面。

1)将学生按照 8~10 人一组,随机分成 4~5 组,抽签决定参加模拟面试的顺序。面试时第一组同学在教室外等候,其他各组同学作为观众,在教室内观看面试的过程,然后再循环至下一组,直至考核结束。在等候场景(站着、坐着、排队),考核学生在面试等候场合下的沟通技巧及注意事项。

2)面试者逐一入场:考核学生进入面试现场时的情景,在此环节可以设置各种形式的小障碍(例如面试官没有回应、椅子摆放不正确等),以检验学生的沟通技能及应变能力。

3)问候:考核各种问候技巧(语言问候、微笑、握手等)。

4)3 分钟自我介绍:要求学生提前准备中英文自我介绍,老师随机要求学生进行中文或英文介绍。

5)进行互动提问:考核学生使用语言和非语言沟通技巧的能力,面试官可选择 2~3 个问题进行提问。

6)面试结束后告别、离开:考核学生面试结束后离开时的沟通技巧及礼仪(如道别、离开的姿势、面部表情等)。

3. 要求

(1)全体学生在上课前完成课前的准备工作。

(2)通过抽签的方式随机将学生分组,并严格按照仿真的环境进行考核。

(3)各组依次排成一列纵队,以保证效果。

(4)实训开始后,保持安静,并注意观察每位同学的表现。

4. 考核 模拟面试考核评分标准见表 6-6。

表 6-6　模拟面试考核评分标准

项目	分值	考核要点	得分
仪容仪表	10	面容平和自然,化淡妆,头发干净整洁	
	5	着装大方得体,符合职业身份	
	5	面带微笑,精神饱满	
姿态	6	站姿	
	6	坐姿	
	6	行姿	
	4	恰当问候	
	4	礼貌道别	
	4	举止大方、优雅	
语言表达技巧	8	语言流畅	
	5	用词准确	
	5	语音、语调恰当	
自我介绍的内容	4	主题突出	
	6	条理清楚	
应答技巧	3	迅速应答	
	6	内容恰当	
	3	应变能力强	
综合评价	10	面试者仪表端庄、举止优雅,面试过程问答流畅,体现良好的面试沟通技巧	
合计	100		

实训二　护士形象训练

1. 目的　通过仪容、仪表和姿态的训练,使学生逐渐形成良好的姿态和优雅端庄的举止,为就业面试赢得更多的机会。

2. 步骤

(1) 按照面试中对于仪容、仪表和姿态的要求,安排课下练习。

(2) 教师给出规定情境或由每组同学自拟情境,进行情景剧的设计和编排,要求体现出不同角色的形象特点。

(3) 各小组按顺序进行展示,一个小组展示的同时,其他小组的同学旁观。

(4) 每个小组完成后由教师进行角色的点评,并引导同学进行讨论。

3. 要求

(1) 全体学生在上课前需要完成仪容、仪表、姿态等内容的练习和准备工作。

(2) 各组同学在规定的时间内完成情景的设计和角色的形象塑造。每组展示的时间为 5 分钟。

（3）实训开始后，保持安静，并注意观察每位同学的表现。

4. 考核　护士仪态评分标准见表 6-7。

表 6-7　护士仪态评分标准

项目	分值	考核要点	得分
仪容	5	面容自然、平和，妆容得体、协调	
	5	面带微笑、精神饱满	
	5	形象端庄、气质高雅	
仪表	6	服装干净、整洁、无褶皱，内衣不外露	
	6	护士帽位置端正，头发符合规范	
	6	鞋袜颜色搭配和谐、袜口不外露	
站姿	4	头平、颈直、肩夹、背挺	
	5	收颌、挺胸、收腹、夹腿、提臀	
	4	昂首、提气、直腰、绷腿	
	4	重心稳，脚位正确	
	6	手的位置正确	
坐姿	4	左进左出	
	4	入座得法	
	4	坐姿端庄	
	4	脚的位置	
	4	手的位置	
行姿	6	步态轻盈、表情自然、昂首收颌	
	6	挺胸收腹、直腰提臀、步位直平	
	2	步幅适中、步韵轻快	
蹲姿	10	一只脚在前，另一只脚在后，两腿靠紧下蹲，前脚全脚掌着地，小腿基本垂直于地面，后脚脚跟抬起，脚掌着地	
合计	100		

小　结

在护士的求职过程中，如何撰写求职材料以及在面试中能否成功，沟通技巧起着非常重要的作用。求职信要用简练流畅的文字交代自己求职意向，重点说明自己的优势和能力。其撰写要注重逻辑性和条理性，写出优秀的品格，学会进行横向比较，善于用事实说话，注意格式规范。简历向用人单位表明求职者的技能、态度、资质和资信。其撰写要有针对性，要言简意赅、重点突出，内容要真实，语言表述要准确，版面整洁规范。面试是求职择业的重要环节,也是求职者能否取得成功的关键。对用人单位和应聘者来说,面试都有着重要意义。本任务从面试的沟通策略和沟通技巧着手,全面阐述了从面试前准备到面试后跟踪的护理人员面试沟通的全过程,对于了解和掌握面试的全貌起到重要指导作用。具体内容包括:面试前准备、面试中的语言沟通技巧及应用、面试中的非语言沟通技巧及应用和面试后的沟通技巧,全面系统地再现了护理人员的求职艺术和全部的沟通技能。

(陈 静 解 红 李 燕 岳 静)

小结

参 考 文 献

[1] 王晓莉,孙海娅,王淑芳.护理礼仪与人际沟通[M].北京:高等教育出版社,2021.

[2] 陈瑜,史瑞芬.护士人文修养[M].4版.北京:高等教育出版社,2021.

[3] 刘均娥,孟庆慧.护理人际沟通[M].北京:人民卫生出版社,2020.

[4] 龙璇,黄琳,孙玉洁.人际关系与沟通技巧[M].北京:人民邮电出版社,2020.

[5] 吴礼权.言语交际与人际沟通[M].上海:复旦大学出版社,2023.

[6] 惠亚娟.人际沟通与交往[M].北京:科学出版社,2022.

[7] 郭丽光,冯永军.护理礼仪[M].北京:北京出版社,2022.

[8] 谭宏旭.高等教育开展人际沟通能力培养的价值及与创新创业教育相融合的路径研究[J].
公关世界,2022(18):14-16.

[9] 苗晓雯,叶丽霞.讨好型沟通姿态与大学新生人际关系的关系:痛苦表露的中介作用[J].惠
州学院学报,2021,41(1):118-121.

[10] 彭真.人际沟通分析理论下高职院校心理育人思考——以辅导员工作为视角[J].齐齐哈尔
师范高等专科学校学报,2022(3):82-84.

[11] 王雨晴.护理工作中的人际关系与人际沟通[J].公关论坛,2023(6):46-48.

[12] 聂群,朱慧,芬江超,等.人际沟通分析理论对提升临床护理人员护患沟通能力的效果评价
[J].中国高等医学教育,2023(4):133-135.

读者意见反馈

为收集对教材的意见建议,进一步完善教材编写并做好服务工作,读者可将对本教材的意见建议通过如下渠道反馈至我社。

咨询电话　400-810-0598
反馈邮箱　gjdzfwb@pub.hep.cn
通信地址　北京市朝阳区惠新东街 4 号富盛大厦 1 座　高等教育出版社总编辑办公室
邮政编码　100029

资源服务提示

授课教师如需获得本书配套教辅资源,请登录"高等教育出版社产品信息检索系统"(http://xuanshu.hep.com.cn)搜索下载,首次使用本系统的用户,请先进行注册并完成教师资格认证。